HNO-Erkrankungen im Kindesalter

Symptome, Diagnose und Therapie

Dieter Ullrich

27 Abbildungen, 54 Tabellen

1994
Georg Thieme Verlag Stuttgart · New York

Dr. med. Dieter Ullrich
Hardenbergstraße 22
D-37176 Nörten-Hardenberg

Die Deutsche Bibliothek – CIP-Einheitsaufnahme

Ullrich, Dieter:
HNO-Erkrankungen im Kindesalter : Symptome, Diagnose und Therapie ; 54 Tabellen / Dieter Ullrich. – Stuttgart ; New York : Thieme, 1994

Wichtiger Hinweis:

Wie jede Wissenschaft ist die Medizin ständigen Entwicklungen unterworfen. Forschung und klinische Erfahrung erweitern unsere Erkenntnisse, insbesondere was Behandlung und medikamentöse Therapie anbelangt. Soweit in diesem Werk eine Dosierung oder eine Applikation erwähnt wird, darf der Leser zwar darauf vertrauen, daß Autoren, Herausgeber und Verlag große Sorgfalt darauf verwandt haben, daß diese Angabe dem Wissensstand bei Fertigstellung des Werkes entspricht.

Für Angaben über Dosierungsanweisungen und Applikationsformen kann vom Verlag jedoch keine Gewähr übernommen werden. Jeder Benutzer ist angehalten, durch sorgfältige Prüfung der Beipackzettel der verwendeten Präparate und gegebenenfalls nach Konsultation eines Spezialisten festzustellen, ob die dort gegebene Empfehlung für Dosierungen oder die Beachtung von Kontraindikationen gegenüber der Angabe in diesem Buch abweicht. Eine solche Prüfung ist besonders wichtig bei selten verwendeten Präparaten oder solchen, die neu auf den Markt gebracht worden sind. Jede Dosierung oder Applikation erfolgt auf eigene Gefahr des Benutzers. Autoren und Verlag appellieren an jeden Benutzer, ihm etwa auffallende Ungenauigkeiten dem Verlag mitzuteilen.

Geschützte Warennamen (Warenzeichen) werden *nicht* besonders kenntlich gemacht. Aus dem Fehlen eines solchen Hinweises kann also nicht geschlossen werden, daß es sich um einen freien Warennamen handele.

Das Werk, einschließlich aller seiner Teile, ist urheberrechtlich geschützt. Jede Verwertung außerhalb der engen Grenzen des Urheberrechtsgesetzes ist ohne Zustimmung des Verlages unzulässig und strafbar. Das gilt insbesondere für Vervielfältigungen, Übersetzungen, Mikroverfilmungen und die Einspeicherung und Verarbeitung in elektronischen Systemen.

© 1994 Georg Thieme Verlag, Rüdigerstraße 14, D-70469 Stuttgart
Printed in Germany
Satz: Mitterweger Werksatz GmbH, 68723 Plankstadt (System Typoscript)
Druck: Druckhaus Götz GmbH, 71636 Ludwigsburg

ISBN 3-13-119801-X   1 2 3 4 5 6

Vorwort

HNO-Erkrankungen im Kindesalter werden häufig von chirurgisch orientierten HNO-Ärzten unter anderen Gesichtspunkten gesehen als von internistisch denkenden Kinderärzten. Das vorliegende Buch stellt in knapper Form die Krankheitssymptome, die diagnostischen Möglichkeiten und die möglichen Folgen bzw. Komplikationen unter Berücksichtigung der *chirurgischen und der internistischen* Aspekte dar. Die Ausarbeitung der verschiedenen chirurgischen bzw. internistischen Therapiemöglichkeiten bildet einen Schwerpunkt dieses Buches und soll dem verantwortlichen Arzt Hilfestellung bei seinen Entscheidungen geben. Ich hoffe, daß es mir gelungen ist, Kinder-, HNO- und anderen Ärzten sowie Berufsgruppen wie z. B. Logopäden, welche mit HNO-Erkrankungen bei Kindern befaßt sind, eine praktische Hilfe an die Hand zu geben.

Gewidmet sei dieses Buch allen Kindern mit HNO-Erkrankungen.

Dem Thieme-Verlag und seinen Mitarbeitern danke ich für die Drucklegung dieses Buches. Besonderer Dank gebührt Frau Dr. Volkert, Herrn Dr. Urbanowicz, Herrn Jeutter und Herrn Grosser für ihren Einsatz bei der Verlagsarbeit.

Schließlich möchte ich mich auch für die seelische Unterstützung durch Freunde bedanken. Besonders hervorheben möchte ich die Unterstützung durch meine Familie. Meine Frau und meine beiden Töchter mußten viele Stunden auf mich verzichten.

Nörten, im November 93 *Dieter Ullrich*

Inhaltsverzeichnis

Anamnese und Untersuchung im Kindesalter ... 1

Anamnese ... 1
Untersuchung bei Kindern ... 3
Endoskopische Untersuchungen ... 5

Hals ... 7

Entwicklung und Anatomie ... 7
Untersuchungsmethoden ... 13
Vorgehen bei Erkrankungen der Halslymphknoten ... 14
   Differentialdiagnose ... 15

Angeborene Erkrankungen ... 15

Angeborene Halsfisteln und -zysten, Dermoide und
   Thymuszysten ... 15
Hämangiome ... 21
Lymphangiome ... 23

Erworbene Erkrankungen ... 24

Entzündliche Erkrankungen der Lymphknoten ... 24
   Lymphknotenerkrankung bei Virusinfektionen ... 24
   Eitrig-bakterielle Lymphknotenerkrankungen ... 24
   Mykobakterienerkrankungen ... 25
   HIV-Infektion (human immunodeficiency syndrome;
     AIDS) ... 29
   Katzenkratzkrankheit (Lymphoreticulosis benigna,
     cat scratch disease) ... 32
   Kawasaki-Syndrom (mukokutanes Lymphknoten-
     syndrom) ... 33

Toxoplasmose 35
Sehr seltene Erkrankungen der Halslymphknoten 36
 X-gebundenes lymphoproliferatives Syndrom 36
 Lymphoproliferative Erkrankung nach Organtransplantation 37
 Andere Halslymphknotenerkrankungen 37
Schiefhals (Tortikollis) 38
Peritonsillar- und Halsabszesse 39
 Peritonsillarabszeß 39
 Oberflächliche Halsabszesse 40
 Submandibulärer/submentaler Abszeß und Phlegmone . . . 41
 Mundbodenabszeß bzw. -phlegmone
  (Zungen-Zungengrund-Abszeß bzw. -phlegmone,
  Sublingualabszeß bzw. -phlegmone) 41
 Parapharyngealabszeß 42
 Retropharyngealabszeß 42
 Aktinomykose 43
Tumoren 44
 Gutartige Tumoren 44
  Noduläre Fasziitis 44
 Bösartige Tumoren 44

Schilddrüse 46

Histologie und Physiologie 46
Klinik 46
 Funktionsstörungen 46
 Strumen 47
 Entzündungen 47
 Tumoren 47
Symptomatik kindlicher Schilddrüsenerkrankungen 47
 Symptome bei Neugeborenen und Säuglingen 47
 Symptome bei Kindern und Adoleszenten 48
Diagnostik kindlicher Schilddrüsenerkrankungen 48
Therapie kindlicher Schilddrüsenerkrankungen 49
Prognose 49

Mund und Rachen 50

Entwicklung, Anatomie und Physiologie 50

Untersuchungsmethoden 54

Angeborene Erkrankungen 55

Zunge 55

Zungenbändchen und Ankyloglossie.................. 55
Lippen-Kiefer-Gaumen-Spalten 55
   Lippenspalten (Hasenscharte, Cheiloschisis) 56
   Kieferspalten..................................... 57
   Gaumenspalten (Wolfsrachen, Uranoschisis,
   Palatoschisis) 57
Zahn- und Kieferzysten 59
Funktionelle Erkrankungen 59
   Schluckstörungen 59
   Kraniomandibuläre Dysfunktionen und Myoarthro-
   pathien 59

Erworbene Erkrankungen 61

Infektionen und (Mit-)Erkrankungen von
Mund und Rachen 61
   Gingivostomatitis 61
     Herpes- und Coxsackie-Virus-Infektion 61
     Seltenere Erkrankungen 63
   Pharyngotonsillitis 63
Erkrankungen der Gaumen- (Tonsillen) und
Rachenmandel (Adenoide)......................... 65
   Postanginöse Sepsis (Lemierre-Erkrankung) 67
Erkrankungen durch Trauma 70
   Verbrühungen und Verätzungen................... 70
   Fremdkörper..................................... 71
   Verletzungen von Zunge, Mundhöhle und Rachen 71

Hereditäres angioneurotisches Ödem (HANE) 72

Allergische Erkrankungen 72

Tumoren 73

Gutartige Tumoren 73
   Zunge 73
   Mundhöhle und Rachen.......................... 73
   Ober- und Unterkiefer............................ 73
Bösartige Tumoren.................................. 74
   Zunge 74
   Mundhöhle und Rachen.......................... 74
   Ober- und Unterkiefer............................ 74

Aspekte zur Adenotomie........................... 74

Aspekte zur Tonsillektomie 75

Endokarditisprophylaxe bei Kindern und Jugendlichen 78

Kehlkopf und Luftröhre 80

Kehlkopf 80

Entwicklung, Anatomie und Physiologie 80
   Unterschiede zwischen Kindern und Erwachsenen. 81
Untersuchungsmethoden. 81
Angeborene Erkrankungen 86
   Laryngomalazie 86
   Stimmlippenlähmung. 88
   Konnatale subglottische Stenose (CSS) 91
   Hämangiome. 92
   Seltene, angeborene Erkrankungen
     Kehlkopfmembran und -diaphragma (webs) 92
     Kehlkopfspalte 93
     Kehlkopfzyste. 93
     Laryngozele. 94
     Kehlkopfatresie. 94
     Epiglottisanomalien 94
Funktionsstörungen 94
   Erworbene Stimmstörungen des Vorschulalters. 94
   Mutationsstörungen durch Pubertät 95
   Andere Ursachen für Stimmstörungen 95
Erworbene Erkrankungen. 95
   Bakterielle und virale Erkrankungen 95
     Nichtstenosierende Laryngitis acuta. 95
     Stenosierende (obstruktive) Kehlkopferkrankungen ... 96
     Maligne Laryngotracheobronchitis 99
     Juvenile Larynxpapillomatose 99
     Kehlkopfdiphterie 101
   Entzündliche Erkrankungen 101
     Kehlkopfbeteiligung bei rheumatoider Arthritis 101
   Traumatisch verursachte Erkrankungen. 101
     Komplikationen durch Intubation 101
     Verbrühungen und Verätzungen 102
     Erworbene subglottische Stenose 102
     Stimmlippenlähmung 104
     Stimmlippengranulationen. 104
Hereditäres, angioneurotisches Ödem (HANE) 104
Allergisches Glottisödem 105
Tumoren 106
   Gutartige Tumoren 106
     Phonations- bzw. Stimmlippenverdickungen
     ("Schreierknötchen") 106

Bösartige Tumoren 106
  Sarkome 106
  Karzinome 106

Luftröhre 107

Angeborene Erkrankungen 107
  Tracheoösophageale Fistel 107
  Tracheo- und Tracheobronchomalazie 108
    Tracheomalazie 108
    Tracheobronchomalazie 109
  Trachealstenose 109
  Hämangiome 110
  Trachealagenesie 111
Infektiöse Erkrankungen und Tumoren 111
  Papillomatose 111
  Sarkom 111
  Intratracheales Schilddrüsengewebe 111
  Neurogene Trachealtumoren 111
Traumatisch verursachte Erkrankungen 111
  Tracheo- und Tracheobronchomalazie 111
  Fremdkörperaspiration 112
  Trachealstenose 113
  Tracheoösophageale Fistel 114
Seltene, angeborene Erkrankungen der unteren Luftwege .. 114
  Angeborene Lungensequester 114
Aspekte zur Tracheotomie im Kindesalter 114

Speiseröhre 118

Entwicklung, Anatomie und Physiologie 118

Untersuchungsmethoden 120

Diagnose und Therapie 121

Angeborene Erkrankungen 122

Ösophagusatresie mit/ohne tracheoösophagealer Fistel 122

Funktionsstörungen 124

Gastroösophagealer Reflux 124
Achalasie 126
Krikopharyngeus-Achalasie 126

Erworbene Erkrankungen 127

Infektiöse Erkrankungen........................ 127
  Candidamykose 127
  Herpesinfektion, Zytomegalieinfektion 127
Erkrankungen durch Trauma 128
  Fremdkörper 128
  Speiseröhrenverätzungen 129

Kopfspeicheldrüsen 134

Entwicklung, Anatomie und Physiologie 134

Untersuchungsmethoden 135

Angeborene Speicheldrüsenerkrankungen 136

Erworbene Erkrankungen 137

Infektiöse Erkrankungen 137

Mumps (Parotitis epidemica) 137
Parotitis als Impfkomplikation 138
Parotitis bei HIV-Infektion 138
Andere Viruserkrankungen 139
Akut-eitrige Speicheldrüsenerkrankungen............. 139
Juvenile chronisch-rezidivierende Parotitis 140

Speicheldrüsenzysten 141

Extravasationszysten (Mukozelen) der kleinen Speicheldrüsen 141
Ranula 141
Retentionszysten der Parotisdrüse................. 141

Speichelsteine der Submandibularisdrüse 142

Sphäro- und Mikrolithiasis der kleinen Speicheldrüsen 142

Sialadenosen 142

Tumoren 143

Gutartige Tumoren 143
  Gefäßtumoren............................... 143
    Hämangiome 143
    Lymphangiome 144
  Pleomorphe Adenome........................ 145

Andere gutartige Tumoren.................... 145
  Benigne lymphoepitheliale Läsionen 145
  Heerfordt-Syndrom (Febris uveoparotidea)........ 145
  Fibrome und Neurofibrome (Morbus Recklinghausen)... 146
  Zystadenolymphome, Adenome, papilläre Zystadenome
   und Hamartome........................ 146
Bösartige Tumoren........................... 146
  Mukoepidermoidtumoren................... 146
  Adenoid-zystische Karzinome 148
  Azinuszelltumoren 148
  Speicheldrüsenkarzinome: undifferenzierte, Platten-
   epithel- und Adenokarzinome 149
  Andere bösartige Tumoren................... 149

Nase und Nasennebenhöhlen 150

Entwicklung, Anatomie und Physiologie 150

Untersuchungsmethoden........................ 152

Angeborene Erkrankungen 156

Choanalatresie 156
„Hintere" Choanalstenose bzw. -atresie 157

Andere Mißbildungen der Nase: Tumoren, Zysten, Fisteln und Spalten 157

Dermoide (Nasenzysten, Nasenfisteln)............... 157
Gliome 158
Zephalozelen 158
Desmoidtumoren............................ 159
Teratome................................. 159
Zystische Mittellinienmißbildungen 160
(In)komplette Aplasien, Spalten, Gesichtsdysostosen 160

Funktionelle Erkrankungen..................... 160

Riechstörungen............................. 160

Infektionen der Nase und der oberen Luftwege 161

Akuter Luftwegsinfekt (akute Infektion der oberen Luft-
  wege, grippaler Infekt) 161
Akut-infektiöse Rhinitis 161
Nasenerysipel.............................. 162
Follikulitis und Nasenfurunkel 162

Chronische Rhinitis 163

Allergische Rhinitis 163
Nichtallergische Rhinopathien 167

**Anatomische Veränderungen und Erkrankungen
der Nasenscheidewand** 167

Deviation und Subluxation der Nasenscheidewand 167
Septumperforation............................. 169

Erkrankungen durch Trauma 169

Nasenfremdkörper............................. 169
Nasentrauma 170
Hunde- und Tierbißverletzungen................... 171
Nasenbluten (Epistaxis) 171
Einige Aspekte zu Verletzungen des (Mittel-)Gesichts..... 174
Rhinoliquorrhö – Möglichkeiten der Diagnostik......... 176

Erworbene Erkrankungen der Nasennebenhöhlen 177

Akute Nasennebenhöhlenentzündung (akute Sinusitis) 178
Chronische Nasennebenhöhlenentzündung
 (chronische Sinusitis)........................... 181
Chronische Nasennebenhöhlenentzündungen durch
 Pilzinfektionen................................ 182
Komplikationen der Nasennebenhöhlenentzündung 182
 Orbitale Komplikation......................... 182
 Intrakranielle Komplikation 184
 Stirnbeinosteomyelitis......................... 184

**Tumoren von Nase, Nasennebenhöhlen, Nasenrachen
und Schädelbasis**.............................. 184

Gutartige Tumoren 185
 Nasenpolypen (Polyposis nasi; Polyposis nasi et sinuum) . 185
 Polyposis nasi et sinuum 185
 Juveniles Angiofibrom (juveniles Nasenrachenfibrom) ... 186
 Kraniopharyngeom........................... 188
 Pigmenttumoren des Neuroektoderms (melanotische
  Progononoma, Ameloblastom, Melanoamelo-
  blastom u. a.) 188
 Andere, seltene und gutartige Tumoren der Nase 189
 Kongenitales, infantiles Hämangioperizytom 189
Bösartige Tumoren............................. 189
 Bösartige Tumoren des Nasenrachens 189

Anaplastisches Karzinom (lymphoepithelialer Tumor,
    Schmincke-Regaud-Tumor) 190
Chordome................................... 191
Hämangioperizytom 191
Fibromatosen – Desmoidtumoren 192
Olfaktorius-Neuroblastom (Esthesioneuroblastom) 192
Meningiome, Paragangliome (Glomustumoren),
    Adenokarzinome........................... 192

Aspekte zur Chirurgie der Nase im Kindesalter 192

Ohr 194

Entwicklung, Anatomie und Physiologie 194

Details zur Entwicklung 194
Anatomische Besonderheiten und Details............ 196
Aspekte zur Physiologie 202
    Einzelne audiologische und audiometrische Grund-
        begriffe................................ 203
    Arten von Hörstörungen..................... 203

Untersuchungsmethoden......................... 203

Hörprüfungen im Kindesalter 204
    Quantitative Hörprüfungen 205
    „Objektive" Prüfungen 205
    „Objektive" Hörprüfungen.................... 205

Erkrankungen des äußeren und Mittelohrs 206

Angeborene Erkrankung des äußeren Ohrs............ 206
    Aurikularanhängsel 206
    Abstehende Ohrmuschel (Apostasis)............. 206
    Ohrmuschelmißbildungen 207
Angeborene Erkrankungen des Mittelohrs............ 208
    Mißbildungen der Gehörknöchelchen 208
    Nervus-facialis-Mißbildungen.................. 210
    Kongenitale Atresia auris 210
Erworbene Erkrankungen........................ 215
Entzündungen des äußeren Ohrs 215
    Entzündungen der Ohrmuschel 215
    Entzündung des äußeren Gehörgangs (Otitis externa).. 216
    Nekrotisierende Gehörgangsentzündung
        (Otitis externa maligna).................... 216
Entzündungen des Mittelohrs 217

Mittelohrkatarrh und -entzündungen (Otitis media) 217
Komplikationen der Mittelohrentzündung 228
Andere Mittelohrerkrankungen 233
Otosklerose 233
Stapesfixation bei Osteogenesis imperfecta (Typ I–III)... 234

Erkrankungen durch Trauma 235

Verletzungen der Ohrmuschel und des äußeren Gehörgangs 235
Othämatom 236
Gehörgangsfremdkörper 236
Gehörgangsverletzungen bei Schädel-Hirn-Trauma 236
Verletzungen des Mittelohrs und Schläfenbeins 237
Trommelfellverletzungen 237
Gehörknöchelchenverletzungen 237
Schläfenbeinfrakturen. 238

Tumoren 240

Gutartige Tumoren 241
Bösartige Tumoren 241

Erkrankungen des Innenohrs und des Gesichtsnerven 242

Hörminderung und -verlust 242
Schalleitungsschwerhörigkeit. 242
Erkrankungen des Labyrinths 242
Sensorineurale Hörminderungen und Erkrankungen der Hörschnecke 242
Angeborene sensorineurale Hörminderungen 243
Perinatal erworbene sensorineurale Hörminderungen .. 247
Postnatal erworbene sensorineurale Hörminderungen .. 248
Andere, erworbene Formen der bilateralen sensorineuralen Hörminderung. 249
Akustikusneurinom und Neurofibromatose Typ 2 250
Klinik, Diagnostik, Therapie und Prognose sensorineuraler Hörstörungen 250
Ohrgeräusche (Tinnitus) 253

Erkrankungen des peripher-vestibulären Systems (Vestibularapparat) 253

Angeborene und frühkindlich erworbene Erkrankungen ... 254
Perilymphfistel. 254
Erworbene Erkrankungen. 255
Infektiöse Neuropathia vestibularis 255

Labyrinthitis bei akuter bzw. chronischer Mittelohrentzündung und Meningitis 255
Labyrinthkontusion. 256
Menière-Erkrankung. 256
Benigner, paroxysmaler Schwindel 257

Fazialisparese 257

Periphere Fazialisparese (p FP) 257
 Häufige Formen der peripheren Fazialisparese 257
 Seltene Formen der peripheren Fazialisparese 258
Zentrale Fazialisparese 260

Aspekte zur Parazentese und Paukenröhrcheneinlage 260

Toxische Labyrinthschädigung durch Medikamente 263

Aspekte zur Medikamententherapie im Kindesalter 265

Antibiotikatherapie 266

Schmerztherapie 267

Rechtliche Aspekte bei der Behandlung von Kindern und Jugendlichen 273

Aufklärungspflicht 273

Aspekte zur Einsichts- und Einwilligungsfähigkeit 273

Aspekte zum elterlichen Sorgerecht 274

Aspekte zum elterlichen Sorgerecht und zur ärztlichen Behandlungsentscheidung 275

Aspekte zur ärztlichen Schweigepflicht 275

Literatur 277

Sachverzeichnis 308

Anamnese und Untersuchung im Kindesalter

Anamnese

Informationen zur Krankengeschichte bei Kleinkindern erhält man von den Bezugs- bzw. Begleitpersonen, wobei die Angaben von der hauptsächlich betreuenden Bezugsperson – häufig Mutter oder Großmutter – am hilfreichsten sind. Diese Angaben können allerdings auch tendenziös und affektbeladen sein, insbesondere in schwierigen Lebenssituationen wie z.B. Scheidung. Ab dem Schulalter erhält man auch von den Kindern selbst zunehmend genauere Angaben. Bei Gesprächen mit den Eltern sollte man berücksichtigen, daß auch kleine Kinder vieles vom Gesprächsinhalt „erahnen und erspüren" können, was man gemeinhin nicht vermutet. Grundsätzlich gilt, daß (kleine) Kinder in der Regel Krankheitsbeschwerden nicht simulieren, sondern viel eher verneinen bzw. dissimulieren.

■ **BEACHTE:** „Psychologische und psychosomatische Ursachen" sollte man bei (Klein-)Kindern erst dann annehmen, wenn alle organischen Differentialdiagnosen berücksichtigt sind.

Jugendliche werden in der Regel in Abwesenheit der Eltern befragt; in einem späteren, evtl. gemeinsamen Gespräch kann man zusätzliche Detailinformationen erhalten.

Die *Anamnese* besteht aus der *akuten Krankengeschichte*, der *persönlichen* und der *Familienanamnese:*

Akute Krankengeschichte: Beginn eines jeden ärztlichen Gesprächs und Behandlung; Angaben über die akuten Beschwerden (Abb. **1**).

Persönliche Anamnese:

– *Neonatalperiode:* z.B. pränatale Störungen: Kindsbewegungen, Infektionen, Medikamente und Alkohol während der Schwangerschaft; Frühgeburtlichkeit; Geburtsgewicht; Geburtskomplikationen, APGAR-Werte; perinatale Asphyxie; Atem-, Schluck- und

Annamnese und Untersuchung im Kindesalter

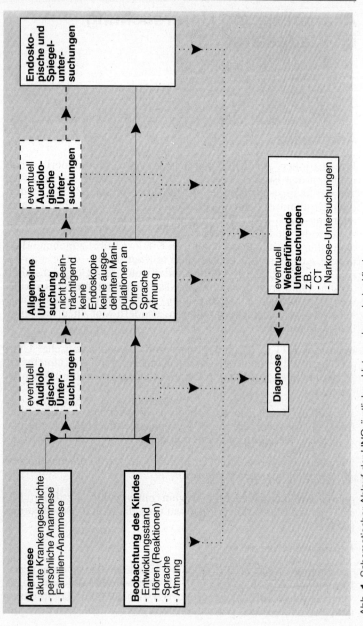

Abb. 1 Schematischer Ablauf der HNO-ärztlichen Untersuchung beim Kind

Ernährungsprobleme. Hilfreich ist das „Untersuchungsheft für Kinder", in dem die Vorsorgeuntersuchungen dokumentiert sind.

– *Entwicklung:* körperliche, motorische, sprachliche- und psycho-intellektuelle Fähigkeiten, Hinweise für Hörstörungen. Wann wurden Entwicklungsrückstände erstmalig bemerkt? Progredienz? Orientierende Entwicklungsbeurteilung anhand von „Meilensteinen" wie z.B. in der „Denver-Entwicklungs-Skala"; hilfreich ist wiederum das „Untersuchungsheft für Kinder".

– *Krankheiten:* u.a. Kinderkrankheiten, Impfungen, Infektionskrankheiten (auch in der Umgebung), chronische Erkrankungen, Stoffwechselerkrankungen, dauerhafte Medikamenteneinnahme, Operationen; evtl. Besonderheiten bei früheren Operationen, Allergie, Auftreten spezieller Symptome und Besonderheiten.

– *Soziales Umfeld:* u.a. familiäre Situation, besondere Belastungen innerhalb der Familie; Besonderheiten z.B. im Kindergarten/Schule.

Familienanamnese: z.B. Blutsverwandtschaft der Eltern, vererbbare Erkrankungen (wichtig bei angeborenen Hörstörungen; Stammbaum bis Verwandtschaft 3. Grades), Vorliegen von allergischen Erkrankungen bei Eltern und Geschwistern, Erkrankungen der Mutter während der Schwangerschaft, frühere Fehlgeburten der Mutter.

Untersuchung bei Kindern

Bereits während der Anamneseerhebung erhält man durch Beobachtung des Kindes häufig einen guten Eindruck vom Allgemein-, Entwicklungs- und Gesundheitszustand; z.T. auch erste Hinweise betreffend das Hörvermögen und zum Stand der Sprachentwicklung.

BEACHTE: Kleine Kinder lassen sich in der Regel nur dann gut untersuchen, wenn sie mit einer solchen Untersuchung prinzipiell einverstanden sind und Vertrauen zum Arzt haben.

Besonders wichtig ist die Kooperation des Kindes für Spiegel-, endoskopische- und mikroskopische Untersuchungen im HNO-Bereich und für die meisten audiologischen Untersuchungen. Aus diesem Grund sollte sich der Arzt vor der Untersuchung mit dem Kind „anfreunden", mit ihm sprechen und es auf keinen Fall mit der Untersuchung „überfallen". Wenig hilfreich ist es, dem Kind zu sagen, „es solle sich nicht so anstellen" oder „es tue nicht weh".

Durch ein kurzes Gespräch zu Beginn der Untersuchung kann man auch das kleine Kind auf mögliche Unannehmlichkeiten und Schmerzen hinweisen, die dann in der Regel auch überraschend gut toleriert werden. Auf dem Schoß der Eltern sind die meisten Kleinkinder deutlich ruhiger, wodurch die Untersuchung erleichtert wird. Aber auch die Eltern selbst sind ruhiger und gefaßter, wenn sie in solcher Weise in die Untersuchung miteinbezogen sind.

Die HNO-ärztliche Untersuchung des Kindes sollte nicht schematisch erfolgen, sondern zuerst die wenig-beeinträchtigenden und erst am Schluß die unangenehmen Maßnahmen (Abb. **1**).

Die meisten audiologischen Untersuchungen sind psychoakustische Meßverfahren, die durch ihren hohen Zeitaufwand und eine dadurch verursachte Ermüdung bereits beim Erwachsenen systematisch verfälscht werden können. Diese Effekte sind beim (Klein-)Kind besonders ausgeprägt. Auch nach unangenehmen, evtl. schmerzhaften Maßnahmen lassen sich bei Kindern in der Regel keine weiteren audiologischen Untersuchungen mehr durchführen.

Besonderes ärztliches Engagement und Einfühlungsvermögen ist u.a. in folgenden „Problemsituationen" erforderlich:

Falls eine Operationsindikation besteht.

> **BEACHTE:** Ärztliche Eingriffe und Operationen, die Eltern bei sich selbst ohne große Umstände akzeptieren würden, werden bei „ihren Kindern" sehr viel kritischer und besorgter hinterfragt.

Bei Behandlung von Kindern mit „chronischen, schwerwiegenden HNO-Erkrankungen" wie z.B. „subglottischer Stenose" oder Taubheit. Diese Kinder und deren Eltern haben häufig bereits eine Irrfahrt durch verschiedene Institutionen hinter sich und sind zum Teil mit den verschiedensten – auch kontroversen – Meinungen und Therapiekonzepten konfrontiert worden. Aufgrund dieser Situation und der Kenntnis unterschiedlicher Lektüren (Fachliteratur, „Sensationsreportagen") bestehen häufig Hoffnungen, Erwartungen, Mißtrauen und auch Ängste.

Falls die Notwendigkeit zur Tracheotomie besteht. Dieser Eingriff wird von den meisten Eltern als äußerst beängstigend und z.T. als „irreversibel" angesehen. Auch Nicht-HNO-Ärzte sind bezüglich Indikation zur Tracheotomie und der späteren Betreuung solcher Patienten sehr unsicher. HNO-Ärzte unterschätzen häufig die speziellen Überwachungsprobleme bei tracheotomierten Säuglingen und Kleinkindern und die Folgen eines solchen Eingriffs für die Kindsentwicklung.

Endoskopische Untersuchungen

Die Bedeutung endoskopischer Untersuchungs-, Behandlungs- und Operationsmethoden nimmt ständig zu. Die endoskopischen Untersuchungsmethoden sind eine Voraussetzung für eine weitgehende und gleichzeitig nicht- bzw. wenig-invasive Diagnostik im Gegensatz zur Narkoseuntersuchung bzw. der operativen Exploration. Häufig sind die endoskopischen Befunde auch den bildgebenden Untersuchungsverfahren überlegen, so daß die diagnostische Endoskopie in Zukunft stärker berücksichtigt werden sollte. In Tab. 1 sind Gründe für eine diagnostische Endoskopie im HNO-Bereich aufgelistet.

Untersuchungen mit *starren (Winkel-)Optiken* lassen sich nur bei *kooperativen Kindern und Patienten* bzw. *in Narkose* durchführen, da andernfalls das Verletzungsrisiko groß ist. Im HNO-Bereich ist

Tabelle **1** Klinische Gründe und Indikationen zur diagnostischen Endoskopie im Kindesalter

Nase	– neonatale Zyanoseanfälle mit Besserung beim Schreien
	– Nasenatmungsbehinderung, evtl. einseitig
	– unklares, rezidivierendes Nasenbluten
	– rezidivierende Kopfschmerzen
	– Verdacht auf Sinusitis
	– Verdacht auf Rhinoliquorrhö
Luftwege	– neonatale Luftwegsobstruktion
	– kongenitaler Stridor
	– sehr schwerer bzw. zunehmender Stridor
	– Stridor assoziiert mit z. B. Apnoen, Aspiration, Dysphagie oder Gedeihstörungen
	– schwaches bzw. fehlendes Schreien
	– chronisch zunehmende Luftwegsobstruktion
	– akut-entzündliche Luftwegsobstruktion
	– rezidivierender bzw. atypischer Krupp
	– Verdacht auf Fremdkörperaspiration
	– wiederholte Aspiration
	– Apnoe- und Zyanoseanfälle
	– rezidivierende bzw. atypische Pneumonien
	– Verdacht auf Mediastinaltumoren
Speiseröhre	– Dysphagie
	– Verdacht auf Ösophagusstenose
	– Verätzungen
	– gastroösophagealer Reflux
	– Verdacht auf Ösophagusfremdkörper
	– Mißbildungssyndrom

die Endoskopie des Nasenrachens ab einem Alter von drei bis vier Jahren, die Nasenendoskopie ab dem Schulkindalter und die endoskopische Untersuchung des Hypopharynx und Kehlkopfes (= Hypopharyngoskopie/Laryngoskopie) ab vier bis sechs Jahren möglich.

Die *flexible Endoskopie* der Nase, des Nasenrachens, des Hypopharynx und des Kehlkopfes kann prinzipiell in *jedem Alter* (auch bei Frühgeborenen) und *ohne Narkose* (auch als Notfallendoskopie) durchgeführt werden. Entscheidend und teilweise „limitierend" für die Untersuchung mittels flexibler Endoskope sind häufig die technischen Abmessungen, da bei Optiken mit geringem Durchmesser die Anzahl der Glasfasern reduziert ist, wodurch sowohl die optische Auflösung als auch die Leuchtkraft der Endoskope beeinträchtigt wird.

Hals

Entwicklung und Anatomie

Die morphologischen Strukturen des Halses entwickeln sich in der zweiten bis siebten Embryonalwoche aus Anteilen des Kiemendarms (Abb. 2). Bereits sehr früh während der Ontogenese bilden sich im Kiemendarm fünf entodermale Aussackungen – die Schlundtaschen –, denen von außen (mit Ausnahme der fünften Schlundtasche) ektodermale Einsenkungen – die Kiementaschen – entgegenwachsen; das zwischen den Kiementaschen verbleibende Gewebe bildet die Viszeralbögen. Während die Organe aus dem oberen Kiemendarm – kranial der zweiten Schlundtasche – im Verlauf der weiteren Entwicklung ihre Lage kaum noch verändern, werden die Organe aus den kaudaleren Kiemendarmanteilen durch Volumenwachstum und Einkrümmung des Kopfteils noch erheblich verlagert; einige zusätzliche Details sind in Tab. 2 aufgelistet.

Die Schilddrüse entsteht aus dem unpaaren, hypobranchialen Organ des Kiemendarms und wandert während der Entwicklung gemeinsam mit dem Truncus arteriosus nach kaudal. Das Epithel der ursprünglichen Schilddrüsenanlage, das spätere Foramen caecum, wird zum Ductus thyroglossalis ausgezogen, der später von der Mitte beginnend obliteriert. Kaudale Gangreste bilden später den Lobus pyramidalis der Schilddrüse, kraniale Gangreste werden zu akzessorischen Schilddrüsen oder auch Speicheldrüsen umgewandelt.

Anatomisch wichtige Strukturen des Halses sind der Kehlkopf, die Luftröhre, die Speiseröhre, die zweilappige Schilddrüse, die paarig angelegten Gefäßnervenstränge mit A. carotis, V. jugularis und N. vagus und das Lymphknotensystem. Nach oben wird der Hals durch eine imaginäre Verbindungslinie begrenzt, die vom Unterrand des Unterkiefers über die Warzenfortsatzspitzen bis zur Protuberantia occipitalis verläuft. Die untere Begrenzung des Halses ist nicht exakt definiert und wird gebildet durch eine (imaginäre) Ebene, die das Jugulum sterni mit den Schlüsselbeinen und den Seitfortsätzen des 6. Halswirbels verbindet. Topographische

8 Hals

Tabelle 2 Aus dem Kiemendarm entstehende Organe und anatomische Strukturen; s. Abb. 2

I. Viszeralbogen (= Kieferbogen):
Meckel-Knorpel (= R. mandibulae), Amboß (Incus), Hammer (Malleus), N. trigeminus (N. V).
1. Schlundtasche:
Eustachi-Röhre, tubotympanaler Raum, Trommelfell.
II. Viszeralbogen (= Hyalbogen):
Processus styloideus, Lig. stylohyoideum, Cornu minus des Zungenbeins, Steigbügel (Stapes) (Ausnahme: Fußplatte), N. facialis (N. VII), N. vestibulocochlearis (N. VIII).
2. Schlundtasche:
Tonsillarbucht.
III. Viszeralbogen (I. Branchialbogen):
Cornu majus und Körper des Zungenbeins, A. carotis interna, N. glossopharyngeus (N. IX).
3. Schlundtasche:
(unterer Anteil) Parathyreoidea, Thymus, Sinus piriformis.
IV. Viszeralbogen (II. Branchialbogen):
Teile der Epiglottis, Teile des Kehlkopfes (Schildknorpel), N. vagus (N. X).
4. Schlundtasche:
(oberer Anteil) Parathyreoidea
V. Viszeralbogen (III. Branchialbogen):
Teile des Kehlkopfes, Schildknorpel, Stellknorpel, N. accessorius (N. XI).

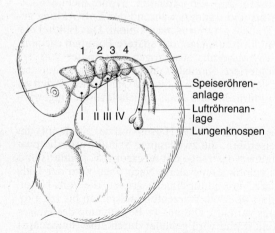

Abb. 2a–c Schematische Entwicklung des Kiemendarms mit Viszeralbögen (I–V), Schlundtaschen (1–5) und Kiementaschen (a–d); (vgl. Tab. 2)

Entwicklung und Anatomie 9

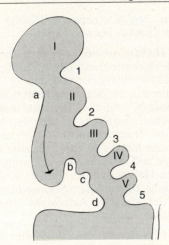

Abb. 2b

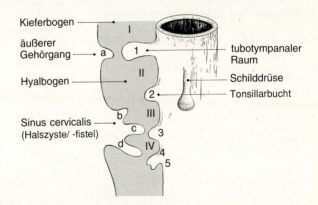

Abb. 2c

Orientierungspunkte am Hals sind die Mm. sternocleidomastoidei, die Vorderseite der Mm. trapezii, das Zungenbein und der Kehlkopf mit Schild- und Ringknorpel. Das *hintere* und *vordere Halsdreieck* (Abb. 3) sind von klinischem Interesse:

– Das *hintere Halsdreieck* wird begrenzt durch den Vorderrand des M. trapezius, den Hinterrand des M. sternocleidomastoideus und das Schlüsselbein und enthält die sensiblen Hautnerven des

Plexus cervicalis, den *N. accessorius* (N. XI) und die arteriellen *Gefäße* aus dem *Trunkus thyrocervicalis*.

– Das *vordere Halsdreieck* wird begrenzt durch den Vorderrand des M. sternocleidomastoideus, den Unterkiefer, die Mittellinie des Halses = M. omohyoideus und den M. sternohyoideus und wird weiter unterteilt in das „Trigonum submandibulare", das „Trigonum caroticum" und das „Trigonum musculare". In der Region des *vorderen Halsdreiecks* verläuft die *A. carotis communis* (Ursprung rechts: Truncus brachiocephalicus, links: Arcus aortae), die sich in die hintere *A. carotis interna* zur Versorgung von Gehirn und Auge und in die vordere *A. carotis externa* zur Versorgung des oberen Halses und des übrigen Kopfes (ohne Gehirn) aufteilt. Das venöse Blut aus dem Stromgebiet der *A. carotis communis* wird von der lateral der Arterie verlaufenden *V. jugularis interna* aufgenommen.

Wichtige Nerven im Bereich des Halses sind der *N. vagus (N. X)*, der *N. glossopharyngeus (N. IX)*, der *N. accessorius (N. XI)* und der *N. hypoglossus (N. XII)*.

Um eine größtmögliche Beweglich- und Verschieblichkeit der Halseingeweide zu ermöglichen, sind diese und die verschiedenen Muskeln von Bindegewebsschichten der *tiefen Halsfaszie*, bestehend aus *Lamina superficialis*, *Lamina media* und *Lamina profunda*, umgeben. Die dadurch gebildeten Spalt- und Verschiebe-

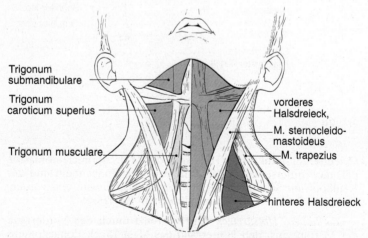

Abb. 3 Topographie des „vorderen" und „hinteren Halsdreiecks"

räume (Abb. 4) wirken bei Ergüssen und Infektionen als Leitstrukturen. Der *Peritonsillarraum* befindet sich im oberen Hals, direkt dahinter liegt der *Parapharyngealraum*. Die vorderen Anteile des Parapharyngealraums haben engen anatomischen Kontakt zum *submandibulären* und *retropharyngealen Spaltraum;* der hintere Anteil des Parapharyngealraums grenzt an das *Gefäßnervenbündel*, den *Prävertebralraum* und den sogenannten *„danger space"* (Abb. 4). Der *Prävertebralraum* wird gebildet durch die Wirbelsäule und der darauf verlaufenden *Lamina praevertebralis*.

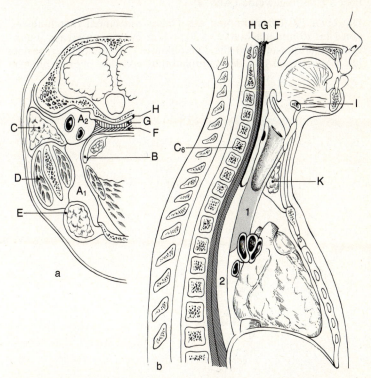

Abb. **4 a, b** Schematische Darstellung der Spalt- und Verschieberäume des Halses:
a) Schrägschnitt: A1/A2: Vorderer/hinterer Parapharyngealraum; B: Peritonsillärer Spaltraum; C: Ohrspeicheldrüse; D: M. masseter; E: submandibulärer Spaltraum mit Submandibularisdrüse.
b) Sagittalschnitt: F: Retropharyngealraum; G: „danger space"; H: Prävertebralraum; I: Zungenbein, K: Schilddrüse.

Die äußerst seltenen Infektionen dieses Spaltraums gehen normalerweise von den Wirbelkörpern aus. Den Spaltraum zwischen *Lamina praevertebralis* und der davorliegenden *Alarfaszie* bezeichnet man als *„danger space"*, da Infektionen dieses Spaltraums sich ungehindert zwischen Schädelbasis und Zwerchfell ausbreiten und somit klinisch sehr bedrohlich werden können. Der *retropharyngeale Verschieberaum* zwischen der die Halseingeweide umschließenden *Lamina media* und der rückwärtig liegenden *Alarfaszie* erstreckt sich vom *Parapharyngealraum* bis zum 2. Brustwirbel. Der *Viszeralraum* enthält die verschiedenen, gegeneinander verschieblichen Halseingeweide (Abb. 4).

Die etwa 200 Lymphknoten des Halses mit einem Durchmesser von 1 bis 10 mm machen etwa 30 % aller Lymphknoten aus. Funktionell-anatomisch sind die Lymphknoten hintereinander gestaffelt (Abb. 5), so daß der Lymphabfluß von den oberflächlichen

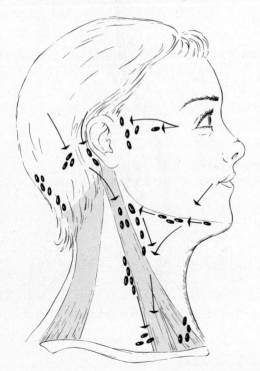

Abb. 5 Lokalisation der Lymphknotenstationen im Hals-Kopf-Bereich und die wichtigsten Lymphabflußbahnen.

bzw. regionären Lymphknoten über die mittleren bzw. viszeralen (für Pharynx und Larynx) und von dort zu den tiefen, seitlichen Lymphknotengruppen entlang der V. jugularis interna erfolgt. Die Lymphdrainage des Nasenrachens erfolgt direkt in die tiefen Lymphknotengruppen, die der Tonsillen in die jugulodigastrischen Lymphknoten, die auch als „Tonsillenlymphknoten" bezeichnet werden.

Untersuchungsmethoden

Anamnese: Umgebungsinfektionen, auch evtl. Risikofaktoren für Tbc- bzw. HIV-Infektion; vorhergehende Infektionen der oberen Luftwege, Ohren, Haut und Zähne; Schmerzen; Krankheitsverlauf und -dauer; Aussehen und Wachstumstendenz von Tumoren; Haustiere u. a.

Klinische Untersuchung: Kopfhaltung und -beweglichkeit; Halsstrukturen; Fistelöffnungen; Schwellungen; Hautveränderungen bzw. -läsionen; Kieferklemme (Grad 1–3).

BEACHTE: Die Halspalpation beim Kind erfolgt von vorne, bimanuell zum Seitenvergleich und bei leichter Vorwärtsneigung des Kopfes zur Entspannung der Halsweichteile. Die Schilddrüsenpalpation wird bei leichter Rückwärtsneigung des Kopfes durchgeführt.

Bei kindlichen Halserkrankungen sind folgende Zusatzuntersuchungen in der Regel erforderlich: Inspektion der Ohren, des Mundrachens, der Zähne und der Lunge, außerdem Ausschluß „nichtzervikaler Lymphome" bzw. Hepatosplenomegalie. Bei kindlichen Halserkrankungen sind im Gegensatz zum Erwachsenen folgende Untersuchungen *häufig hilfreich:* Blutsenkungsgeschwindigkeit (BSG); Blutbild einschließlich Differentialblutbild; Gerinnungsstatus; Transaminasen; evtl. serologische Untersuchungen (beweisend für akute Infektion: Titeranstieg um zwei Stufen bzw. erhöhtes, spezifisches IgM); Immunglobuline und Intrakutanteste.

Wenig hilfreich sind in der Regel: bakteriologischer Rachenabstrich, Antistreptolysintiter und Feinnadelaspiration (mit Ausnahme bei einzelnen, konnatalen Halsmißbildungen).

Bildgebende Verfahren: Sonographie zur Unterscheidung zystischer bzw. solider Strukturen, deren Lokalisation und Größe;

Röntgendiagnostik des Thorax zum Pneumonieausschluß sollte bei Kindern relativ großzügig indiziert werden; Computertomographie (CT) mit **Kontrastmittel;** evtl. Kernspintomographie (NMR) (lt. Literatur bei Halsinfektionen häufig Fehlbeurteilungen).

Angio-, Subtraktionsangio- und Lymphographie bleiben speziellen Fragestellungen vorbehalten, evtl. zur Operationsplanung.

Schilddrüsendiagnostik: Anamnese; klinischer Befund; Bestimmung des Thyreoidea-stimulierenden Hormons (TSH-); Bestimmung des gesamten (T_4) bzw. freien (fT_4) Thyroxins; Bestimmung des gesamten (T_3) bzw. freien (fT_3) Trijodthyronins; evtl. Bestimmung des Thyreotropin-releasing-Hormon (TRH).

Bezüglich spezieller Fragestellungen siehe Spezialliteratur.

Vorgehen bei Erkrankungen der Halslymphknoten

Grundlagen: Die ersten tastbaren Lymphknoten findet man in der 8. Lebenswoche; bei ausgeprägter Proliferationsneigung ist eine Lymphknotenvergrößerung bis zu 1 cm Durchmesser bis zur Pubertät nicht ungewöhnlich. Vergrößerte, okzipital gelegene Lymphknoten sind bis zum 2. Lebensjahr normal und treten vermehrt bei seborrhoischem bzw. endogenem Ekzem auf; bei Kindern älter als zwei Jahre ist eine Abklärung erforderlich.

Häufigste Ursache der zervikalen Lymphknotenhyperplasie im Kindesalter sind virale bzw. bakterielle Infektionen, wobei etwa 50% aller Fälle ätiologisch unklar bleiben. Die Diagnostik der kindlichen Lymphadenopathie erfolgt im Gegensatz zum Erwachsenen vorwiegend mittels serologischer, immunologischer und hämatologischer Methoden, die zytologisch-histologischen Untersuchungen sind bei weniger als 20% der Kinder hilfreich. Vorschlag zum diagnostischen und therapeutischen Vorgehen bei kindlicher Lymphadenopathie:

1. *Symptome:* geringfügig vergrößerte Lymphknoten, keine weiteren Krankheitszeichen. – *Vorgehen:* Abwarten, Beobachtung.

2. *Symptome:* Größenzunahme der Lymphknoten und unspezifische Entzündungszeichen. – *Vorgehen:* körperliche Untersuchung; Ausschluß von Hautläsionen, Mund-Rachen-Erkrankungen, akuter Mittelohrentzündung, Karies, Lungenentzündung, nichtzervikalen Lymphknoten- und Leber-Milz-Vergrößerung; evtl. bakteriologische Abstriche, evtl. (empirisch) antibiotische Therapie. – *Falls keine schnelle Besserung:* weitere Diagnostik.

3. *Symptome:* bei Kindern mit Fieber, Gewichtsverlust, ausgeprägter Lymphknotenvergrößerung (>3 cm), Fluktuation der

Lymphknoten, erfolgloser antibiotischer Therapie, Persistenz der Lymphknotenvergrößerung über mehr als drei Wochen und/oder Verdacht auf spezifische Erkrankungen. – *Vorgehen:* (Differential-)Blutbild; Urinanalyse, Tuberkulintestung; Intrakutantestungen; Schilddrüsendiagnostik; Blutkulturen; bakteriologische bzw. zytologische Lymphknotendiagnostik mittels Feinnadelpunktion. Evtl. Röntgenaufnahme des Thorax; serologische Untersuchungen auf Toxoplasmose, EB-Virus, Zytomegalie, Herpesviren; Ausschluß von HIV-Infektion bzw. Kawasaki-Syndrom.

4. *Symptome:* bei erfolgloser Diagnostik wie unter Punkt 3 beschrieben oder Vorliegen supraklavikulär vergrößerter Lymphknoten, fixierter Lymphknoten, vergrößerter Lymphknoten und ungeklärtem Fieber über mindestens 1 Woche. – *Vorgehen:* Diagnostische Lymphknotenexstirpation und histologische bzw. immunologische Untersuchung *(Nativpräparat).*

■ **BEACHTE:** Zum Ausschluß einer Malignomerkrankung wird von vereinzelten Autoren bei länger bestehenden Lymphknotenhyperplasien (>3 Wochen) auch bei Kindern die diagnostische Lymphknotenexstirpation grundsätzlich gefordert.

Differentialdiagnose

Zum differentialdiagnostischen Vorgehen bei unklaren kindlichen Halserkrankungen, -schwellungen oder -tumoren s. Abb. 6.

Angeborene Erkrankungen

Angeborene Halsmißbildungen manifestieren sich klinisch häufig als Tumoren. Zu etwa 95 % handelt es sich in der Reihenfolge ihrer Häufigkeit um
– „laterale Halsfisteln" bzw. „-zysten" (ca. 30 %) branchiogenen Ursprungs;
– „mediane Halsfisteln" bzw. „-zysten" (ca. 30 %), die sich vom Ductus thyroglossalis ableiten;
– Dermoidzysten (ca. 20 %) und
– Häm- und Lymphangiome (15 %).

Angeborene Halsfisteln und -zysten, Dermoide und Thymuszysten

Grundlagen: Zur embryonalen Entstehung von *Fisteln, Zysten* und *Spalten* s. Tab. 3; Abb. 2.

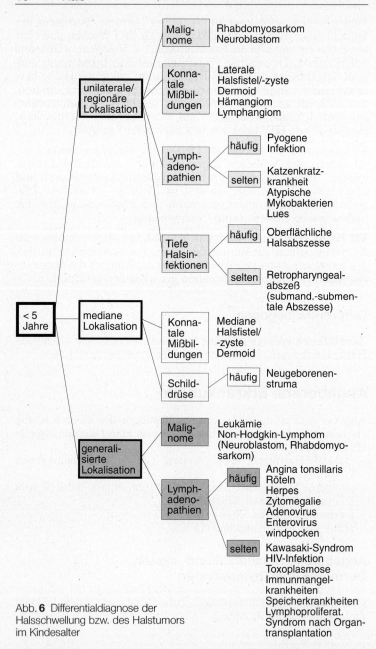

Abb. 6 Differentialdiagnose der Halsschwellung bzw. des Halstumors im Kindesalter

Angeborene Erkrankungen

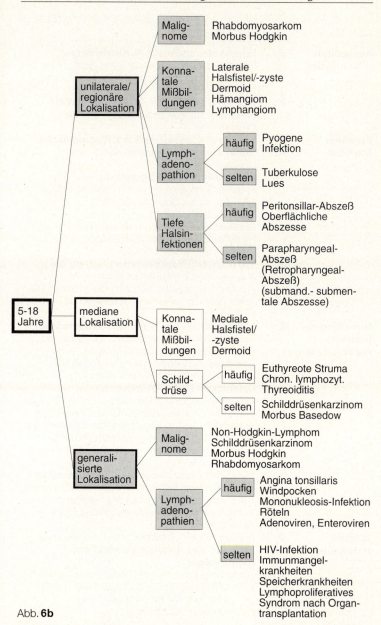

Abb. **6b**

Hals

Tabelle 3 Angeborene Halsfisteln, -zysten und -spalten: Entwicklung **(E)**, Anatomie **(A)** und klinische Aspekte **(K)**

Kongenitale präaurikuläre Fistel	**E:**	Verschmelzungsdefekt **I./II. Kiemenbogen**.
	A:	Kurzer Fistelgang vom Crus helicis (häufig) bzw. Crus anthelicis (selten) ausgehend. Übriges Ohr/Mittelohr: regelrecht.
	K:	Autosomal, dominanter Erbgang; inkomplette Penetranz. Bei Infektionen Gefährdung durch Perichondritis.
Zervikale Ohrfistel	**E:**	Miß-/Spaltbildung im Bereich **1. Kiementasche**.
	A:	Häufig mit Stenosen/Atresien des äußeren Gehörgangs assoziiert. **Ausgeprägte Mißbildungsform:** Fistel vom äußeren Gehörgang bis in den Pharynx. Häufig: Mikrotie, Anotie, Gesichtsmißbildung.
	K:	**Typ I:** Zyste/Sinus/Fistel vor/hinter der Ohrmuschel, Fistelgang im äußeren Gehörgang; häufig Verlauf durch Parotisdrüsengewebe, meistens lateral des N. facialis. **Typ II:** Zyste/Sinus/Fistel hinter/unterhalb des Angulus mandibulae; Verlauf durch Parotisdrüsengewebe, lateral/medial/zwischen den Ästen des N. facialis. Häufig rezidivierende Infektionen.
Branchiogene (laterale) Halsfistel/-zyste	**E:**	Miß-/Spaltbildung im Bereich **2. Kiementasche**; häufigste Form der Kiementaschenmißbildung. Mögliche Entstehung lateral Halszyste: Einwanderung/Einschluß von Plattenepithel in Lymphknotengewebe? 2–3% bilateral.
	A:	Fistelöffnung/Zyste: Am Vorderrand des M. sternocleidomastoideus. Verlauf des Fistelgang: zwischen A. carotis externa/interna; Endigung im Bereich Mm. constrictores pharyngis, Tonsillenloge.
	K:	Infektion: Entleerung von mukösem/purulentem Sekret, Größenzunahme; manchmal Infektion nach Tonsillektomie. Miß-/Spaltbildung im Bereich **3. Kiementasche**; sehr selten; kein Unterschied zu den Mißbildungen der 2. Kiementasche. Verlauf des Fistelgangs: hinter A. carotis externa/interna; Endigung im Sinus piriformis.
Mediale Halsspalte	**E:**	Äußerst seltene Mißbildung; Ätiolgie unklar; evtl. **medialer Verschmelzungsdefekt von Kiembögen.**
	A/K:	Rinnenartiger, von Mukosa bedeckter Hautdefekt; zwischen Zungenbein und Jugulum; evtl. Fisteln am oberen/unteren Rand; oberer Rand: typischerweise Hautanhängsel.

Fortsetzung Tabellle **3**

Mediale Halsfistel/-zyste	**E:**	Residuen des obliterierten **Ductus thyroglossalis**.
	A:	Fistelöffnungen: meistens knapp oberhalb des Zungenbeins (kann von submental bis in Höhe des Sternums auftreten). Häufig Epithelverwachsungen mit dem Zungenbein.
	K:	Typischerweise: Knoten (ca. 1 cm) in Mittellinie/ Paramedianlinie, meist nicht vor 2./3. und nach 16. Lebensjahr. Infektionen nicht ungewöhnlich. Fistelung ist wahrscheinlich häufig sekundär durch Infektionen/iatrogene Maßnahmen.

Die im Kopf-Hals-Bereich sehr seltenen, angeborenen *Dermoidzysten* und *Teratome* entstehen (wahrscheinlich) aus versprengtem Keimgewebe im Bereich der embryonalen Spalten und werden histologisch unterschieden in Dermoid-Zysten, teratoide Zysten, Teratome und Epignathi.

Die äußerst seltenen *Thymuszysten* entstehen durch unvollständigen Deszenzus der Thymusanlage und sind vor bzw. unterhalb des M. sternocleidomastoideus lokalisiert.

Klinik: Angeborene *Halsfisteln, -zysten* und *-spalten* manifestieren sich in der Regel bei Kindern bzw. Jugendlichen; Details in Tab. **3**.

Laterale Halsfisteln: Diagnose in der Regel zwischen 0,5 und 20 Jahren, meistens zwischen 4.–10. Jahr.

Klinik: Prallelastischer, schmerzloser Tumor; fluktuierende Größe; neigt zu schmerzhaften Sekundärinfektionen; Austritt von serösem bzw. eitrigem Sekret aus Fistelöffnung. Fehldiagnosen sind nicht selten.

Diagnostik: Lokalisation, Punktionszytologie häufig hilfreich.

Laterale Halszysten: Diagnosealter zwischen einem halben Jahr und Erwachsenenalter, meistens 5–20 Jahre.

Klinik und **Diagnostik:** s. „Laterale Halsfistel", keine Fistelöffnung.

Mediane Halsfisteln und *-zysten;* Diagnosealter 9 Monate bis 17 (–30) Jahre.

Klinik: Prallelastischer, schmerzloser Tumor in Halsmitte; bei Sekundärinfektion, die häufig infolge von Luftwegsinfekten auftreten: Schmerzen, Dysphagie, Rötung, Dyspnoe, Stridor.

Diagostik: Lokalisation, evtl. Punktionszytologie.

Dermoidzysten: Diagnosealter: 9 Monate bis 15 Jahre.

Klinik: Prallelastischer, verschieblicher Hauttumor.

Diagnostik: Klinische Symptomatik; häufig typische Lokalisation (Tab. 3); bei untypischen Befunden sind Fehldiagnosen nicht selten; *Punktionszytologie ist häufig hilfreich.*

■ **BEACHTE:** Die Differentialdiagnose „mediane Halszyste" bzw. „Dermoidzyste" ist schwierig. Gehäufte Assoziation von Dermoidzysten im HNO-Bereich bei „familiärer adenomatöser Polyposis".

Bildgebende Verfahren wie Sonographie, Computertomographie oder Fisteldarstellung sind diagnostisch meistens wenig hilfreich.

Therapie: *Vollständige chirurgische Exstirpation;* bei unvollständiger chirurgischer Entfernung und bei allen anderen Therapieverfahren wie z. B. Antibiotikatherapie, Spaltung bzw. Sklerosierung sind Rezidive nahezu sicher.

Im einzelnen:

Kongenitale präaurikulare Fistel: Infektionen sind selten; Exstirpation nur bei rezidivierenden Infektionen.

Zervikale Ohrfistel: Häufig rezidivierende Infektionen, deshalb frühzeitig Exstirpation anstreben. Häufig ist eine N.-facialis-Darstellung und Parotidektomie erforderlich.

Laterale (branchiogene) Halsfistel bzw. -zyste: Neigt zu rezidivierenden Infektionen, deshalb Exstirpation anstreben.

Mediane Halsspalte: Exzision; postoperativ häufig Narbenbildung.

Mediane Halsfistel bzw. -zyste: Infektionen sind eher selten, bei Auftreten von Infektionen allerdings Exstirpation einschließlich Zungenbein und Fistelgang anstreben, da bei unvollständiger Exstirpation Rezidivneigung besteht.

■ **BEACHTE:** Bei *medianen Halsfisteln bzw. -zyste* muß präoperativ eine Schilddrüsendiagnostik mittels Sonographie, evtl. sogar eine Szintigraphie erfolgen.

Dermoidzysten: Chirurgische Entfernung; bei unvollständiger Exstirpation besteht Rezidivneigung.

Hämangiome

Grundlagen: In der Regel isoliert auftretende, gutartig-tumoröse Blutgefäßneubildungen, die embryologisch aus unreifen Gefäßanlagen entstehen (Hamartome). Unterschieden werden zwei Formen:

- *Kapilläre Hämangiome* sind flache Tumoren, die häufig invasiv wachsen;

- und *kavernöse Hämangiome*, die z. T. groteske Tumoren ausbilden.

Lokalisation zu etwa 50 % in der Haut und den benachbarten Strukturen; zu 50 % in der Kopf-Hals-Region; häufig Leitsymptom anderer Erkrankungen (Tab. 4).

In der Regel sind Hämangiome bereits bei der Geburt vorhanden bzw. treten kurze Zeit später auf; Häufigkeit: ca. 6 % aller Neugeborenen; 65 % Mädchen. Hauptwachstumsschub zwischen 4.–6. Lebensmonat. Tumorrückbildung bzw. -fibrosierung mög-

Tabelle 4 Leitsymptom: Hämangiom

– Blue-Rubber-Bleb-Naevus-Syndrom	sehr selten: angeborene Gefäßmißbildungen (Angiome, blasenähnliche Gebilde) von Haut und gastro-intestinalen Schleimhäuten; 3 Typen.
– Rendu-Osler-Weber-Syndrom	dominant erbliche Erkrankung: typischerweise Teleangiektasien der Zunge, Lippen, Finger.
– Kasabach-Merritt-Syndrom	flächig-ausgedehntes, kapilläres Hämangiom, sekundäre Thrombozytopenie, evtl. Verbrauchskoagulopathie.
Neurokutane Dysplasien = Phakomatosen:	
– Klippel-Trenauny-Syndrom – Sturge-Weber-Syndrom – v.-Hippel-Lindau-Erkrankung	Erbliche Erkrankungen mit ● Flecken/Malen der Haut; ● lokalisierten tumorösen Hyperplasien; ● Tumoren der Haut, Augen, Zentralnervensystem; ● anderen Mißbildungen.
Andere Mißbildungen:	
– Maffucci-Syndrom	multiple Hämangiome, Enchondrome

licherweise durch Thrombosierung ab 9. Lebensmonat. Im Alter von 5 bzw. 7 Jahren sind nur noch bei ca. 50 % bzw. 10 % der Kinder Tumorreste vorhanden. Erheblich schlechtere Rückbildungstendenz besitzen die tief lokalisierten Hämangiome und die von Unterlippen und Wangen.

Klinik: *Bei Geburt bzw. kurz danach:* „Leuchtend rote" Hämangiome: *in den ersten Monaten häufig:* Tumorwachstum, oberflächliche Ulzerationen mit meistens geringfügigen Blutungen als Folge des raschen Wachstums. Typische Regressionszeichen sind: „Weicherwerden" und Abblassen des Tumors.

Diagnostik: Klinischer Befund; evtl. Bestätigung durch Sonographie bzw. Computertomographie. Angiographie und/oder „offene Biopsie" sind nur sehr selten erforderlich.

Therapie: Die verschiedenen Behandlungsmethoden sind bezüglich Tumorentfernung und Narbenbildung unbefriedigend, so daß *möglichst* die *Spontanrückbildung* abgewartet werden sollte, auch wenn die Elternführung schwierig ist.

Bei Ulzerationen und kleineren Blutungen: Lokaltherapie, evtl. Kompressionsverbände.

Andere Therapiekonzepte:
Glukokortikoidtherapie: Relativ gute Akutergebnisse, nach Therapieende bei ca. 30 % der Kinder „Rebound"-Wachstum:
– entweder 40 mg Prednisolon jeden 2. Tag über 4 Wochen, evtl. Wiederholung des Therapiezyklus;
– oder 1–2 mg Prednisolon/kg KG pro Tag über 2–4 Wochen.

Andere Therapiemaßnahmen wie Sklerosierung, Kryotherapie oder Gefäßunterbindungen sind in der Regel unbefriedigend.

BEACHTE: Die Strahlentherapie ist wegen Hautschäden, kosmetischer Schäden, Wachstumsschäden des bestrahlten Bereichs und Induktion von Spätmalignomen (z. B. Schilddrüse: Spätmalignome – ca. 2 %) kontraindiziert.

Indikation zur Operation sind Schluck- und Atemstörungen; ausgeprägte Ulzerationen; Blutungen; schwere Infektionen und fehlende Rückbildungstendenz nach 2. Lebensjahr. *Operation oberflächlicher Tumoren* mittels Argon- bzw. Kohlendioxidlaser; *Operation großer Tumoren:* Exstirpation nach evtl. präoperativer Embolisation.

Risiken der Tumorembolisation im HNO-Bereich sind Hautnekrosen, Hemiparesen, Hirnnervenlähmung, Erblindung, Halbseitenlähmung.

Lymphangiome

Grundlagen: Gutartige, tumoröse Lymphgefäßneubildungen mit oder ohne Lymphflüssigkeit, die embryologisch aus versprengten Lymphgefäßinseln entstehen (Hamartome). Unterscheidung von zwei Formen:
- *Kapilläre Lymphangiome*, häufig mit derber Bindegewebskapsel und selten Infiltration des umliegenden Gewebes;
- *Zystisch-kavernöse Lymphangiome*, häufig mit Infiltration des umliegenden Gewebes, so daß Organgrenzen bzw. Abgrenzungen nicht eingehalten werden.

Manifestation der Lymphangiome zu ca. 40% bei Neugeborenen, jeweils weitere 20% bis zum Ende des 1. bzw. 2. Lebensjahrs; keine Geschlechts- bzw. Seitenbevorzugung. Lokalisation: 50% in der Kopf-Hals-Region: *Halsbereich* mit z. T. Übergreifen auf Zunge, Mund und Kehlkopf: 25–35%; *Mund und Zunge* mit z. T. Übergreifen auf Hals: 10%; *Kehlkopf:* 5%; *Ohrspeicheldrüsen:* 1%.

Klinik: Unterschiedlich große, schnellwachsende Tumoren, z. T. Organgrenzen überschreitend: sowohl als *Zysten* mit honiggelber, dunkler oder hämorrhagischer Flüssigkeit als auch als *weiche bzw. derbe Tumoren*. Die Haut ist trotz Infiltration meistens intakt, das Hautkolorit reicht von „unauffällig" bis „dunkel, livide".

Komplikationen durch Tumormassen und/oder Organinfiltration, klinisch bedeutungsvoll sind Atem- und Schluckbeschwerden.

Diagnose: Klinischer Befund; Tumorlokalisation (Abgrenzung zum obstruktiven Lymphödem kann nur klinisch erfolgen). *Hilfreich* sind Sonographie; seitliche Röntgenaufnahme; Computertomographie; evtl. Angiographie; evtl. Ösophagusbreischluck. *Diagnostisch nicht hilfreich* sind Aspiration von Tumorflüssigkeit bzw. Aspirationszytologie.

Differentialdiagnosen: *Infektionen des Halses;* branchiogene Zysten bzw. Fisteln; Speicheldrüsenzysten; mediale Halszysten bzw. -fisteln, Dermoidzysten; Vorderdarmzysten; tiefliegende Hämangiome; Lymphome; Lipome oder Malignome.

Therapie: Abwartende Haltung problematisch, da Lymphangiome progredient wachsen. Falls keine Risikofaktoren wie Atemnot oder Schluckbeschwerden vorliegen, sollte Operation zwischen 2.–4. Lebensjahr erfolgen.

Prognose: Rezidivrisiko etwa 10%, unabhängig von der Radikalität des chirurgischen Eingriffs. Andere Therapiemethoden wie

Punktionen, Sklerosierung oder Radiotherapie sind wenig erfolgreich und z. T. gefährlich (s. Hämangiome).

Erworbene Erkrankungen

Entzündliche Erkrankungen der Lymphknoten

Lymphknotenerkrankung bei Virusinfektionen

Virusinfektionen sind die häufigste Ursache der beidseitigen Lymphadenitis colli im Kindesalter. Einige wichtige Erreger und ihre Charakteristika sind in Tab. 5 zusammengestellt.

Eitrig-bakterielle Lymphknotenerkrankungen

Grundlagen: Bakteriell-eitrige Lymphknotenentzündungen sind nach der viral verursachten Erkrankung die zweithäufigste Ursache der Lymphadenitis colli im Kindesalter. Bei Säuglingen und Kleinkindern bis etwa zum 8. Lebensjahr gehen Lymphknotenerkrankungen häufig von Infektionen des Mund-Rachen-Bereichs, der Nase und der Zähne aus; bei Kleinkindern bis zum 2. Lebensjahr gehäuftes Auftreten von Abszedierungen. Bakterielle Erreger waren *früher* häufig β-hämolytische Streptokokken Gruppe A, *heute* β-Lactamase-bildende Staphylokokken, auch Streptococcus pyogenes und *sehr selten* Haemophilus influenzae bzw. anaerobe Bakterien wie Bacteroides oder Peptostreptokokken. Histologisch zeigen die erkrankten Lymphknoten eine Infiltration mit neutrophilen Granulozyten, Mikroabszeßen und Nekrosen.

Klinik: Rötung und Überwärmung der Haut; schmerzhaft vergrößerte Lymphknoten, häufig >3 cm, manchmal Fluktuation; evtl. Bewegungseinschränkung des Kopfes; evtl. Schiefhals.

Besonderheiten bei Neugeborenen und jungen Säuglingen: Das *Zellulitis-(= Phlegmone-)Adenitis-Syndrom* des Neugeborenen ist meistens durch Streptokokken Gruppe B verursacht. Die sehr seltene, *einseitige zervikale Lymphadenitis* des Neugeborenen und jungen Säuglings (80% Knaben) zwischen der 3.–7. Lebenswoche wird durch Staphylokokken ausgelöst. Bei beiden Erkrankungen häufig Bakteriämie und assoziierte Infektionen.

Diagnostik: *Leichter Verlauf:* diagnostische Maßnahmen nicht unbedingt erforderlich; initial empirische, orale Antibiotikagabe. *Schwerer Verlauf:* Kriterien dafür sind: erfolglose Antibiotikatherapie über 2–3 Tage, ausgeprägte Lymphknotenvergrößerung

(>3 cm), Fieber oder Allgemeinsymptome. Die Diagnostik muß dem Vorgehen bei schweren generalisierten, bakteriellen Infektionen wie z. B. Sepsis entsprechen; bakteriologische Diagnostik durch Feinnadelpunktion. *Bei Neugeborenen und jungen Säuglingen* mit eitriger Lymphadenitis, Zellulitis und evtl. Bakteriämie muß die Diagnostik wie bei Sepsis erfolgen (z. B. Blutkulturen, Lumbalpunktion).

Therapie: *Leichter Verlauf:* orale, „empirisch-antibiotische" Therapie mit z. B. Cefalexin, Oxacillin, Flucloxacillin, Erythromycin (Antibiotikaspektrum gegen β-Lactamase-positive Erreger).

Schwerer Verlauf: parenterale Antibiotika bis 5 Tage nach Normalisierung des Lokalbefundes, mindestens aber 10 Tage; *chirurgische Inzision* nur bei Abszedierung, Nachweis der Abszedierung z. B. durch Sonographie.

Mykobakterienerkrankungen

Grundlagen: Mykobakterien sind säurefeste, sporenlose Stäbchen von hoher Widerstandsfähigkeit, die entsprechend ihrem Keimwachstum in 6 Species (IUAT) unterschieden werden. Bedeutungsvoll ist die Unterscheidung von Mycobacterium tuberculosis als Ursache der Tuberkulose und den anderen, nicht tuberkulösen Mykobakterien (MOTT: mycobacteria other than tuberculosis). MOTT sind ubiquitär verbreitet und in der Regel nur bei Immunsuppression wie z. B. bei HIV-Infektion oder Malignom menschenpathogen. Die durch Mykobakterien (Mycobacterium tuberculosis, MOTT) verursachten Krankheitsbilder sind im Erscheinungsbild vielfältig und betreffen Lymphknoten, Lungen, Haut, Knochen und Urogenitalsystem; die Inkubationszeiten betragen 3–8 Wochen.

Histologisch besteht bei den durch verschiedene Mykobakterien (Mycobacterium tuberculosis, MOTT) verursachten Lymphknotenerkrankungen kein Unterschied; zu etwa 75 % handelt es sich um eine verkäsende, granulierende Entzündung.

Klinik: *Mykobakterieninfektion als Folge einer Immunsuppression* muß heute differentialdiagnostisch immer bedacht werden; die klinische Symptomatik kann sehr uncharakteristisch sein. *MOTT-Lymphknotenerkrankung:* fast ausschließlich Kleinkinder bis zum 6. Jahr, geschätzte Inzidenz: 1/100 000. Symptome: vergrößerte, einzelne Lymphknoten, die meistens kleiner als 3 cm sind; häufig fluktuierend und verschieblich; Lokalisation bevorzugt vorderes Halsdreieck und Trigonum submandibulare. In der Regel keine weiteren Krankheitssymptome.

Tabelle **5** Viruserkrankungen des Kindesalters mit zervikaler Lymphknotenvergrößerung

Erkrankungen/Erreger	Symptome	Komplikationen	Inkubationszeit	Diagnostik	Anmerkungen	Differentialdiagnosen
Röteln/Röteln-(RNA-)Virus	häufig klin. inapparent; Nasen-Rachen-Katarrh, typ. Exanthem, Lymphadenitis: Nacken, retroaurikulär	selten, Enzephalitis	(14–)16–18(–23) Tage	spezif. IgM	Impfprophylaxe; Therapie bei Schwangerschaft; Kontakt mit Schwangeren verhindern	Masern, Scharlach, Mononucleosis infectiosa, Exanthema subitum, andere Virusinfektionen mit Exanthemen
Herpes-Infektion/Herpes-simplex-(DNA-)Virus (HSV) Typ I: gehäuft: Hals-Kopf-Infektionen Typ II: gehäuft: Genitalinfektionen	häufig klin. inapparent, Eczema herpeticum, Gingivostomatitis, Herpes simplex (Bläschen), Keratokonjunktivitis Herpes progenitalis, Vulvovaginitis, Meningoenzephalitis	Enzephalitis: Mortalität ca. 15–20 %; generalisierte Infekt.: Mortalität ca. 60 %	(2–)3–7(–12) Tage	Virusnachweis: Elektr.-Mikrosk.; ELISA. Erstinfekt: spez. IgM; bei Rezidiven: spez. IgG	Therapie mit Aciclovir möglich; neonatale HSV-Infektion: 1:7500; HSV-I-Durchseuchung: 60–80 %/100 % bei Kindern/Erwachs. HSV-II-Durchseuchung: 25 %	Coxsackie-Irfektionen, Streptokokkeninfektionen
Windpocken/Herpesvirus varicellae (DNA-Virus)	typisches Exanthem bei Kindern (2–6 Jahre)	selten, Enzephalitis	11–15 Tage	klinischer Befund: spez. IgM	bei Immunsuppression bedrohliche Erkrankung, dann Immunglobulin	
Adeno-(DNA-)Virus-Infektion	a) Pharyngokonjunktivitis (Fieber, Tonsillo-Pharyngo-Lymphadenitis), b) akute respirat. Erkrankung (häufig gastrointestinale Mitbeteiligung), c) epidem. Keratokonjunktivitis/Conjunctivitis follicularis		5–10 Tage	Diagnose schwierig, Antikörpernachweis mit KBR	30 Typen; 5 % aller Atemwegserkrankungen durch Adenoviren	a) Streptokokkenangina, Mononukleosis infectiosa, Herpesangina; b) Q-Fieber, Grippe; bakter. Chlamydieninfekt., auch Coxsackie-Virus-Infekt.

Erworbene Erkrankungen

Zytomegalie-Infektion/ Zytomegalie-(DNA-)Virus	häufig klin. inapparent, klin. sehr wechselnd: Hepatosplenomegalie, Lymphknoten-Schwellung, Gastroenteritis, Hepatitis, Myokarditis. Häufigste konnatale Infektion (1 : 1000): Früh-/Mangelgeburt; Ikterus, Purpura, Mikrozephalus, intrakranielle Verkalkungen, Retardierung, Hör-, Sprach-, Intelligenzstörg.	schwerer Krankheitsverlauf bei Immunsuppression, Leukämien, Tumoren	spez. IgM; spez. IgG	bei Immunsuppression gefährlich; Durchseuchung: 40 %/70 % bis zum 6./30. Lebensjahr	Mononucleosis infectiosa, pertussoider Husten, andere Ursachen für Hepatosplenomegalie, idiopathische thrombozytopenische Purpura (ITP)
Mononukleosis infectiosa (Pfeiffer-Drüsenfieber)/Epstein-Barr-(DNA-)Virus	Fieber, generalisierte Lymphknotenschwellung, Leber-Milz-Vergrößerung, Angina, petechiales Enanthem, auch Exanthem, typisches Blutbild	Meningoenzephalitis, sterile Arthritis, Myokarditis; Nephritis	spez. IgM, spez. IgG. Verschiedene spez. Antik.: anti-VCA; anti-EA; anti-EBNA. Atypische Lymphozyten	14–50 Tage	Antikörpernachweis bei Kindern bis zum 10. Lebensjahr unsicher (falsch negative Befunde), gehäuft Exanthem bei Gaben von Aminopenicillinen	Streptokokken-angina, Angina Plaut-Vincenti, Röteln, infektiöse Hepatitis, Lymphozytenleukämie, Agranulozytose

Beachte:
erhöhtes Risiko für Entwicklung Lymphom/malignes Lymphom: Ataxia teleangiectatica, schwere kombinierte Immundefekte, Wiskott-Aldrich-Syndrom, X-gebundenes lymphoproliferatives Syndrom, lymphoproliferatives Syndrom nach Organtransplantation

Tuberkulöse zervikale Lymphknotenerkrankung: sehr selten; überwiegend bei Kindern älter als 12 Jahre. Symptome: beidseitiger zervikaler Lymphknotenbefall nur bei hämatogener Streuung (= postprimäre Erkrankung); bei mediastinaler tuberkulöser Lymphadenitis kann selten eine regionäre Lymphknotenschwellung im vorderen, unteren Halsdreieck auftreten. Primärherd wird nur selten gefunden (weniger als 30 %).

Diagnostik: (Tab. 6): Tuberkulintestung; Intrakutantestung; Röntgenaufnahme des Thorax; Feinnadelaspirationszytologie. Bei *tuberkulöser Lymphadenopathie* beträgt die diagnostische Genauigkeit ca. 90 % bei Feinnadelaspirationszytologie + Tuberkulinprobe. Differentialdiagnosen: virale- bzw. eitrige Lymphknotenerkrankungen.

BEACHTE: Bei Mykobakterien-verursachten Erkrankungen muß heute immer eine HIV-Infektion ausgeschlossen werden.
– Bei BCG-geimpften Kindern ist die Tuberkulinprobe bis ca. 7./8. Lebensjahr wegen Tuberkulinkonversion diagnostisch nicht aussagekräftig.

Therapie: *MOTT-Lymphknotenerkrankung* bei ansonsten gesunden Kindern: *Lymphknotenexstirpation* (keine Spaltung bzw. Inzision wegen Fistelgefahr), keine weiteren Maßnahmen. *Tuberkulostatische Therapie:* nur sehr selten Ausheilung; *Lymphknotenexstirpation + zusätzliche tuberkulostatische Therapie:* keine Verbesserung der Prognose.

MOTT-Lymphknotenerkrankung bei immunsuppremierten Patienten: *Therapie 1. Wahl:* kombinierte Chemotherapie mit z. B. Isoniazid, Rifampicin, Ethambutol, Streptomycin, Ciprofloxacin oder Claritromycin, auch wenn Erreger bei Sensibilitätsprüfung weitgehend resistent erscheint (American Thoracic Soc.).

Tabelle 6 Differentialdiagnose der durch Mykobakterien verursachten Erkrankungen

	MOTT	Mycobacterium tuberculosis
Tuberkulose-Kontakt	häufig nicht vorhanden, regionär	normalerweise vorhanden
Zervikale Lymphadenopathie	unilateral (98 %)	ungewöhnlich; bilateral
Alter	meistens 1–5 Jahre	jedes Alter, häufig > 12 Jahre
Tuberkulin-Testung	schwach positiv*	positiv
Röntgenaufnahme des Thorax	Normalbefund	krankhafter Befund (ca. 30 %)

* durch Kreuzreaktivität

Therapie 2. Wahl: evtl. zusätzliche Lymphknotenexstirpation.

Tuberkulöse Lymphknotenerkrankung: tuberkulostatische Therapie mit 4fach-Kombination: Rückbildung der Lymphknoten unter Therapie ist beweisend für Erkrankung durch Mycobacterium tuberculosis.

■ **BEACHTE:** In den letzten Jahren Zunahme der Tuberkulosehäufigkeit in den USA und gleichzeitig vermehrtes Auftreten multiresistenter Mycobacteria tuberculosis; bevorzugt bei HIV-infizierten Patienten.

HIV-Infektion (human immunodeficiency syndrome; AIDS)

Grundlagen: HIV-Viren (human immunodeficiency virus) sind RNA-haltige Retroviren aus der Familie der Lentiviren, die sich mittels einer viruskodierten reversen Transkriptase dauerhaft in der DNA der Wirtszelle integrieren können (Provirus). Bevorzugt befallen werden Zellen mit einem T_4-(CD4)Rezeptor wie T_4-Lymphozyten, verschiedene B-Lymphozyten, Monozyten, Makrophagen, Langerhans-Zellen der Haut, Schleimhäute, Neuronen und Mikroglia, so daß bei Infektion verschiedene Organsysteme erkrankt sind. Sobald das Virus vom Wirtsorganismus in ausreichender Menge repliziert wird – möglicherweise beschleunigt durch Mykobakterieninfektionen –, wird die prognostisch entscheidende Erkrankung des Immun- und/oder des Zentralnervensystems klinisch manifest. Die Übertragung des HIV-Virus erfolgt beim Erwachsenen durch parenterale Inokulation von Blut bzw. dessen Bestandteilen z. B. bei „Fixern", Hämophilen oder beim Geschlechtsverkehr. Die Ansteckung von Kindern erfolgt in der Regel durch vertikale Transmission bei erkrankten Müttern, betroffen sind 30–50% der Neugeborenen HIV-kranker Mütter. Die Symptomatik der HIV-Erkrankung im Kindesalter – insbesondere bei Säuglingen und Kleinkindern – ist unspezifischer als bei Erwachsenen, so daß spezielle diagnostische Kriterien entwickelt wurden (Tab. 7). Der Antikörpernachweis ist beim Säugling bzw. Kleinkind bis zum 15. Lebensmonat diagnostisch *nicht beweisend*, da mütterliche IgG-Antikörper transplazentar übertragen werden. Die diagnostische Bedeutung von spezifischen IgM, IgA und der Nachweis von Virusnukleinsäuren bei Neugeborenen wird derzeit erforscht.

Klinik: *Symptome im Kindesalter:* Hepatosplenomegalie (90%); chronische Pneumonie (80–90%); Gedeihstörung (60–90%); Lymphknotenvergrößerung (>1 cm; 40–90%); chronisch rezidivierende akute bzw. seröse Mittelohrentzündungen (45–80%);

Tabelle 7 CDC-Kriterien zur Diagnose einer HIV-/AIDS-Infektion bei Kindern bis zum 13. Lebensjahr

Perinatal infizierte Kinder jünger als 15 Monate: mindestens **eines** der folgenden Kriterien:
– HIV-Virus Nachweis im Blut/Gewebe.
– Symptome einer AIDS-Infektion lt. CDC-Kriterien (Tab. **6**).
– Nachweis von HIV-Antikörpern **und** Hinweise für zellulären bzw. humoralen Immundefekt.

Perinatal infizierte Kinder älter als 15 Monate oder Kinder mit später erworbener Erkrankung: mindestens **eines** der folgenden Kriterien:
– HIV-Virus Nachweis im Blut/Gewebe.
– Nachweis von HIV-Antikörpern (wiederholter Nachweis und positiver Bestätigungstest).
– Symptome einer AIDS-Infektion lt. CDC-Kriterien (s. Tab. **6**)

CDC: Center of Disease Control.

mukokutane Kandidiasis (40–80%); kortikale Atrophie (ca. 70%); opportunistische Infektionen (Tab. **6**) (30–60%); schwere bakterielle Infektionen wie Sepsis, Meningitis, septische Arthritis, Osteomyelitis und Abszeße der inneren Organe (ca. 50%); Diarrhö (20–50%); Speicheldrüsenvergrößerung (10–30%). Intrauterin bzw. perinatal infizierte Säuglinge erkranken klinisch etwa im 5. Lebensmonat.

Diagnostik: Bei 50% bzw. 85% der Kinder wird die Diagnose im 1. bzw. bis zum 3. Lebensjahr gestellt. Die Diagnose beruht auf klinischen und serologischen Befunden (Tab. **8**); wobei zuvor angeborene und/oder erworbene Ursachen für Immunsuppression wie z. B. langdauernde Steroidtherapie, Zytostatika, lymphoretikuläre Tumoren, schwerer kombinierter Immunmangel, Di-George-Syndrom, Ataxia teleangiectatica, Netzelof-Syndrom, Wiskott-Aldrich-Syndrom oder Granulozytenanomalien ausgeschlossen werden müssen. *HIV-Antigen-Nachweis* ist derzeit noch kompliziert und unsicher; positiver *HIV-Antikörper-Nachweis* mittels ELISA muß durch weitere Tests wie z. B. Western-Blot oder Immunfluoreszenz abgesichert werden.

BEACHTE: *Die Therapiekonzepte zur Behandlung der kindlichen HIV-Infektion werden derzeit noch ständig verändert!!*

Therapie: *Spezifische Therapie ist derzeit nicht möglich.* Engmaschige Kontrollen; immunologische bzw. virologische Kontrollen; Behandlung bakterieller und opportunistischer Infektionen; Prophylaxe der Pneumocystis-carinii-Infektion; bei Bluttransfusionen (möglichst) *zytomegaliefreie* Konserven; evtl. Zidovudin-Therapie.

Tabelle **8** Klinische Befunde, die beweisend für das Vorliegen einer HIV-Infektion bei Kindern sind (lt. CDC)

Serologisch negative Befunde für das Vorliegen von HIV-Antigen und Antikörpern + Diagnose mindestens einer der angegebenen Erkrankungen:
- Kandidiasis der Speiseröhre, Trachea, Bronchien oder Lunge,
- extrapulmonale Kryptokokkose,
- Kryptosporidiose mit Durchfall (länger als 1 Monat),
- Zytomegalie-Infektion (außer Leber, Milz, Lymphknoten) bei Kindern älter als 1 Monat,
- Herpes-simplex-Infektion mit mukokutanen Ulzerationen (> 1 Monat); oder Bronchitis, Pneumonitis oder Ösophagitis bei Kindern älter als 1 Monat,
- primäres Lymphom des Gehirns,
- Kaposi-Sarkom,
- lymphozytäre, interstitielle Pneumonie und/oder pulmonale Lymphknotenhyperplasie,
- Infektion durch atypische Mykobakterien (Mycobacterium avium, Mycobacterium kansasii) (außer Erkrankung von Lunge, Haut, zervikalen oder hilären Lymphknoten),
- Pneumocystis-carinii-Pneumonie,
- progressive multifokale Leukenzephalopathie,
- Toxoplasmose des Gehirns bei Kindern älter als 1 Monat.

Serologisch positive Befunde für das Vorliegen von HIV-Antigen und Antikörpern + Diagnose mindestens einer der angegebenen Erkrankungen:
- rezidivierende bakterielle Infektionen (mindestens 2/Jahr),
- Kokzidiomykose (außer Lunge, zervikale oder hiläre Lymphknoten),
- HIV-Enzephalopathie
- Histoplasmose (außer Lunge, zervikale oder hiläre Lymphknoten),
- Isosporiose mit Diarrhö länger als 1 Monat,
- Kaposi-Sarkom,
- primäres Lymphom des Gehirns,
- Non-Hodgkin-Lymphome (B-Zell-Typ; unbekannter immunologischer Phänotyp),
- generalisierte Infektion durch atypische Mykobakterien (außer Erkrankung von Lunge, Haut, zervikalen oder hilären Lymphknoten),
- Tuberkulose (außer Lunge),
- rezidivierende Salmonellen-Bakteriämien (nicht Salmonella typhi murium),
- HIV-Kachexie.

Serologisch positive Befunde für das Vorliegen von HIV-Antigen bzw. Antikörpern + dringender Verdacht auf eine der folgenden Erkrankungen:
- Ösophaguskandidiasis,
- Zytomegalievirus-Retinitis mit Visusverlust,
- Kaposi-Sarkom,
- lymphozytäre, interstitielle Pneumonie,
- Mykobakterieninfektion (außer der Erkrankung von Lunge, Haut, zervikalen oder hilären Lymphknoten),
- Pneumocystis-carinii-Pneumonie,
- Toxoplasmose des Gehirns bei Kindern älter als 1 Monat.

Impfungen werden bei HIV-erkrankten Kindern grundsätzlich empfohlen, da die Risiken im Vergleich zu den Vorteilen akzeptabel erscheinen: Polioimpfung mit inaktivierten Impfstoffen; die Diskussion bezüglich anderer Lebendimpfungen wie BCG-, Masern- oder Mumpsimpfung ist derzeit noch nicht abgeschlossen.

Die **Prognose** ist infaust.

BEACHTE: Die Betreuung HIV-infizierter Kinder sollte entsprechend dem Vorgehen bei Tumorerkrankungen in spezialisierten Zentren erfolgen.

Katzenkratzkrankheit (Lymphoreticulosis benigna, cat scratch disease)

Grundlagen: Die weltweit verbreitete Erkrankung ist eine Zoonose und wird möglicherweise durch kleine, pleomorphe, gramnegative Bakterien verursacht; die genaue Ätiologie ist unbekannt. Die Infcktion des Menschen erfolgt über Epithelläsionen durch Katzenbiß bzw. -kratzen (überwiegend junge Katzen), die Anstekkung von Mensch zu Mensch ist nicht bekannt. Meistens verläuft die Erkrankung mit typischer Lymphadenitis bzw. abszedierender, steriler Lymphadenitis in der Kopf-Hals-Region (mehr als 50%) sehr mild, etwa die Hälfte der Patienten hat keine weiteren Beschwerden. Erkrankungsalter: überwiegend 2.–12. Jahre; Erkrankungsgipfel im Herbst und Winter. Insgesamt wird die Bedeutung der Erkrankung unterschätzt.

Klinik: *3–14 Tage nach Infektion:* evtl. untypischer Primäraffekt wie Hautrötung, Geschwür oder Pustel. – *15 Tage bis 6 Wochen nach Infektion: Leitsymptom:* regionäre, uni- oder polyglanduläre Lymphadenitis: 50–80% Lymphadenitis, 20–50% sterile Abszesse; Lymphknotendurchmesser z.T. mehr als 5 cm; die Rückbildung der Lymphome kann Monate dauern. *Andere Symptome:* Unwohlsein (ca. 30%); Fieber über 39 °C (ca. 10%); Kopfschmerzen (sehr selten).

Komplikationen (sehr selten): Enzephalopathie, Parinauds okuloglanduläres Syndrom, Erythema nodosum, Osteolysen, Neuritis nervi optici, thrombozytopenische Purpura, Hepatosplenomegalie, Parotitis. Prognose der Komplikationen in der Regel gut.

Diagnostik: Klinische Diagnose mittels „5er Regel" (Tab. **9**); Katzenkratzkrankheit-Hauttest (Hangar-Rose-Test); serologischer Antikörpernachweis mittels KBR.

Die sehr sensitive Intrakutanprobe nach Debré mit Lymphknoteneiter ist aufgrund der Infektionsgefahr heute obsolet. Die Lymph-

Erworbene Erkrankungen 33

Tabelle 9 „5er Regel" zur Diagnose der Katzenkratzkrankheit (modifiziert nach Carithers).

Symptome	Punkte
– Erkrankung eines einzelnen oder mehrerer regionärer Lymphknoten	1
– enger Kontakt mit Katzen (häufig junge Katzen)	2
– Nachweis einer Hautläsion als Eintrittspforte	2
– positiver serologischer Nachweis	2
– Gesamtpunkte	

Beurteilung: 5 Punkte: dringender Verdacht
7 Punkte: Diagnose gesichert

knotenhistologie mit hyperplastischen Keimzentren, Granulomen mit oder ohne zentralen Nekrosen ist nicht spezifisch.

Therapie: Normalerweise keine Therapie; bei Lymphknoten-Abszedierung Punktion, Spaltung bzw. Exstirpation. Bei schweren Krankheitsverläufen evtl. oral Cotrimoxazol bzw. Rifampicin.

Prognose: Gut.

Kürzlich Nachweis von Proteobacterium *afipia felis* und Rickettsium *rochalimaea hanselae* in Lymphknoten und Körperflüssigkeit erkrankter Patienten. Erhöhte Serum-Antikörpertiter gegen Rikkettsium henselae bei Erkrankten, normale Serum-Antikörpertiter gegen afipia felis. Das Antigen aus dem Hauttest verhielt sich positiv zu Rickettsium henselae.

Serologische Tests werden künftig erhältlich sein (A.M. Margileth u. Mitarb.: New Engl. J. Med. 329 [1993] 53).

Kawasaki-Syndrom (mukokutanes Lymphknotensyndrom)

Grundlagen: Ätiologisch unklare, multisystemische Vaskulitis besonders des Myokards und der Herzkranzgefäße im Säuglings- und Kleinkindalter. Häufung der Erkrankung im Winter und Frühling. Geschätzte Häufigkeit bis zum 5. Lebensjahr in Mitteleuropa: 8–10 Erkrankungen/100 000 Kinder; Knaben sind etwas häufiger betroffen; 50 % bzw. 80 % der erkrankten Kinder sind jünger als 3 bzw. 5 Jahre.

Klinik: Leitsymptome (Hauptsymptome):
– septische Temperaturen, die nicht auf Antibiotika ansprechen;
– Konjunktivitis, meist beidseitig auftretend (ca. 95 %);

- Schleimhautveränderungen des Mund und Rachens, Rötung des Rachens, evtl. Erdbeerzunge (Differentialdiagnose: Scharlach), (70–95 %);
- fleckig-diffuse Rötung der Hände, evtl. auch der Fußsohlen (ca. 80 %),
- uncharakteristisches Exanthem: skarlati- bzw. morbilliform oder Veränderungen wie bei Erythema exsudativum multiforme; 2–3 Wochen nach Erkrankungsbeginn von den Fingerspitzen ausgehende Hautschuppung (25–70 %);
- Zervikale Lymphknotenschwellung (>1,5 cm) (40–50 %).

Andere Symptome sind Gefäßentzündungen mit Gefäßerweiterung bzw. -aneurysmabildung, insbesondere der Koronargefäße, so daß am Herz sekundäre Thrombosen und Infarkte auftreten können (Mitteleuropa: 10–20 % der Kinder); Enteritis; seröse Meningitis; ein- bzw. beidseitige, evtl. bleibende sensorineurale Hörstörung (s. S. 248); Fazialisparese; Perikarderguß; schmerzhafte Schwellung von Finger- und Zehengelenken; Hepatosplenomegalie; Gallenblasenhydrops.

Diagnostik: *Diagnose gesichert* bei Vorliegen von fünf der sechs o. g. Hauptsymptome bzw. vier der sechs Hauptsymptome und dem gleichzeitigen echokardiographischen Nachweis von Aneurysmen der Koronararterien. Typische Laborbefunde: beschleunigte Blutsenkungsgeschwindigkeit, erhöhtes CRP, Leukozytose mit Linksverschiebung, Anämie, Thrombozytose ab 2.–3. Krankheitswoche.

Differentialdiagnosen bzw. häufige Fehldiagnosen: Masern; Streptokokkeninfektion, Virusinfektion, Arzneimittelreaktion; juvenile rheumatoide Arthritis.

Therapie: International scheint sich die kombinierte Therapie mit Gammaglobulin und Azetylsalizylsäure durchzusetzen: *Standardtherapie* (falls Therapiebeginn bis zur 2. Erkrankungswoche erfolgt; besonders bei Risikokindern: <2 Jahre, männlich):

Gammaglobulin (mit Fc-Segment): 400 (–1000) mg/kg KG pro Tag über 5 Tage und

Modernes Konzept: Gammaglobulin (mit Fc-Segment): 2g/kg KG nur am 1. Behandlungstag (Newburger u. Mitarb.: New engl. J. Med. 324 [1991] 1633).

Azetylsalizylsäure: 30–50 (–100) mg/kg KG pro Tag bis Entfieberung, danach 5 mg/kg KG pro Tag.

Therapieende: nach ca. 6 Wochen bei regelrechtem echokardiographischem Befund, normalen Thrombozyten und BSG.

Falls *keine Standardtherapie* bzw. unter dieser *keine Entfieberung:*
Prednisolon: 2 mg/kg KG pro Tag über 3 Wochen (1. Behandlungswoche: Tagesdosis in 3–4 Gaben); danach Ausschleichen innerhalb einer Woche; und

Azetylsalizylsäure: 30–50 (–100) mg/kg KG pro Tag bis Entfieberung, danach: 5 mg/kg KG pro Tag.

Therapieende: 4 Wochen nach Ende der Prednisolongabe bei regelrechtem echokardiographischem Befund, normalen Thrombozyten und BSG.

Prognose: Entscheidend ist das Ausmaß der kardialen Beteiligung, so daß regelmäßige EKG- und echokardiographische Kontrollen erforderlich sind. – Männliche Säuglinge (<12 Monate) gehören zur Risikogruppe: Erkrankungen dieser Gruppe verlaufen häufig atypisch und sind dann mit erhöhter Letalität verbunden. Gesamtletalität aller Gruppen durch Herzinfarkt ca. 1%. – Gefäßveränderungen sind prinzipiell rückbildungsfähig, langfristig ist möglicherweise das Atheroskleroserisiko erhöht.

Toxoplasmose

Grundlagen: Erkrankung durch das weltweit verbreitete Protozoon Toxoplasma gondii, dessen Übertragung fast ausschließlich durch rohes Fleisch und Fäkalien erfolgt. Durchseuchung in Mitteleuropa: ca. 20%. Bei *akuter Infektion* sind die Lymphknotenveränderungen charakteristisch, sogenannte Piringer-Lymphadenopathie.

Die Toxoplasmose-Erstinfektion während einer Schwangerschaft kann zur *konnatalen Infektion* führen, die bei Geburt bereits mit Residualschäden ausgeheilt bzw. weiterhin floride sein kann. Häufigkeit: $1-7/1000$ Lebendgeborene.

Klinik: *Konnatale Toxoplasmose:* variierende Symptomatik: enzephalomyelitische, viszerale oder generalisierte Form; die angeblich typischen Symptome wie zerebrale Verkalkungen oder Choriorentinitis sind selten (ca. 15%).

Erworbene Toxoplasmose: bei Kindern und Erwachsenen *meistens* asymptomatischer bzw. „grippeartiger" Verlauf mit subfebrilen Temperaturen und Lymphadenitis.

Erworbene Toxoplasmose und Immunsuppression: schwere Erkrankungsverläufe.

Komplikationen: Bei 1‰ der Erkrankten, gehäuft bei immunsuppremierten Patienten: Enzephalopathie, Chorioretinitis, Pneumonie, Myokarditis oder Hepatitis.

Diagnostik: Bei Verdacht auf Vorliegen einer erworbenen Toxoplasmose und großer diagnostischer Wichtigkeit wie z. B. Schwangerschaft oder bei Vorliegen einer Immunsuppression muß die Diagnose anhand *mehrerer immunologischer Testverfahren* (Immunfluoreszenztest, Komplementbindungsreaktion, „indirekter" Hämagglutinationstest) erfolgen, da spezifisches IgM über Jahre persistieren kann.

Differentialdiagnosen der *erworbenen Toxoplasmose:* andere Virusenzephalitiden, andere Lymphadenopathien wie z. B. infektiöse Mononukleose, Tuberkulose, Rickettsiosen, HIV-Infektion oder bösartige Lymphome.

Therapie: *Bei Kindern:* Pyrimethamin (Daraprim) in Kombination mit Sulfonamid (Sulfadiazin, Sulfalen, Sulfaperin) über 3 Wochen: 1. – 3./4. Tag: 2 mg Daraprim/kg KG; dann bis 3. Wochen: 1 mg Daraprim/kg KG + 100 mg Sulfadiazin/kg KG. 2×5 mg Folsäure/Woche.

Bei immunsuppremierten Patienten ist die Therapie schwierig und häufig unbefriedigend.

VORSICHT: Unerwünschte Medikamenten-Nebenwirkungen.

Prognose: In der Regel gut.

Sehr seltene Erkrankungen der Halslymphknoten

X-gebundenes lymphoproliferatives Syndrom

Grundlagen: Genetisch verursachte „Immunstörung" gegenüber Epstein-Barr-Viren; der rezessiv-vererbte Defekt ist auf dem langen Arm des X-Chromosoms (Xq25-q26) lokalisiert. Pathogenese und viele Details noch unklar, ausgeprägte Variabilität der Erkrankung.

Klinik: Stark wechselnde Symptomatik, erste Symptome im Alter von 5–6 Jahren, betroffen sind überwiegend männliche Patienten: schwerer bzw. tödlicher Verlauf bei infektiöser Mononukleose (ca. 50%); erworbene Hypogammaglobulinämie (ca. 30%); maligne Lymphome (ca. 25%); Hypergammaglobulinämie M (ca. 5%) und/oder erworbene Anämie (ca. 5%).

Therapie: Bislang keine Konzepte bzw. prophylaktische Maßnahmen.

Lymphoproliferative Erkrankung nach Organtransplantation

Grundlagen: Durch Epstein-Barr-Viren verursachte unkontrollierte, polyklonale B-Zell-Lymphoproliferation bei Langzeit-Immunsuppression z. B. nach Organtransplantation. 3 klinische Verlaufsformen:

Lymphadenopathie (ca. 35 %) mit Hyperplasie von Lymphknoten, Tonsillen und Adenoiden.

Systemische Manifestation (ca. 25 %) mit Fieber, gastrointestinalen Symptomen, Enzephalopathie, Atemnotsyndrom und opportunistischen Infektionen.

Lymphogene Manifestation (40–45 %) mit Krankheitsverlauf wie Non-Hodgkin-Lymphome.

Häufigkeit bei Kindern: 2–5 % (Erwachsene: ca. 1 %); Inzidenz in den ersten 6 Jahren nach Transplantation: ca. 2–3 %/Jahr; Sterblichkeit: 25–50 %.

Klinik: Uncharakteristische Symptome wie Fieber, Tonsillitis, Sinusitis, Enzephalitis, Lungenentzündung, gastrointestinale Symptome u. a.

Diagnostik: Anamnese; Histologie des erkrankten Gewebes; Immunzytochemie bzw. DNA-Analytik zur Charakterisierung der Lymphozyten-Subpopulationen; Epstein-Barr-Serologie; immunhistochemischer Virusnachweis im Gewebe.

Therapie: Exstirpation des erkrankten Gewebes wie Tonsillektomie, Adenotomie, Lymphomentfernung; *sofortige Dosisreduktion der Immunsuppressiva* wie z. B. Cyclosporin auf ca. 50 %; evtl. Glukokortikoidgaben. Bei *lymphogener Manifestation* Therapie wie Non-Hodgkin-Lymphom (teilweise kontrovers diskutiert). Kein Erythromycin!
Prognose: 25–50 % Sterblichkeit.

Andere Halslymphknotenerkrankungen

Differentialdiagnostisch müssen bei Lymphknotenerkrankungen des Halses folgende – klinisch zum Teil wenig bedeutsamen – Erkrankungen berücksichtigt werden:

Unilaterale bzw. regionäre Lymphadenitis bei Tularämie; *Generalisierte Lymphadenitis* bei Yersinose, Histiozytose, Kryptokokkose, Sarkoidose, rheumatoider Arthritis, Speicherkrankheiten bzw. Immunmangelkrankheiten.

Schiefhals (Tortikollis)

Grundlagen: Als Schiefhals (Tortikollis) bezeichnet man die zwanghafte Kopf-Hals-Haltung zur erkrankten Seite bei gleichzeitiger Kopfwendung zur gesunden Seite; die Ursachen für dieses *Symptom* sind vielfältig.

Konnataler muskulärer Schiefhals ist verursacht durch bindegewebige Muskeldegeneration des M. sternocleidomastoideus infolge einer prä- bzw. perinatalen Myopathie. Häufigkeit: 4–6/1000 Lebendgeborene.

Andere Ursachen: Tab. **10**.

Klinik: *Leitsymptom:* Kopf-Hals-Haltung:

Konnataler muskulärer Schiefhals: schmerzlos; Diagnosealter: 2–4 Wochen; bei 50% der Kinder ist der M. sternocleidomastoideus als Tumor tastbar. Komplikationen bei länger bestehendem Schiefhals: evtl. Gesichts- bzw. Schädelasymmetrien, Skoliosen.

Akut auftretender, infektiös-entzündlicher Schiefhals: heftigste Schmerzen; häufig keine Angaben bezüglich ursächlicher Erkrankung.

Tabelle **10** Differentialdiagnose des Schiefhalses im Kindesalter

Kongenitale Ursachen:
Muskuläre Anomalien:	kongenitaler muskulärer Tortikollis
	Fibrodysplasia ossificans progressiva
Knöcherne Anomalien:	Klippel-Feil-Syndrom
	unilaterale atlanto-okzipitale Synostose
	unilaterale Impression der Pars basilaris des Os occipitale
	unilaterale Hypoplasie des Condylus occipitalis
	odontogene Anomalien
	Wirbelkörperanomalien
ZNS:	kongenitale Tumoren der hinteren Schädelgrube
	Syringomyelie
	Rückenmarkstumoren (im HWS-Bereich)

Akute Ursachen:
Trauma:	Schädelbasis, Halswirbelsäule: C1/C2
Nicht-traumatisch:	Kopf-Hals-Infektionen
	gastroösophagealer Reflux (Sandifer-Syndrom)
Neurologisch:	okulär
	vestibulär (auch: paraxysmaler Tortikollis)
	pharmakologische Ursachen
Psychologisch	

Diagnostik: *Konnataler muskulärer Schiefhals:* typischer Befund; zusätzlich evtl. Computertomographie; Feinnadelbiopsie.

Akuter Schiefhals: sicherer Ausschluß eines Halstraumas (häufig C1/C2) durch Röntgen bzw. Computertomographie der Halswirbelsäule.

■ **BEACHTE:** Bei Vorliegen eines *akuten Schiefhalses* wird z. T. gefordert, daß die Patienten bis zum sicheren Ausschluß eines HWS-Traumas immobilisiert werden müssen!

Nach Ausschluß eines Traumas: Anamnese, körperliche Untersuchung, kompletter HNO-Status (wichtig); evtl. zusätzliche Röntgenuntersuchung des Retropharyngealraums. Evtl. ophthalmologische, vestibuläre und neurologische Diagnostik.

Therapie: *Konnataler muskulärer Schiefhals:* Krankengymnastik, evtl. Einreibungen mit Heparinsalben, evtl. Steroidinjektionen. Bei persistierender Symptomatik evtl. Myotomie, nicht vor Ablauf des 1. Lebensjahrs.

Akuter Schiefhals: ursächliche Therapie.

Peritonsillar- und Halsabszesse

Peritonsillar- und Halsabszesse können sich über die kommunizierenden Spalträume des Halses ausbreiten und zu Komplikationen wie Mediastinitis, aufsteigende Infektionen mit Schädelbasisbeteiligung, Atmungsbehinderung, vaskuläre Komplikationen wie Karotisblutung, Jugularisthrombose bzw. septische Metastasierung oder eitrige Parotitis führen (Abb. 4).

Die Klinik des kindlichen Halsabszesses unterscheidet sich von der des Erwachsenen, so daß die Diagnose häufig verzögert wird. In der Reihenfolge ihrer ungefähren Häufigkeit handelt es sich beim Kind um Peritonsillar-, oberflächliche Hals-, Mundboden-, parapharyngeale- und retropharyngeale Abszesse.

■ **BEACHTE:** Bei antibiotischer Therapie bakterieller Infektionen im Halsbereich müssen auch β-Lactamase-bildende Anaerobier berücksichtigt werden.

Peritonsillarabszeß

Grundlagen: Komplikation der Angina tonsillaris mit Abszeß im peritonsillären Spaltraum zwischen Tonsillenkapsel und M. constrictor pharyngis superior (Abb. 4). Bakterielle Erreger sind *häu-*

fig Staphylococcus aureus, Streptokokken, Bacteroides, Peptostreptokokken und *seltener* Haemophilus influenzae oder Klebsiella pneumoniae.

Klinik: Erkrankung tritt in der Regel nach dem 10. Lebensjahr auf; Beschwerden (im Vergleich zum Erwachsenen) eher gering: Halsschmerzen; Schluckbeschwerden; Fieber (Mittel: ca. 38 °C); kloßige, undeutliche Sprache; Speichelfluß; Fötor; regionäre Lymphadenopathie; Trismus (= Kiefersperre); Vorwölbung von Tonsille, Gaumenbogen, Gaumensegel und Uvula.

Diagnostik: *Klinischer Befund (!):* evtl. Probepunktion; evtl. bakteriologische Diagnostik (Aerobier, Anaerobier); Blutbild und Blutsenkungsgeschwindigkeit in der Regel nicht hilfreich. Differentialdiagnosen: *Peritonsilläre Phlegmone*, tonsillogene Sepsis, malignes Lymphom, Agranulozytose.

Therapie: *Sofortige Abszeßtonsillektomie* (Tonsillektomie „à chaud") bzw.

sofortige Abszeßspaltung und Tonsillektomie „à tiede" (ca. 4 Tage nach Spaltung) bzw.

sofortige Abszeßspaltung und Tonsillektomie „à froid" (ca. 4 bis 6 Wochen nach Spaltung). Zusätzlich parenteral β-Lactamase-stabile Antibiotika.

ANMERKUNG: Von den meisten Experten wird derzeit das zweizeitige Vorgehen mit initialer Abszeßspaltung und sekundärer Tonsillektomie empfohlen. Die Tonsillektomie sollte erfolgen, da bei 7–25 % der Kinder weitere Peritonsillarabszesse auftreten.

Komplikationen und **Prognose:** Gute Prognose; sehr selten Abszeßdurchbruch in Spalträume bzw. Perforation und Aspiration von Eiter.

Oberflächliche Halsabszesse

Grundlagen: Zu 30 % Folge von Infekten der oberen Luftwege, andere Ursachen sind unbekannt. Abszeßlokalisation im *vorderen* und *hinteren* Halsdreieck unterhalb des M. platysma und der Fascia superficialis. Bei ca. 4 % der Erkrankten beidseitiger Abszeß. Bakterielle Erreger sind *häufig* Staphylococcus aureus (ca. 60 %) bzw. Streptokokken, *seltener* atypische Mykobakterien und bakterielle Mischpopulationen.

Klinik: Erkrankung des Säuglings und Kleinkindes, selten bei Jugendlichen: mittleres Erkrankungsalter ca. 1–5 Jahre.

Leitsymptome: Fieber (ca. 38 °C); Halsschwellung; Leukozytose; evtl. Bewegungseinschränkung des Halses (Tortikollis).

Diagnostik: *Klinischer Befund;* Sonographie; evtl. Computertomographie; Abszeßpunktion.

Differentialdiagnosen: Infizierte laterale Halszyste, Mykobakterieninfektion, Katzenkratzkrankheit.

Therapie: Abszeßinzision und -drainage; evtl. (wiederholte) Aspiration; parenterale Breitbandantibiotika.

Komplikationen und **Prognose:** Gute Prognose; sehr selten Durchbruch in parapharyngeale Spalträume.

Submandibulärer/submentaler Abszeß und Phlegmone

Grundlagen: Submandibuläre/submentale Abszesse bzw. Phlegmonen unterhalb des M. mylohyoideus (Angina Ludovici) sind bei Kindern Folge von Hautverletzungen, Infekten der oberen Luftwege oder der Ohren; odontogene Ursachen sind vor dem 15. Lebensjahr *äußerst* selten. *Häufige* Erreger sind Staphylococcus aureus, Streptokokken, Peptostreptokokken und Bacteroides; *seltener* sind bakterielle Mischpopulationen.

Klinik: Zwei Altersgipfel: *Säuglinge und Kleinkinder:* mittleres Alter: knapp 3 Jahre; *keine odontogene Ursache.* – *Jugendliche und Erwachsene:* vorwiegend *odontogener Ätiologie.* – *Anfängliche Leitsymptome:* Schwellung der submandibulären/submentalen Region ohne Hautrötung; Schmerzen; mäßige Leukozytose; kein Fieber. – *Später:* Fieber und Kieferklemme.

Diagnostik: Differentialdiagnosen und **Therapie:** s. Kap. Halsabszeß.

Komplikationen: Kehlkopfeingangsödem mit Luftnot und Heiserkeit; parapharyngealer Abszeß, Mediastinitis.

Mundbodenabszeß bzw. -phlegmone (Zungen-Zungengrund-Abszeß bzw. -phlegmone, Sublingualabszeß bzw. -phlegmone)

Im Kindesalter äußerst ungewöhnlich, in der Regel verursacht durch anaerobe Bakterien wie Peptostreptokokken oder Bacteroides.

Klinik: Schwellung und Bewegungseinschränkung der Zunge; Abszedierung im Mundbodenbereich; Schluckbeschwerden; kloßige Sprache; evtl. Atemnot; Fieber; Schmerzen.

Therapie: Enorale Abszeßspaltung; Drainage; parenterale Breitbandantibiotika.

Parapharyngealabszeß

Grundlagen: Im Kindesalter *häufig* verursacht durch Infektion paravaskulärer Lymphknoten bei Tonsillitis bzw. Pharyngitis, *seltener* durch dentogene Infekte, Parotitis, Otitis oder Trauma.

Wichtige Erreger sind Streptokokken, Bacteroides und Anaerobier; *seltener* Staphylokokken.

Klinik: Bei Kleinkindern sehr selten, überwiegend sind Kinder und Jugendliche betroffen: Altersgipfel 11–14 Jahre.

Akute Erkrankung: Schmerzhafte Rötung und Schwellung (ca. 100%); häufig zusätzliche Schwellung der Parotisregion; Fieber (38–40 °C) (ca. 100%); Schluckschmerzen (ca. 100%); Tortikollis (ca. 25%); evtl. Trismus.

Fortgeschrittene Erkrankung: Schwellung laterale Pharynxwand, Medialverlagerung der Tonsille, Kehlkopfeingangsödem mit Stridor und Luftnot.

Diagnostik: Anamnese: häufig 2–14 Tage zuvor Halsschmerzen; *klinische Symptomatik; Sonographie;* Computertomographie; evtl. diagnostische Punktion. Differentialblutbild wenig hilfreich.

■ **BEACHTE:** Diagnose wird häufig erheblich verzögert.

Therapie: Abszeßspaltung bzw. -drainage von außen, gleichzeitig parenterale Breitbandantibiotika.

■ **BEACHTE:** Die häufig empfohlene alleinige Abszeßpunktion und gleichzeitige antibiotische Therapie ist in der Regel nicht ausreichend.

Komplikationen und **Prognose:** Prognose gut (besser als bei Erwachsenen); mögliche Komplikationen: s. o.

Retropharyngealabszeß

Grundlagen: *Häufig* verursacht durch lymphatische Infektion und nachfolgende Abszedierung retropharyngealer Lymphknoten bei Infekten der oberen Luftwege; *seltener* durch Trauma wie Intubation; *ungewöhnlich* durch Fremdkörper, Zahnerkrankungen, Lues oder Tuberkulose. Nach dem 5. Lebensjahr rapide Abnahme der Erkrankungshäufigkeit, da die retropharyngealen Lymphknoten atrophieren. Erreger sind *häufig* Staphylo- bzw. Streptokokken; *seltener* Klebsiellen, E. coli oder Bacteroides.

Klinik: Altersgipfel zwischen 12.–24. Lebensmonat, nach 6. Lebensjahr äußerst ungewöhnlich. Symptomatik: Schluckprobleme (40–70 %); Heiserkeit (ca. 50 %); Stridor (20–50 %); Halsschwellung (ca. 45 %); „Meningismus" bzw. Hyperextension des Kopfes (20–30 %); subfebrile Temperaturen (Mittel: ca. 38 °C); Speichelfluß; evtl. einseitige Oropharynxschwellung; regionäre Lymphadenopathie; kloßige Sprache; Aphonie; Tortikollis.

Diagnostik: *Klinischer Befund*, bei *älteren Kindern* einschließlich eines Palpationsbefundes des Pharynx; seitliche Röntgenaufnahme des Halses mit prävertebralen Weichteilschatten und evtl. Nachweis von Luft; Sonographie; evtl. Computertomographie; im Zweifelsfall: HNO-Untersuchung in Narkose. Typischerweise Leukozytose.

Differentialdiagnosen: phlegmonöse Entzündung; Zustand nach Trauma; Fremdkörper; Lymphadenopathie; ektopes Schilddrüsengewebe.

■ **BEACHTE:** Häufig verzögerte Diagnose.

Therapie: Enorale Abszeßinzision, evtl. Drainage; parenterale Breitbandantibiotika.

Komplikationen und **Prognose:** Gute Prognose; Komplikationen: Luftnot; Abszeßruptur und Aspiration; Ausbreitung in parapharyngeale Spalträume.

Aktinomykose

Grundlagen: Chronisch-entzündliche Granulationsbildung mit Tendenz zur Abszedierung, Fistel- und Drusenbildung bei Mischinfektion von Actinomyces israeli (streng-anaerobes Bakterium) mit Actinobacillus actinomycetem comitans, seltener mit anderen Begleitbakterien. In der Regel geht die Erkrankung von kariösen Zähnen aus, Erkrankungshäufigkeit aus unbekannten Gründen abnehmend, bei Kindern sehr selten. Unterschieden werden 3 Formen: ca. 60 % zervikofaziale Form, 20 % abdominale Form und ca. 15 % thorakale Form.

Klinik: *Beginn häufig* als akute Erkrankung mit schmerzhafter Schwellung und fluktuierender Erweichung im Bereich von Hals und Kiefer. *Später* derbe, schmerzunempfindliche, rot-blaurote Schwellung mit Wachstums-, Fistelungs- und Abszedierungstendenz.

Diagnostik: Erregernachweis aus Eiter, Drusen- und Feinnadelbiopsat.

■ **BEACHTE:** Serologische Befunde sind bedeutungslos.

Differentialdiagnosen: Tuberkulose, bakterielle Entzündungen, evtl. Mykosen.

Therapie: Inzision bzw. chirurgische Exstirpation der Abszesse und Granulationen; hochdosiert parenterale Penicillintherapie (250 000–400 000 IE/kg KG pro Tag bis zu 6–8 Wochen); alternativ evtl. Tetrazyklin oder Erythromycin.

■ **BEACHTE:** Evtl. mangelnde Ansprechbarkeit von Begleitbakterien auf Penicillin.

Tumoren

Gutartige Tumoren

Bei den gutartigen Halstumoren im Kindesalter handelt es sich vorwiegend um angeborene Halsmißbildungen, Hämangiome und Lymphangiome; Glomustumoren wie Paragangliom bzw. Chemodektom sind im Kindesalter bislang nicht beschrieben.

Noduläre Fasziitis

Grundlagen: Gutartiger, sehr schnell wachsender fibroblastischer Tumor, der zu 10–20 % im Kopf-Hals-Bereich lokalisiert ist und dort von der oberflächlichen bzw. der tiefen Halsfaszie ausgeht. Häufigkeit: Auftreten ab 3. Lebensjahr; 65 % Knaben; bei Kindern sehr selten.

■ **BEACHTE:** Die histologische Abgrenzung gegenüber *fibrösem Histiozytom*, Fibrosarkom, Neurofibrom, Neurilemom und Liposarkom ist sehr schwierig und häufig die Ursache für Fehldiagnosen.

Klinik: Schnell wachsender, derber, subkutaner Tumor; nicht fixiert, Durchmesser: in der Regel kleiner als 5 cm.

Therapie: Lokale Exzision; Verlaufskontrollen.

■ **BEACHTE:** „Rezidive" sind hochverdächtig für das Vorliegen einer Fehldiagnose.

Bösartige Tumoren

Zervikale Lymphknotenmetastasen sind bei malignen Erkrankungen des Kindesalters äußerst selten; differentialdiagnostisch müs-

Tabelle **11** Symptome, die bei unklarer zervikaler Lymphknotenschwellung auf Vorliegen eines Malignoms hinweisen können (die Reihenfolge entspricht den Erkrankungshäufigkeiten)

Leukämien (80 % akute lymphatische Leukämie)	Altersgipfel: 3–5 Jahre; *Symptome 1. Ordnung:* Blässe (normochrome Anämie 90 %); Fieber (70 %); Blutungen (Thrombozytopenie; 70 %). *Symptome 2. Ordnung:* Lymphknotenschwellung (65 %); Hepatosplenomegalie (65 %); Knochenschmerzen (40 %).
Maligne Lymphome – Non-Hodgkin-Lymphome	Altersgipfel: 4–9 Jahre; Knabenwendigkeit (ca. 70 %); kurze Anamnese (3–6 Wochen). Oberflächliche, indolent verbackene Lymphknoten (ca. 30 %); Dyspnoe, retrosternaler Schmerz, Übelkeit (mediastinale Lokalisation) (ca. 25 %); Obstipation, Schmerzen, Durchfall, Bauchtumor (gastrointestinale Lokalisation) (10 %); Schwellung, Schmerz, Auftreibung (Lokalisation Knochen, Kiefer) (ca. 10 %). 2-Jahre-Überlebensrate: ca. 70 %.
– Morbus Hodgkin	Altersgipfel: 25–29 Jahre; mehr als die Hälfte der Kinder älter als 16 Jahre; Knabenwendigkeit (70 %); teilweise lange Krankengeschichte. 80 % supraklavikuläre/zervikale Lymphknoten; 25 % Fieber unklarer Ursache; 25 % Begleitinfektionen; 20 % Müdigkeit. 5-Jahre-Überlebensrate: ca. 85–90 %.
Neuroblastom	Säuglinge/Kleinkinder (75 % jünger als 4 Jahre); selten Lokalisation im Kopf-Hals-Bereich (7 %); Lymphknotenmetastasen (25 %). Allgemeine Tumorzeichen: Inappetenz, Gewichtsabnahme, ungeklärtes Fieber/Anämie. Zervikales Neuroblastom. Heterochromie der Iris, Horner-Symptom. 5-Jahre-Überlebensrate: ca. 55 %.
Rhabdomyosarkom	3 histologische Subtypen: embryonale, botryoide Form (65 %), alveoläre Form (20 %), undifferenzierte Form (10 %). Altersgipfel: 3.–5./15.–19. Lebensjahr. Besonders zwischen 3.–5. Lebensjahr Hauptmanifestation im Kopf-Hals-Bereich (40 %). Symptome: unspezifisch, rasches Wachstum. Prognose: 3-Jahre-Überlebensrate: ca. 70 %.
Schilddrüsen-karzinom	Altersgipfel: ca. 10. Lebensjahr; Mädchen häufiger als Jungen. 70–80 % papilläres Karzinom, 10–15 % follikuläres Karzinom; frühzeitige Lymphknotenmetastasierung; Diagnose meist im fortgeschrittenen Stadium, trotzdem gute Prognose: 10-Jahre-Überlebensrate: 85–95 %; 25-Jahre-Überlebensrate: 70–85 %.

sen die folgenden bösartigen Erkrankungen ausgeschlossen werden: Leukämien, maligne Lymphome (Non-Hodgkin-Lymphome, Morbus Hodgkin), Neuroblastome, Rhabdomyosarkome und Schilddrüsenkarzinome. Verschiedene Symptome dieser Erkrankungen sind in Tab. 11 zusammengefaßt; das diagnostisch-therapeutische Vorgehen bei den erkrankten Kindern muß nach den Kriterien onkologischer Protokolle erfolgen, so daß die Abstimmung mit einem kinderonkologischen Zentrum unbedingt erforderlich ist.

Fibromatosen und Desmoidtumoren sind sehr selten; Details s. S. 192.

Schilddrüse

Histologie und Physiologie:

Die kindliche Schilddrüse unterscheidet sich von der des Erwachsenen durch kleinere Follikel und eine physiologische Proliferation der unreifen Thyreozyten. Gutartige regressive und knotige Drüsenveränderungen wie „kalte" bzw. „autonome Knoten" sind sehr selten: bei ca. 30 % der „kalten" und 10 % der „autonomen" Knoten handelt es sich um Karzinome (Tab.8).

■ **BEACHTE:** Bei knotigen Schilddrüsenveränderungen im Kindesalter muß ein Malignom ausgeschlossen werden.

Wichtigste Aufgabe der Schilddrüse ist die Synthese und Abgabe von Thyroxin (T_4) und Trijodthyronin (T_3), die Regulation erfolgt durch das Zusammenspiel von Hypothalamus, Hypophyse, Schilddrüse und Zielorgan. Im Blut stehen die „freien" Hormonfraktionen (ca. 0,05 %) mit den an Transportglobulinen gebundenen Fraktionen im Gleichgewicht, von den Wirkzellen können allerdings nur die freien Hormone aufgenommen werden. Physiologische Funktionen von T_4 und T_3 sind die Steuerung der *Energieproduktion, Transkription von m-RNA* und *Proteinsynthese*.

Klinik

Die Einteilung der Schilddrüsenerkrankungen kann nach physiologischen als auch morphologischen Kriterien erfolgen; bezüglich Details sei auf die Speziallliteratur verwiesen.

Funktionsstörungen

Konnatale Hypothyreose: Häufigkeit: ca. $1/4000$ Neugeborene.

Schilddrüse 47

Ursachen sind

1. Aplasie (ca. 40%), Hypoplasie (ca. 15%) und Ektopie (ca. 45%) der Schilddrüse; 2. Defekte Hormonsynthese; 3. Hypothyreose der Mutter während der Schwangerschaft.

Erworbene Hypothyreose durch chronisch lymphozytäre Thyreoiditis (Hashimoto-Thyreoiditis = Autoimmunerkrankung): bevorzugt bei Mädchen, mittleres Erkrankungsalter ca. 13 Jahre.

Erworbene Hyperthyreose durch Morbus Basedow (= Autoimmunerkrankung): bevorzugt bei Mädchen. Erkrankungen im Pubertätsalter, ca. 15 Jahre.

Strumen

Neugeborenenstruma: Ursachen sind *häufig* Jodmangel; betroffen sind 2–12% der Neugeborenen in Jodmangelgebieten; *seltener* jodhaltige Medikamente während der Prä- bzw. Perinatalperiode.

Euthyreote (blande) Struma aufgrund von Jodmangel; Ursache von ca. 80% aller Strumen im Kindesalter; bevorzugtes Auftreten bei Mädchen, Manifestation häufig während der Pubertät.

Chronisch lymphozytäre Thyreoiditis (Hashimoto): Ursache von ca. 15% aller Strumen im Kindesalter.

Morbus Basedow: s. o.

Entzündungen

Chronisch lymphozytäre Thyreoiditis: s. o.
Akut eitrige Thyreoiditis: bei Kindern äußerst selten; häufig Folge von Luftwegsinfekten bzw. sekundär nach Trauma; Erreger sind Staphylokokkus aureus, Streptokokkus pyogenes, Pneumokokken, Bacteroides bzw. Peptostreptokokken.

Tumoren

Gutartige epitheliale Tumoren: Äußerst selten ist das „folliküläre Adenom", deutliche Mädchenwendigkeit.

Bösartige epitheliale Tumoren: gehäuft nach Strahlentherapie im Hals-Kopf-Bereich: *meistens* papilläres Karzinom, *seltener* follikuläres Karzinom und *äußerst selten* medulläres Karzinom (Tab. 8).

Symptomatik kindlicher Schilddrüsenerkrankungen

Symptome bei Neugeborenen und Säuglingen

Konnatale Hypothyreose: Icterus prolongatus, vergrößerte kleine Fontanelle, klaffende Schädelnähte, Nabelhernie, Trinkfaulheit,

Schläfrigkeit, heiseres Schreien, vergrößerte Zunge, zunehmende Obstipation, Gewichtszunahme durch Myxödem, typische Fazies, struppiges Haar, trockene Haut, Hypothermie, Muskelhypotonie, evtl. „nackte" Trachea (Aplasie, Ektopie).

Neugeborenenstruma: Strumanachweis durch Reklination des Kopfes! sehr selten Atemstörungen; bei endemischem Kretinismus mit schwersten zerebralen Schäden assoziiert.

Symptome bei Kindern und Adoleszenten

Chronisch lymphozytärer Thyreoiditis (Hashimoto): diffuse, indolente hypo-, eu- oder hyperthyreote Struma; evtl. lokale Schmerzen, Druckgefühl, Dysphagie, Heiserkeit.

Euthyreote (blande) Struma: Struma, keine weiteren Symptome.

Morbus Basedow: Struma (95%), Tachykardie (90%), Exophthalmus (60%), „Graefe-sign", Nervosität, Hyperkinese, Konzentrationsstörung, Schlafstörung, Polyphagie, Polydipsie, Abmagerung, Tremor der Hände, Herzerweiterung bis Insuffizienz, Tendenz zu Großwuchs.

Akute eitrige Thyreoiditis: Schwellung, lokale (heftige) Schmerzen, Dysphagie, Heiserkeit.

Diagnostik kindlicher Schilddrüsenerkrankungen

Konnatale (primäre) Hypothyreose: TSH-Screening am 5. Lebenstag (Beachte: Fehlerquote des TSH-Screenings!); Bestimmung von fT_4, T_4, T_3 (vermindert); TSH (vermehrt); Röntgen Knie (Knochenkernalter); evtl. ^{99m}Tc-Pertechnat-Szintigraphie zum Nachweis von ektopem Drüsengewebe.

Neugeborenenstruma: Sonographie; Bestimmung von T_4, fT_4, evtl. T_3 (normal) am 5. und 10. Lebenstag; evtl. renale Jod-Ausscheidung (evtl. vermindert).

Euthyreote (blande) Struma: Sonographie; renale Jodausscheidung (vermindert); Bestimmung von TSH, T_4, fT_4, T_3 (normal); evtl. Ausschluß von Schilddrüsenantikörpern.

Chronisch lymphozytäre Thyreoiditis (Hashimoto): Schilddrüsen-Antikörper gegen Thyreoglobulin und Mikrosomen ([stark] erhöht); bei Szintigraphie evtl. unterschiedliche Speicherung. Bestimmung von fT_4, T_4, T_3, TSH zur Charakterisierung der Stoffwechsellage, diagnostisch nicht hilfreich.

■ **BEACHTE:** Bei chronisch lymphozytärer Thyreoiditis muß die Entwicklung einer Späthypothyreose rechtzeitig erkannt werden.

Morbus Basedow: Bestimmung von fT$_4$, T$_4$ (meistens erhöht), T$_3$ (erhöht); Thyreoglobulin (erhöht); „thyreoideastimulierendes" IgG (nachweisbar); „long-acting thyroid stimulating factor" (= LATS) (häufig nachweisbar); evtl. TSH-Bestimmung (erniedrigt); Sonographie; evtl. Szintigraphie.

Therapie kindlicher Schilddrüsenerkrankungen

Die Therapie kindlicher Schilddrüsenerkrankungen, insbesondere die der Neugeborenen- und Säuglingsperiode, sollte wegen der Bedeutung für die Hirnreifung durch spezialisierte, pädiatrisch-endokrinologische Zentren erfolgen.

Neugeborenenstruma, Hypo- und Hyperthyreose des Neugeborenen und Säuglings: Therapieeinleitung durch pädiatrischen Endokrinologen.

Euthyreote (blande) Struma: 100–200 µg Jodid pro Tag bzw. 100–125 µg L-Thyroxin/m^2 pro Tag. Normalisierung des Schilddrüsenvolumens durch Sonographie kontrollieren.

Chronisch lymphozytäre Thyreoiditis (Hashimoto): *Hypo- bzw. euthyreote Form:* L-Thyroxin-Langzeittherapie: 50–200 µg pro Tag (= 3–5 µg/kg KG pro Tag); keine Jodidgaben.

Hyperthyreote Form: Propylthiouracil: initial: 5–7 mg/kg KG, dann: 3–4 mg/kg KG; oder *Carbimazol/Thiamazol:* initial: 0,3–0,7 mg/kg KG, dann: 0,2–0,4 mg/kg KG; oder *Natriumperchlorat:* initial: 10–20 mg/kg KG, dann 2–4 mg/kg KG. Bei vollständiger Suppression: T$_4$-Substitution.

Morbus Basedow: s. Richtlinien für „hyperthyreote Form der chronisch lymphozytären Thyreoiditis" (s. o.); evtl. zusätzlich Betablocker.

Akut eitrige Thyreoiditis: Antibiotika, evtl. Abszeßspaltung.

Prognose

Hypothyreose: Prognose insbesondere bei Neugeborenen und Säuglingen entscheidend abhängig vom Therapiebeginn: Prognose der körperlichen Entwicklung ist in der Regel besser als die der psychointellektuellen Entwicklung.

Euthyreote blande Struma: gute Prognose.

Chronisch lymphozytäre Thyreoiditis: ca. 50% Ausheilung, ca. 50% permanente Hypothyreose.

Hyperthyreote Erkrankungen: in der Regel gute Prognose.

Mund und Rachen

Entwicklung, Anatomie und Physiologie

In der 3. bis 12. Embryonalwoche entwickeln sich Mundhöhle und Rachen aus der primären Mundhöhle und Anteilen des Kiemendarms (= Kopfdarm). Durch Ausbildung des Gaumens wird die primäre Mundhöhle in die endgültige Mund- und Nasenhöhle unterteilt. Die vordere Zunge entsteht aus den Zungenwülsten des Mundrachens, Zungengrund und die lymphoepithelialen Organe des Waldeyer-Rachenrings leiten sich von Kiemendarmanteilen ab. Die phylogenetisch wichtige Verkleinerung der Mundöffnung und die Ausbildung der Wangenmuskulatur bzw. Gesichtsweichteile geht von Kiemendarmanteilen (Stirnfortsatz, Ober- und Unterkieferwülste) aus, so daß die morphologischen Voraussetzungen für das „Saugen" ausgebildet werden. Die endgültige Gesichtsausformung erfolgt erst nach vollständiger Entwicklung des Gebisses im Kindesalter (Tab. 2, Abb. 2).

Die lymphoepithelialen Organe, wie z. B. die Tonsillen oder Adenoide, entstehen zwischen dem 3. und 6. Embryonalmonat aus Lymphozytenansammlungen und sind bei Geburt vollständig als Organe ausgebildet.

Bei Mundhöhle und Rachen unterscheidet man anatomisch verschiedene Strukturen. Der *Mundvorhof* befindet sich zwischen Lippen und Wangen bzw. Alveolarkamm und Zähnen; die *Mundhöhle* wird begrenzt durch Mundboden, Zunge, Hart- und Weichgaumen und geht am *vorderen Gaumenbogen* in den *Rachen* über. Der *Rachen (Pharynx)* ist ein von der *Schädelbasis* bis zur Unterkante des *Ringknorpels* (bei Erwachsenen etwa Höhe des 6. Halswirbels) reichender Muskelschlauch mit 3 Etagen. Der nach oben durch die Keilbeinhöhle begrenzte *Nasenrachen (Epi- oder Nasopharynx)* öffnet sich zur Nase hin (Choanen) und geht am weichen Gaumen in den *Mundrachen (Oro- oder Mesopharynx)* über. Anatomisch wichtige Strukturen sind die Rosenmüller-Gruben mit Ostien der Tuba auditiva und die Rachenmandel; die Schleimhaut besteht aus Flimmer-, Platten- und Übergangsepithel. Der bei Neugeborenen, Säuglingen und Kleinkindern sehr niedrige *Mund-*

rachen reicht vom Gaumen bis zum Oberrand des *Kehldeckels (Epiglottis)*, wo der Mundrachen in den *Hypopharynx (Kehlkopfrachen)* übergeht. Die Schleimhaut des Mundrachens besteht aus Plattenepithel, die wichtigste Funktion besteht in der Koordination der kreuzenden Luft- und Speisewege. Der *Hypopharynx* öffnet sich in den *Kehlkopfeingang* und geht an der Unterkante des Ringknorpels in die *Speiseröhre* über. Wichtige anatomische Details sind die seitlichen Sinus piriformis (Schleimhauttrichter), welche bei Neugeborenen kaum ausgebildet sind; die Schleimhaut besteht aus Plattenepithel.

Lymphoepitheliale Organe des Waldeyer-Rachenrings und ihre Lokalisationen (Abb. 7) sind Rachenmandel (Adenoide) am Dach des Nasenrachen; Gaumentonsillen (Tonsilla palatina) zwischen vorderen und hinteren Gaumenbogen; Tubentonsillen (Tonsilla tubaria) am Ostium der Tuba auditiva; Zungentonsille (Tonsilla lingualis) am Zungengrund; Seitenstränge (Plicae tubopharyngicae) im seitlichen Mund- und Nasenrachen und (evtl.) lymphoepitheliales Gewebe im Bereich der Morgagni-Ventrikel (s. S. 83).

Zur Regulation der sich kreuzenden Luft- und Atemwege benötigt der Rachen eine umfangreiche nervale Versorgung; die wichtigsten physiologischen Funktionen des Rachens sind *Saug- und Schluckakt, Lautbildung* und *Immunfunktion*.

Saugakt: Der Saugakt des Neugeborenen bzw. Säuglings ähnelt der Mechanik einer Kolbenpumpe: In Ruhe ist die Mundhöhle des Säuglings durch Mundboden und Zunge nahezu verschlossen, weshalb Säuglinge *obligate Nasenatmer* sind. Nach Verschluß des Mundes um die Mamille bzw. Sauger wirken Unterlippe, Wangen, Zunge, Unterkiefer und Zungenbein wie der bewegliche Teil einer Kolbenpumpe und stellen in der Mundhöhle einen Unterdruck her, so daß die Flüssigkeit eingesaugt wird. Bei Eintreffen des Flüssigkeitsbolus im Übergang des harten zum weichen Gaumen verliert der Kehldeckel den Kontakt zum Weichgaumen, die Atmung wird unterbrochen und der Bolus in den Rachen und dann zur Speiseröhre weiterbefördert. Ein „Verschlucken" (= Aspiration) tritt beim Neugeborenen bzw. Säugling durch den hochsitzenden Kehlkopfeingang kaum auf. Wachstum, Ausbildung einer offenen Mundhöhle, Längenwachstum von Zunge und Rachen und Deszensus von Kehlkopf und Zungenbein führen beim Säugling und Kleinkind zu erheblichen Veränderungen der Schluck- und Atmungsphysiologie.

Schluckakt: Die *orale Phase* des Schluckakts besteht aus Nahrungsaufnahme und -zerkleinerung, danach wird die *bukkopharyngeale Phase* eingeleitet. In dieser wird der Nahrungsbolus

Mund und Rachen

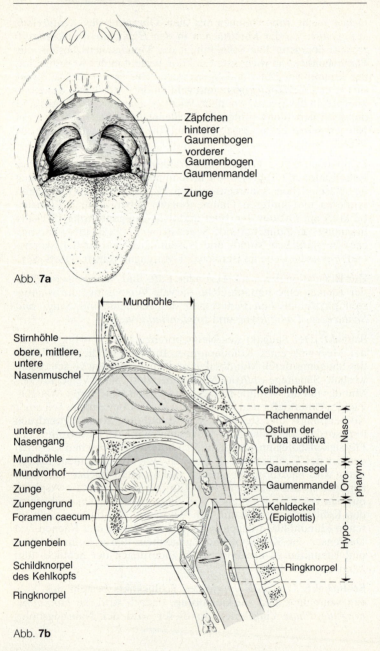

Abb. **7a**

Abb. **7b**

durch Verschluß der Mundspalte, des Weichgaumens und Hebung der Zunge unter Druck gesetzt und der Kehlkopf-Eingang sowohl durch Verlagerung des Kehlkopfes unter den Zungengrund als auch durch Stimmlippenschluß (!!) gegen Aspiration gesichert. Erst danach wird der Bolus in den Rachen eingespritzt und durch die Peristaltik der Mm. constrictor pharyngis weiterbefördert (Abb. 8).

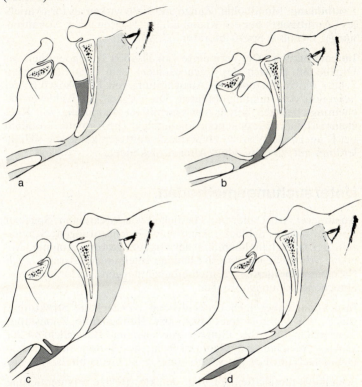

Abb. 8 Schematische Darstellung des Schluckvorgangs. **a** Bolus in der Mundhöhle; Schutz der Atemwege durch Zunge und Gaumen. **b** Beförderung des Bolus in den Rachen durch Zungenbewegung; Verschluß des Nasopharynx durch Weichgaumen. **c** „Schluß" von Zunge und Weichgaumen hinter dem Bolus; Anheben und Verschluß des Kehlkopfeingangs, Eröffnung des pharyngoösophagealen Übergangs. **d** Verschluß des pharyngoösophagealen Sphinkters, peristaltischer Transport in der Speiseröhre.

◀ Abb. **7a** Mundhöhle von vorne. **b** Topographie von Mund und Rachen mit anatomischen Details.

Erste Schluckbewegungen sind ab der 12. Embryonalwoche nachweisbar, die neurologische Regulation des Schluckvorganges durch Hirnstamm und Mittelhirn ist der Atemfunktion übergeordnet.

Geschmackswahrnehmung: Keine Unterschiede zwischen Kindern und Erwachsenen.

Lautbildung: Mundhöhle, Zunge und Nase wirken als formvariables „Ansatzrohr" bei der Klangbildung (Konsonanten, Vokaltrennung); Details s. Spezialliteratur.

Immunfunktion: Die vermehrte Lokalisation lymphoepithelialer Organe im Bereich des Rachens dient dem immunologischen Schutz durch Prägung und Ausschüttung von Lymphozyten und Sekretion von Immunglobulinen. Die Organe des Waldeyer-Rachenrings besitzen bereits vor endgültiger Ausreifung von Knochenmark und Milz eine hohe immunologische Aktivität, wodurch bei Kindern die typische Hyperplasie auftreten kann, die sich allerdings mit zunehmendem Alter zurückbildet.

Untersuchungsmethoden

Anamnese: Art, Dauer und Häufigkeit von Infektionen; Spucken bzw. Erbrechen; Schluck-, Atem- und Gedeihstörungen; Schmerzen. Bezüglich lymphoepithelialer Organe: gestörte Atmung; Apnoen; Schnarchen; Enuresis; häufige Infektionen (Anzahl, auch Nasennebenhöhlen); Mittelohrentzündungen, Hörprobleme, Sprachentwicklungsstörungen.

Inspektion, dabei auch **Untersuchung** „versteckter" Strukturen: Mikro- bzw. Makrostomie; Mikro- bzw. Retrognathie; Zahnstatus, Zahnstellung und Biß; Gingiva; Aussehen und Beweglichkeit der Zunge; Aussehen der Gaumenbögen, des harten und weichen Gaumens; Hinweise für Spaltbildung, z. B. Uvula bifida.

Schleimhautbeschaffenheit und -defekte; Beläge, Pigmentierung der Wangenschleimhaut; Koplik-Flecken; Blutungen (Petechien); Morphologie der Speicheldrüsenostien; Tumoren; Schleim- und Eiterstraßen im Mundrachen.

Bezüglich Tonsillen: Größe; Oberfläche; Exprimat. – Bezüglich Adenoide: Ausdehnung, Rhinophonia clausa.

Neurologisch: Innervation des Gaumensegel und der Zunge; Faszikulationen der Zunge.

Bimanuelle Palpation regionärer Lymphknoten.

■ **BEACHTE:** Bei Neugeborenen und Säuglingen muß eine submuköse Gaumenspalte durch Palpation ausgeschlossen werden.

Spezielle HNO-ärztliche Untersuchungen: Spiegel- bzw. endoskopischer Befund des Nasenrachens; evtl. endoskopische Hypopharyngolaryngoskopie; evtl. flexible Pharyngolaryngotracheoskopie (selten erforderlich).

Evtl. zusätzliche Untersuchungen: Abstrich zur bakteriologischen oder mykologischen Diagnostik. Seitliche Röntgenaufnahmen des Rachens und Halses; evtl. ergänzende Computertomographie.

Angeborene Erkrankungen

Zunge

Angeborene Mißbildungen der Zunge wie z. B. Makroglossie, Oberflächenveränderungen oder Tumoren (Tab. 12) sind selten, überwiegend klinisch bedeutungslos und bedürfen in der Regel keiner Behandlung. Bei der manchmal erforderlichen Exzision großer Tumoren wie z. B. bei Gefäßtumoren (S. 21–24) können allerdings Komplikationen auftreten.

Zungenbändchen und Ankyloglossie

Das Zungenbändchen – Frenulum linguae – ist praktisch nie die Ursache für gestörte Zungenmotilität und einer dadurch verursachten Sprachentwicklungsverzögerung. Aus diesem Grund sollte die häufig durchgeführte Durchtrennung („Scherenschlag") unterlassen werden, da dieser Eingriff zu narbigen Verwachsungen führen kann.

Bei den äußerst seltenen Verwachsungen der Zunge mit dem Mundboden (Ankyloglossie) ist eine chirurgische Therapie (Z-Plastik) erforderlich.

Lippen-Kiefer-Gaumen-Spalten

Grundlagen: Entstehung durch gestörte Differenzierungsvorgänge im Bereich der Gesichtswülste zwischen der 5. bis 12. Embryonalwoche, das Ausmaß der Mißbildung ist vom embryologischen Entwicklungsalter abhängig. Die Ätiologie ist multifaktoriell, die Assoziation mit zusätzlichen Fehlbildungen des 1. Viszeralbogens ist nicht ungewöhnlich.

Tabelle 12 Klinische Veränderungen der Zunge

Hemmungsmißbildungen (sehr selten):
  Spaltbildung
  Mikro-/Aglossie
Makroglossie:
  Trisomie 21 (Down-Syndrom)
  Wiedemann-Beckwith-Syndrom
  kongenitale Hypothyreose
  Glykogenosen Typ I, II
  Gangliosidosen
  Mukopolysaccharidosen Typ I, II
  Mukolipidosen I, II, III
  Fukosidose
  G_{M1}-Gangliosidose
  Amyloidose (selten)
Veränderungen der Zungenoberfläche:
  Normvarianten:
    Lingua scrotalis/plicata
    Lingua geographica
  Pathologischer Befund:
    Erdbeerzunge (Scharlach, Kawasaki-Syndrom, Pellagra)
    atrophische Zunge (Anämie, Vitamin B_{12}-Folsäure-Mangel)
Tumoren der Zunge:
  Benigne:
    Thyreoglossuszyste
    ektopes Schilddrüsengewebe
    Hämangiom
    Lymphangiom
    Neurofibrom
    Dermoid
  Maligne:
    Rhabdomyosarkom

Lippenspalten (Hasenscharte, Cheiloschisis)

Sehr häufige Fehlbildung, das Spektrum dieser Fehlbildung reicht von der kleinen Lippenkerbe bis hin zur vollständigen Spaltbildung, sehr häufig mit Mißbildungen der Nase assoziiert wie z. B. Naseneingangsstenose oder Septumdeviation. Die Entstehung beruht meistens wahrscheinlich auf einer sekundären Rißbildung während der embryonalen Entwicklung. *Mediale Lippenspalten:* sind sehr selten, ursächlich ist eine Entwicklungshemmung des medialen Nasenwulstes. *Seitliche Lippenspalten:* sind meist einseitig und im Verschmelzungsbereich zwischen „medialer Nasenwulst" und „Oberkieferwulst" lokalisiert.

Kieferspalten

Spaltbildung im Zwischenkiefergebiet mit Zerlegung des 2. Schneidezahnes bzw. Verlauf zwischen Schneide- und Eckzahn.

Gaumenspalten (Wolfsrachen, Uranoschisis, Palatoschisis)

Gestörte Verschmelzung der Gaumenfortsätze, die sich aus den Oberkieferwülsten ableiten. Schwere Verlaufsformen betreffen den harten und weichen Gaumen, minder schwere Formen nur den Weichgaumen, die seltenen submukösen Spalten und Uvula bifida stellen Minimalformen dar.

■ **BEACHTE:** Eine Uvula bifida kann Hinweis für das Vorliegen einer submukösen Spalte sein.

Grundlagen: Epidemiologische Daten: Ethnisch große Unterschiede bei Auftreten von LKG-Spalten. *Lippenspalten:* Häufigkeit ca. 1 : 700; 60–80 % Knaben; 70 % der ein- und 85 % der beidseitigen Lippenspalten sind mit Gaumenspalten assoziiert. *Gaumenspalten:* Häufigkeit ca. 1 : 2000; bei isolierten Gaumenspalten besteht Mädchenwendigkeit, ansonsten Knabenwendigkeit. Hohes genetisches Wiederholungsrisiko, bis **4 %**!

Pathophysiologische Folgen der Spaltbildung sind abhängig vom Ausmaß: Saug- und Fütterungsschwierigkeiten, evtl. Aspiration; bei ca. 80 % der Kinder mit Gaumenspalten frühzeitig gestörte Hörfunktion durch Seromukotympanon, später auch Adhäsivprozeß bzw. Cholesteatom; gestörte Sprach- und Sprechfunktion mit offenem bzw. gemischtem Näseln und myofunktionellen Störungen; Kiefer- und Gebißanomalien; evtl. Mißbildungen der Nase.

■ **BEACHTE:** Unerkannte submuköse Gaumenspalten können Ursache für offenes bzw. gemischtes Näseln sein.

Klinik: Symptomatik und Beschwerden sind abhängig vom Ausmaß der Spaltbildung (s. o.).

Therapie: Meistens können die Kinder in aufrechter Position mit weichen Saugern und großen Trinköffnungen gefüttert werden; Therapieeinleitung durch Spezialisten bzw. Spezialzentren mit Kinderärzten, Phoniatern und Pädaudiologen, Mund-Kiefer-Gesichtschirurgen, Kieferorthopäden und HNO-Ärzten (Abb. 9).

Psychosoziale Betreuung von Kind und Eltern häufig hilfreich.

Mund und Rachen

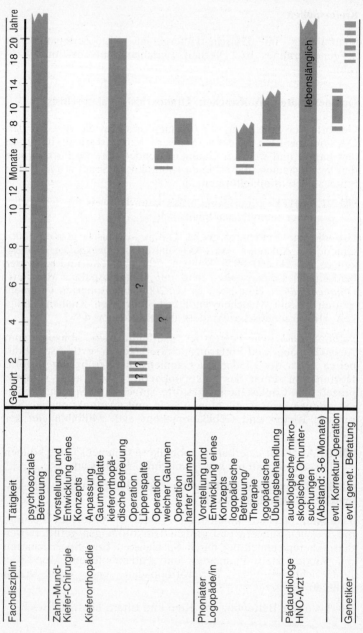

Abb. 9 Schematische Zeitplanung bei der Betreuung von Kindern mit LKG-Spalte

BEACHTE: Wegen der Häufigkeit des chronischen Seromukotympanons empfiehlt sich die frühzeitige Einlage von Paukenröhrchen. Bezüglich Indikation zur Adenotomie bzw. Tonsillektomie empfiehlt sich bei LKG-Spalten äußerste Zurückhaltung: nur nach Absprache mit Phoniater und schonendes operatives Vorgehen. Auch bei operativen Korrekturen der Nase unbedingt Rücksprache mit Phoniater.

Zahn- und Kieferzysten

Grundlagen: Angeborene Zysten im Kieferbereich entwickeln sich aus *versprengten Zahnanlagen (= odontogene Zysten* wie radikuläre, follikuläre und Primordialzysten) oder aber durch *embryologische Hemmungsmißbildung (= fissurale Zysten* wie nasopalatine, globulomaxilläre, nasolabiale, mediane fissurale und mediane Unterkieferzysten).

Komplikationen: sekundäre Infektion; Schädigung und Deformierung des Kiefers; bei odontogenen Zysten selten maligne Entartung (Ameloblastome).

Klinik: Häufig Zufallsbefund bei Röntenuntersuchungen oder Zahnbehandlung, selten Auftreten als „Epulis".

Therapie: Großzügige chirurgische Eröffnung (Zystostomie) bzw. radikale chirurgische Exzision (Zystektomie).

Funktionelle Erkrankungen

Schluckstörungen

Schluckstörungen, auch als Dysphagien bezeichnet, sind bei Neugeborenen und Kindern in der Regel durch neurologische bzw. neuromuskuläre Erkrankungen verursacht (Tab. 13). Zur Funktionsdiagnostik s. S. 120f., 124–127. Operative Therapieversuche sind in der Regel nicht hilfreich.

Kraniomandibuläre Dysfunktionen und Myoarthropathien

Grundlagen: Bei Kindern sind „Fehlbelastungen" des Kiefergelenks durch z. B. Okklusionsstörungen, Einengung des Zungenraums, Mißbildungen oder neurologische Erkrankungen sehr selten.

Mund und Rachen

Tabelle 13 Differentialdiagnosen kindlicher Schluckstörungen

Bulbär- und Pseudobulbär-Paralysen:
kongenitale suprabulbare Paralyse
Pseudobulbärparalyse (häufig perinataler Hirnschaden)
Zerebralparese
Bulbärparalyse
Hydrozephalus (Arnold-Chiari-Mißbildung)

Neuromuskuläre Erkrankungen:
kongenitale faziale Diplegie
spinale Muskelatrophie Typ I (Werdnig-Hoffmann)
transitorisch-neonatale/kongenitale Myasthenie
kindlicher Botulinismus

Muskuläre Erkrankungen:
kongenitale Muskeldystrophien (Typ: de Lange, Batten-Turner)
Dystrophia myotonica Curschmann-Steinert
„nemaline" Myopathien
zentronukleäre Myopathien
Mitochondrien-Lipid-Glykogen-Myopathie
Polymyositis

Andere Erkrankungen/Mißbildungen:
Leigh-Enzephalomyopathie
Glykogenose Typ II
Morbus Farber (Sphingolipidose)
G_{M1}-Gangliosidose (Sphingolipidose)
familiäre Dysautonomie (Riley-Day-Syndrom)
kraniofaziale Mißbildungen
Cornelia-de-Lange-Syndrom
Prader-Willie-Syndrom
Pierre-Robin-Syndrom
Gaumenspalten
Achalasie/Chalasie
Gefäßring
tracheo-ösophageale Fistel

Klinik: Ohrschmerzen, Ohrgeräusche; Schmerzen im Mund-, Rachen-, Kiefergelenks- und Nasenbereich; (migräneähnliche) Kopfschmerzen.

Diagnostik: durch Kieferorthopäden.

Therapie: Prinzipiell beruht die Therapie auf einer Relaxation muskulärer Verspannungen bzw. der Korrektur und Entlastung von Kiefergelenksfehlstellungen.

Erworbene Erkrankungen

Infektionen und (Mit-)Erkrankungen von Mund und Rachen

Infektionen der oberen und unteren Luftwege sowie auch andere Erkrankungen können zu unterschiedlich ausgeprägten Schleimhautveränderungen im Mund- und Rachenbereich führen (Tab. 14).

Gingivostomatitis

Herpes- und Coxsackie-Virus-Infektion

Grundlagen: Erkrankung von Schleimhaut und Lippen durch schmerzhafte Bläschen, die mazerieren und auch konfluierende Ulzerationen ausbilden; eine bakterielle Superinfektion ist möglich.

Herpes-simplex-Virus (HSV) Typ I (s. Tab. 5): häufige Ursache für eine Gingivostomatitis, die ohne Behandlung normalerweise in 10–16 Tagen abheilt. *Eczema herpeticatum (Herpes Kaposi):* schwer verlaufende HSV-Typ-I-Erkrankung bei vorherbestehendem Ekzem; durch eine eventuelle Steroidtherapie wird die Erkrankung verschlimmert.

Coxsackie-Virus-Typ A (2, 3, 4, 5, 6, 8, 10): seltenere Ursache einer Gingivostomatitis; bevorzugte Lokalisation der Schleimhautläsionen an den vorderen Gaumenbögen. Bei *Hand-Fuß-Mund-Erkrankung* durch Coxsackie-Virus Typ A 16 bestehen zusätzliche Bläschen an den Innenseiten von Händen und Füßen; Erkrankung beginnt mit plötzlichem Fieberanstieg und Halsschmerzen, schnelle Besserung. Besonders betroffen sind Kleinkinder von 1 bis 3 Jahren.

Klinik: Rötung, später: schmerzhafte Bläschen und Ulzerationen, Schluckbeschwerden, Speichelfluß, Fieber, Lymphadenitis. Komplikationen bei HSV Typ I: Keratokonjunktivitis, Sepsis, Meningoenzephalitis.

Diagnostik: HSV Typ I: Virusnachweis in Frühphase, ansonsten serologischer Antikörpernachweis (Anstieg um mindestens 2 Titerstufen; spezifisches IgM).

Therapie: Symptomatische Maßnahmen wie kühle Getränke, Lutschen von Eiswürfeln, Mundspülung mit Salbei oder Kamille; fiebersenkende Maßnahmen, evtl. anästhesierende Salben oder

Tabelle 14 Differentialdiagnose von Schleimhautveränderungen im Mund- und Rachenbereich

Symptome	Mögliche Ursachen
Schleimhautrötung, -ödem, lymphoretikuläre Hyperplasie	Tab. 16; Haemophilus-influenzae-Infektionen
+ Schleimhauterosionen (+ Bläschenbildung) (+ membranöse Auflagerungen)	Stomatitis, Gingivostomatitis durch Herpes-, Coxsackie-*, Adenoviren. Mononukleose, Varizellen (selten), HIV-Infektion. Agranulozytose.
	Pubertätsgingivitis, Vitamin-B_{12}-/Folsäure-Mangel, Vitamin-C-Mangel, evtl. Leukämie.
Umschriebene Rötung und Schwellung	Erysipel (β-hämolysierende Streptokokken Gr. A).
Enanthem	Röteln, Scharlach, Kawasaki-Syndrom.
Membranöse Auflagerungen	Candida-(Soor-)Mykose; (Diphtherie).
Rezidivierende Schleimhauterosionen/-geschwüre (Aphthenbildung)	Aphthosis, Behçet-Syndrom.
Schleimhauterosionen, Blasenbildung	Stevens-Johnson-Syndrom, Epidermolysis bullosa hereditaria (selten), Erythema exsudativum multiforme.
Koplik-Flecke	Masern (Wangenschleimhaut).
Rötung, Blasenbildung, Fibrinbeläge	Verbrühungen, Verätzungen.
„Knötchenbildung" Ulzerationen	Tuberkulose, Lues (derzeit klinisch bedeutungslos). Beachte: TBC/MOTT bei HIV-Infektion (S. 29–32).
Pigmentierung	Nebennierenrindeninsuffizienz, Peutz-Jeghers-Syndrom.
Petechien	Hustenanfälle (Pertussis), Erstickungsanfälle, Thrombozytopathien/-penien.
Blutungen, Ekchymosen	Leukämien, Thrombozytopathien, -penien; Koagulopathien (auch: v.-Willebrand-J.-Syndrom), Schock/Sepsis, Skorbut.
Teleangiektasien	S. 21–24; Morbus Rendu-Osler, Morbus Fabry, tuberöse Sklerose, Ataxia teleangiectatica.
Orangenfarbene Tonsillen	Analphalipoproteinämie (Tangier Disease).
Fibrome	In der Regel Verletzungsfolge.

* Hand-, Fuß-, Mundkrankheit

"Lösungen"; evtl. Gentianaviolett 1 %; evtl. Panthenol-Tabletten. Manchmal ist *Sondenernährung* erforderlich.

BEACHTE: Nahrungsverweigerung bei Säuglingen und Kleinkindern kann relativ schnell zu einer klinisch bedeutungsvollen Dehydrierung führen.

Bei schwerem *Krankheitsverlauf bzw. bei bestehender Immunsuppression:* frühzeitige Therapie mit Aciclovir (Wirksamkeit gegen HSV Typ I); evtl. Antibiotika.

Prognose: In der Regel gut.

Seltenere Erkrankungen

Aphthöse Mundschleimhautveränderungen

– **durch Infektion:** *Häufig* sind Herpes-varizellae-/-zoster-Viren und Adenoviren; *seltener* sind Epstein-Barr-, ECHO- und Zytomegalie-Viren;

– **als Begleitsymptom** bei Zytostatikatherapie durch toxische Schädigung, Immunsuppression durch Sekundärinfektion und Autoimmunerkrankung;

– **chronisch-rezidivierende Form:** Ätiologie nicht geklärt, wahrscheinlich nicht-viraler Genese.

Therapie: Symptomatisch; evtl. Aciclovir.

– Stomatitis ulceromembranacea (schwere Verlaufsform: Noma): bei Kindern sehr seltene, in der Regel von den Zähnen ausgehende Infektion durch anaerobe Bakterien; Breitbandantibiotika.

Pharyngotonsillitis

Die sogenannten „banalen Infektionen" („common cold") des Rachens sind die häufigsten Infektionserkrankungen, die z. T. auch mit Infektionen der tiefen Luftwege einhergehen.
Grundlagen: *Akute Pharyngitis:* Häufigstes Erkrankungsalter zwischen 4 und 7 Jahren mit 4–7 Infektionen pro Jahr; bei Säuglingen, Jugendlichen und Erwachsenen seltener.

Erkrankungsgipfel im Herbst und Winter. Bei 60–90 % der Erkrankungen besteht eine *virale Pharyngotonsillitis*, die selten mit einer bakteriellen Superinfektion assoziiert ist. *Bakterielle Pharyngotonsillitiden* (10–40 %) sind überwiegend verursacht durch β-hämolysierende Streptokokken Gr. A, aber auch durch Haemophilus influenzae, Staphylococcus aureus, Pneumokokken, Chlamydia trachomatis, Bacteroides und Fusobakterien (Tab. 15).

In der Regel ist bei bakterieller Erkrankung der Verlauf schwerer als bei Viruserkrankung. *Chronische Pharyngitis:* sehr selten, meistens handelt es sich um eine Folge kurz hintereinander ablaufender, unabhängiger Erkrankungen; nur sehr selten besteht tatsächlich eine chronische Verlaufsform aufgrund einer chronischen Sinusitis, Bronchitis, Lungenerkrankung bzw. Bronchiektasien.

Klinik: Kratzen; Brennen und Schmerzen im Hals; Schluckbeschwerden und -schmerzen; evtl. hohes Fieber (bis 40 °C); ins Ohr ausstrahlende Schmerzen (Otalgien); Kopf- und Bauchschmerzen; Erbrechen; Lymphadenitis; Konjunktivitis.

■ **BEACHTE:** Bei chronischer Streptokokkenpharyngitis des Neugeborenen und Kleinkindes besteht häufig eine uncharakteristische Symptomatik mit chronisch-eitriger Rhinitis, Lymphadenitis und Gedeihstörung.

Diagnostik: *Racheninspektion:* Schleimhautrötung, -ödem, -petechien; lymphoretikuläre Hyperplasien; weißliche Stippchen, Fibrinbeläge, evtl. Ulzerationen. – *Rachenabstrich:* Kultureller Nachweis von Bakterien; alternativ evtl. *Streptokokken-Schnelltest* (Sensitivität: ca. 75%; Spezifität: 90–95%).

■ **BEACHTE:** Bei Verdacht auf Diphtherie unbedingt kultureller Nachweis. – Bei vernarbten Tonsillen ist der mikrobiologische Befund des Rachenabstrichs häufig nicht repräsentativ für die tatsächlichen pathogenen Erreger in den Krypten der Tonsillen.

Tabelle **15** Erreger der kindlichen Tonsillopharyngitis

Viren	Bakterien
Epstein-Barr-Viren	Gr.-A-β-hämolysierende Streptokokken
Adenoviren	anaerobe Mischinfektionen
Coxsackie-Viren	(Bacteroides, Fusobakterien)
Herpesviren	Staphylokokkus aureus
Parainfluenzaviren	Haemophilus influenzae
Influenzaviren	Pneumokokken
ECHO-Viren	Branhamella catarrhalis
Rhinoviren	Chlamydien
Coronaviren	Mykoplasmen
Enteroviren	Corynebacterium diphtheriae
Zytomegalieviren	
Respiratory-Syncytial-Viren	
HIV-Virus	

Komplikationen: Otitis media; Sinusitis; evtl. Peritonsillarabszeß.

Post-Streptokokken-Erkrankungen: Rheumatisches Fieber (Inzidenz wieder zunehmend!!); Nephritis; Myo-Endo-Karditis.

Therapie: Keine Antibiotika, falls nicht dringender Verdacht bzw. Nachweis einer Streptokokkeninfektion. Symptomatische Therapie besteht aus fiebersenkenden Maßnahmen, Halswickel, Gurgeln mit warmer Salzlösung, Inhalationen, kühle bzw. kalte Flüssigkeiten, Eis. Bei Streptokokken-Nachweis: Penicillin! (s. S. 66). Bei chronisch-rezidivierenden Erkrankungen Tonsillektomie (Tab. 17).

BEACHTE: Bei begründetem Diphtherie-*Verdacht* **sofortige** Antitoxin-Gabe.

Nachsorge: Nach Abklingen einer Streptokokkenerkrankung: Kontrolle des Urinstatus und evtl. EKG (großzügige Indikation!).

Erkrankungen der Gaumen- (Tonsillen) und Rachenmandel (Adenoide)

Grundlagen: Erkrankungen treten gehäuft bei Kleinkindern und Kindern auf, da deren Immunschutz z. T. noch unreif ist und das lymphoretikuläre System stark auf infektiöse Reize reagiert. Bei der Rachenmandel (Adenoide) vermutet man eine wichtige pathophysiologische Rolle bei Erkrankung der Nase, deren Nebenhöhlen und dem Mittelohr. Bei den Gaumenmandeln (Tonsillen) ließ sich bislang eine solche „Fernwirkung" nicht nachweisen. Klinisch bedeutungsvolle Erkrankungen der Adenoide bzw. Tonsillen sind die Atemwege obturierende Hyperplasien und/oder chronisch-rezidivierende Infektionen.

Akute Tonsillitis: Wichtigste bakteriologische Ursache ist die Infektion mit β-hämolytischen Streptokokken Gr. A, aber auch Pneumo- bzw. Peptostreptokokken, Staphylococcus aureus, Haemophilus influenzae und Bacteroides (Tab. 15). Insbesondere die gegen Penicillin und dessen Derivate resistenten Haemophilus influenzae, Bakteroides und Peptostreptokokken können sehr lange Zeit im Tonsillengewebe persistieren und sind wahrscheinlich bedeutungsvoll bei der Entwicklung von Gewebshyperplasien und begünstigen rezidivierende Streptokokkeninfektionen.

Klinik: *Akute Adenoiditis:* Rhinosinusitis mit eitriger Rhinorrhö, nasaler Obstruktion und Fieber; evtl. Otitis media(?).

Chronisch-rezidivierende Adenoiditis: mehr als vier Infektionen pro Jahr; chronisch rezidivierende „akute Mittelohrentzündungen": Fötor; Gedeihstörungen. Eine allergische Rhinitis bzw. chronische Sinusitis muß ausgeschlossen werden.

Obturierend-hyperplastische Adenoide: Typische Fazies; Schnarchen und Mundatmung durch nasale Obstruktion; Rhinorrhö; Rhinophonia clausa. Evtl. Obstruktion der Tuba auditiva und dadurch rezidivierende Mittelohrentzündungen.

Akute Tonsillitis (= Angina tonsillaris) (Tab. **16**): Halsschmerzen; Schluckstörung; Erythem und Exsudation von Gaumen und Tonsillen; schmerzhafte Lymphadenitis; evtl. hohes Fieber.

Differentialdiagnosen: Peritonsillarabszeß; peritonsilläre Phlegmone; Quincke-Ödem; hereditäres angioneurotisches Ödem; Agranulozytose; dentogene Infektion; sehr selten: Diphtherie, Lymphome bzw. Malignome.

Chronisch-rezidivierende Tonsillitis: Akute Symptome: s. Tab. **16**. Langzeit-Komplikationen: s. Tab. **17**.

Obturierend-hyperplastische Tonsillen: Gestörte Atmung und Schluckvorgang; s. Tab. **17**, s. S. 75–77.

Diagnostik: Krankengeschichte; klinische Untersuchung (evtl. Spiegel- bzw. endoskopische Untersuchung); evtl. Rachenabstrich zum bakteriologischen Erregernachweis; evtl. zusätzliche serologische oder hämatologische Untersuchungen zum Ausschluß von Epstein-Barr- bzw. HIV-Infektionen.

Bei Atemwegsobstruktion evtl. Zusatzuntersuchung wie neurologische Untersuchung, Polysomnographie und kardiologischer Status; evtl. seitliche Röntgenaufnahme des Nasenrachens.

Therapie: *Akute Adenoiditis: chronisch-rezidivierende Adenoiditis:* antibiotische Therapie (Antibiotika mit Spektrum gegen β-Lactamase-positive Bakterien). *Obturierend-hyperplastische Adenoide:* versuchsweise antibiotische Therapie (Antibiotika auch gegen β-Lactamase-positive Bakterien); ansonsten Adenotomie.

Akute Tonsillitis: Penicillin über 10 Tage bei bakteriologischem Nachweis bzw. dringendem Verdacht auf Streptokokkeninfektion; Dosis: 100 000 IE/kg KG pro Tag.

Chronisch-rezidivierende Tonsillitis: antibiotische Therapie, intial Penicillin, später Antibiotika mit Spektrum gegen β-Lactamase-positive Bakterien. Falls erfolglos: Tonsillektomie. *Obturierend-hyperplastische Tonsillen:* (evtl.) Tonsillektomie.

Erworbene Erkrankungen 67

■ **BEACHTE:** „Akute Streptokokkentonsillitis": Prophylaxe bei Kleinkindern und Kinder innerhalb einer Familie: Penicillin oral über 5 Tage, 50 000 E/kg KG pro Tag. – Ebenso Prophylaxe von Kindergartenkindern, falls mehrere Kinder erkrankt (z. T. umstritten). – Evtl. ebenso in Schule.
„*Chronisch-rezidivierende Streptokokkenangina*" (mit bakteriologischem Nachweis): Evtl. nach Abstrich Penicillinprophylaxe aller Familienangehörigen, oral 50 000 E/kg pro Tag. Keine Prophylaxe in Kindergarten und Schule. (Empfehlungen der Kommission für Infektionskrankheiten der Deutschen Gesellschaft für Kinderheilkunde, 1989.)

Komplikationen: Adenoide: s. Tab. **18**. – Tonsillen: s. Tab. **17**, außerdem Thrombophlebitis, postanginöse Sepsis. Post-Streptokokken-Erkrankung: s. S. 65, 76.

Postanginöse Sepsis (Lemierre-Erkrankung)

Grundlagen: Seltene Komplikation der durch anaerobe Bakterien wie Bacteroides, Fusobakterien oder Peptostreptokokken verursachten Tonsillitis bei Kindern.

Klinik: Tonsillitis (häufig auch Zustand *nach* akuter Tonsillitis); Fieber; Schmerzen und Schwellung von Kieferwinkel, Gesicht, Lider und lateraler Pharynxwand; Druckschmerz des M. sternocleidomastoideus; Dysphagie; Tortikollis; septische Thrombophlebitis, so daß V. jugularis als Strang tastbar ist; zusätzlich häufig septische Embolisierung.

Diagnostik: HNO-Untersuchung; Diagnostik wie bei Sepsis im Kindesalter; Sono- bzw. Computertomographie (mit Kontrastmittel) des Halses und evtl. weiterer Körperregionen (da septische Embolisierung möglich!).

Therapie: Wie bei Sepsis im Kindesalter: Antibiotika; Abszeßspaltung und -drainage; evtl. Unterbindung bzw. Resektion V. jugularis.

■ **BEACHTE:** Erythromycin in der Regel nicht wirksam.

Peritonsillarabszeß, Abszesse und Phlegmonen

(s. S. 39–43).

Mund und Rachen

Tabelle **16** Ursachen der Tonsillitis im Kindesalter

Erkrankung	Ursache	Tonsillenbefund	Charakteristische Zusatzsymptome	Diagnostik	Therapie	Komplikationen
Streptokokkenangina (ca. 25 %)	β-hämolysierende Streptokokken Gr. A	Rötung, Ödem, Fibrinbeläge, Eiterpfröpfe		Bakteriologie, immunolog. Schnelltests	Penicillin	rheumatisches Fieber, Endokarditis, Nephritis, (Scharlach)
Adenovirenangina	Adenoviren	Rötung, Ödem, (unterschiedl. Größe);		insgesamt etwa 40 % aller Tonsillitiden, Tab. **5**		
Herpesangina	Herpes-simplex-Viren	Mazerat./ Ulzerat. Bläschen,	Gingivostomatitis			
Angina herpetica	Coxsackie-Viren	Rötung, Ödem, helle Bläschen, kreisrunde Ulzeration	bevorzugt Bläschen vorderer Gaumenbogen			
ECHO-Angina	ECHO-Viren					
Parainfluenza-/Influenza-Angina	Parainfluenza-/Influenzaviren					
Mononukleose (Pfeiffer-Drüsenfieber) (Tab. **5**) (ca. 5 %)	Epstein-Barr-Virus	Rötung, Ödem, Fibrinbeläge, Eiterpfröpfe	Fieber, Lymphadenitis	Antikörper-Nachweis (bei Kindern häufiger negativ); Blutbild		Leber-/Milzschwellung, Meningoenzephalitis, Arthritiden

Erworbene Erkrankungen 69

(Sehr) seltene Formen:

Angina agranulocytotica	Agranulozytose	Ödem, Rötung, ulzerös-geschwürige Nekrosen		Blutbild	Antibiose	Sepsis
Diphtherie	Corynebakterium diphteriae	Rötung, Ödem, pseudomembranöse, schmutziggraue Beläge	Fötor	Bakteriologie	Antitoxin, Penicillin	toxische Karditis, Paresen
Angina Plaut-Vincenti	als eigenständige Erkrankung heute umstritten, wahrscheinlich Tonsillitis durch anaerobe Bakterien					Sepsis (Lemierre-Erkrankung), Thrombophlebitis, Abszesse
Angina bei HIV-Infektion	Tab. **7** u. **8**			S. 29–32	Antibiose	
Lymphoproliferatives Syndrom nach Organtransplantation	Epstein-Barr-Virus	S. 37		S. 37	Tonsillektomie, Reduktion Immunsuppressiva	Tod, Organabstoßung

Mund und Rachen

Tabelle **17** Indikationen zur Tonsillektomie

Absolut	Relativ
– Cor pulmonale – Schlafapnoen – pulmonale Obstruktion – Peritonsillarabszeß – Dysphagie bei hyperplastischen Tonsillen – rezidivierende eitrige zervikale Lymphadenitiden – Lymphome/Malignome	– Streptokokken-Carrier – tiefe Kryptenparenchymtonsillitis – rezidivierende Tonsillopharyngitis – schlecht einstellbarer Diabetes mellitus bei rezidivierenden Tonsillitiden – rezidivierende Tonsillitiden bei ventrikuloperitonealem Shunt – chronische Sinusitis maxillaris (fraglich) – Infektasthma (fraglich) – Zahnfehlstellungen/Malokklussion (fraglich)

Tabelle **18** Indikationen zur Adenotomie

Absolute	Relative
– Schlafapnoen – Cor pulmonale – vollständige nasale Obstruktion mit Malokklusion/Zahnfehlstellung oder rezidivierende Nasopharyngitis oder Sinusitis	– rezidivierende „akute Mittelohrentzündungen" – chronische Mittelohrentzündung – persistierendes Seromukotympanon (>3 Monate) – chronisch rezidivierende Sinusitis – rezidivierende Tracheobronchitis – Asthma bronchiale

Erkrankungen durch Trauma

Verbrühungen und Verätzungen

(s. S. 128–133)

Grundlagen: verursacht durch Ingestion heißer bzw. ätzender Substanzen; für die „akute Prognose" ist die Schädigung von Speiseröhre und Kehlkopf entscheidend (s. S. 129–133). Allerdings müssen bei mittel- bis langfristigem Auftreten von Atem- bzw. Schluckstörungen nach Verätzungen narbige Veränderungen im Bereich der Mundhöhle, der Zunge, des Zungengrundes und des Rachens und dadurch verursachte Funktionsstörungen ausgeschlossen werden.

Erworbene Erkrankungen

Diagnostik: Evtl. Endoskopie; bei Langzeitkomplikationen evtl. dynamische Röntgenuntersuchung (Kine-Pharyngo-Ösophagographie).

Fremdkörper

(s. S. 128–129)

Grundlagen: Im Rachen seltener als in der Speiseröhre; Nadeln, Fischgräten, Hühnerknochen u. ä. verspießen sich bevorzugt in Tonsillen, Zungengrund, Vallekula und lateraler Pharynxwand.

Klinik: Schmerzen, Schluckstörungen, Unruhe.

■ **BEACHTE:** Bei großen Fremdkörpern wie z. B. Münzen besteht die Gefahr der Aspiration und des plötzlichen Bolustodes!

Diagnostik: Anamnese; Spiegel- bzw. endoskopische Untersuchung, die häufig auch bei Kleinkindern ohne Sedierung bzw. Narkose durchgeführt werden kann; evtl. Röntgenuntersuchung.

■ **BEACHTE:** Nicht-röntgendichte Fremdkörper können häufig mittels Kontrastmittel dargestellt werden. Allerdings sind die Kinder danach nicht mehr nüchtern, so daß das Risiko für eine evtl. erforderliche Narkose erhöht wäre.

Therapie: Fremdkörperentfernung; evtl. Ösophagoskopie.

Prognose: In der Regel gut; bei verzögerter Fremdkörperentfernung besteht Gefährdung durch mögliche Aspiration bzw. Auftreten einer Drucknekrose mit nachfolgender Phlegmone bzw. Mediastinitis.

■ **BEACHTE:** Der Versuch einer Fremdkörperentfernung durch Gaben von Sauerkraut, Kartoffelpüree o. ä. zu erzielen, ist fehlerhaft und gefährlich.

Verletzungen von Zunge, Mundhöhle und Rachen

Auch tiefe Schleimhautverletzungen von Wange, Zunge, Mundboden und harten Gaumen durch z. B. Biß bzw. Pfählungsverletzung haben eine gute Heilungstendenz und bedürfen in der Regel keiner speziellen Therapie.

Die Verletzung der A. carotis bei Pfählungsverletzungen des Rachens ist sehr selten.

Eine *HNO-chirurgische Versorgung* sollte erfolgen bei Verletzungen im Bereich der Speicheldrüsengangsostien, da die Gefahr der

Narbenstenose besteht; des weichen Gaumens mit der Gefahr einer narbigen Abheilung und der Möglichkeit einer späteren velopharyngealen Insuffizienz; im Bereich der hinteren Rachenwand, da die Infektionsgefahr wesentlich erhöht ist, so daß eine Narkoseuntersuchung und evtl. chirurgische Versorgung großzügig indiziert werden sollte.

■ **BEACHTE:** Bei ausgedehnten Kopfverletzungen ist eine Überprüfung des Zahnstatus und der Zahnfestigkeit erforderlich.

Hereditäres angioneurotisches Ödem (HANE)

Seltene Ursache eines Weichteilödems in Mundhöhle und Rachen; bedrohlich ist die Beteiligung von Zunge, Zungengrund und Kehlkopf und der dadurch verursachten „Luftnot!" (s. S. 104, 105).

■ **BEACHTE:** Bei Ödemen von Zunge, Zungengrund und Kehlkopf kann die Intubation erheblich erschwert sein, so daß eine Tracheotomie erforderlich ist.

Allergische Erkrankungen

Grundlagen: Allergisch-toxische Reaktionen mit Haut-, Lippen- und Schleimhautödemen bzw. -quaddeln (Urtikaria); häufig handelt es sich um eine Sofortreaktion Typ I, seltener um eine Typ-III-Reaktion. Auslösung allergischer Reaktionen erfolgt durch nutritive, medikamentöse, Kontakt-, Insekten(gift)- und Helminthenallergene; insgesamt ist die allergische Beteiligung von Mundhöhle und Zunge sehr selten, neigt aber bei der Einzelperson zu Rezidiven.

Klinik: Quaddelbildung; Schluckbeschwerden; Zungenschwellung – selten mit ausgeprägter Luftnot; evtl. Juckreiz. Auch Durchfall; Kopfschmerzen; Asthma oder (selten) Schock.

Diagnostik: Genaue Anamnese nach familiärer Atopie; Art der möglichen Allergene; Hinweise für Rezidive. Bestimmung von IgE; Allergietestung u. a.

■ **BEACHTE:** Die Erkennung von Nahrungsmittelallergenen ist sehr schwierig und die Diagnostik häufig nicht erfolgreich.

Differentialdiagnosen: Urtikaria bei Morbus Schönlein-Henoch; Epiglottitis; Epiglottisabszeß; HANE.

Therapie: *Soforttherapie:* s. S. 105. – *Dauertherapie:* Antigenelimination, antiallergisch-medikamentöse Therapie (evtl. „umstimmende Therapiemaßnahmen" (s. S. 166).

Komplikationen: Beteiligung des Kehlkopfes: Luftnot!

Tumoren

Tumoren des Mund und Rachens sind selten und überwiegend gutartig.

Gutartige Tumoren

Zunge
(Tab. 12).

Mundhöhle und Rachen

Ranula: s. S. 141.

Epstein-Perlen: weißliche, stecknadelkopfgroße Tumoren am Übergang des harten zum weichen Gaumen beim Neugeborenen; spontanes Verschwinden.

Fibrome: meistens narbige Residuen nach (Biß-)Verletzungen.

Dermoide: Teratome: s. S. 19 f.

Neurofibrome: gehören zur Gruppe der neurokutanen Dysplasien (Phakomatosen); chirurgische Entfernung nur bei Beschwerden.

Gefäßtumoren wie Häm- bzw. Lymphangiome: s. S. 21–24.

Ober- und Unterkiefer

Epulis: Bezeichnung für alle vom Zahnfleisch ausgehenden erworbenen bzw. konnatalen Tumoren: die erworbenen Epulis sind häufig, die selteneren konnatalen Formen betreffen fast ausschließlich Mädchen und sind im Bereich der oberen Schneidezähne lokalisiert; Differentialdiagnose: Osteosarkom.

Monostotisch fibröse Dysplasie.

Polyostotisch fibröse Dysplasie.

Ossifizierendes Fibrom.

Bösartige Tumoren

Zunge
(Tab.12).

Mundhöhle und Rachen

Rhabodmyosarkome.

Lymphosarkome treten gehäuft im Bereich der Tonsillen auf.

Fibrosarkome.

Plattenepithelkarzinome sind äußerst selten; Prognose bei Kindern und Jugendlichen schlechter als bei Erwachsenen.

Syndrom der multiplen Mukosaneurome: genetisch verursachte Tumorerkrankung, die mit gutartigen Neuromen im Mundrachen und medullärem Schilddrüsenkarzinom und/oder Phäochromozytom einhergeht. Exzision der Neurome nur bei Beschwerden.

■ **BEACHTE:** Patienten mit multiplen Mukosaneuromen müssen lebenslänglich kontrolliert werden.

Ober- und Unterkiefer

Die wichtigsten malignen Erkrankungen in der Reihenfolge ihrer Häufigkeit: *Osteosarkome; Histiozytose X; maligne Non-Hodgkin-Lymphome; Rhabdomyosarkome; Ewing-Sarkome; Chondrosarkome; Ameloblastome* (bezüglich Details s. Speziallliteratur).

Aspekte zur Adenotomie

Die Entfernung der Rachenmandel (Adenotomie) ist weltweit eine der am häufigsten durchgeführten und gleichzeitig auch unter Experten umstrittensten Operationen. Die Indikationsstellung erfolgt in den letzten Jahren zusehends strenger; nach Ansicht einiger Experten (überwiegend Skandinavier) gibt es praktisch keine Indikation. Die Beurteilung bezüglich der *Vor-* und *Nachteile* ist schwierig, da es kaum kontrollierte, größere Studien gibt.

Grundlagen: Bei der Adenotomie werden die lymphoretikulären Gewebswülste (= Adenoide) am Dach des Nasenrachens abgetragen. Nach amerikanischen Schätzungen werden etwa 20 % aller Kinder adenotomiert.

Indikationen (Tab. 18): Die Operationsindikation basiert auf der Krankengeschichte und auf einer Risikoabwägung (voraussichtlicher Nutzen gegenüber eventuellen, unerwünschten Nebenwirkungen). Vermehrt wird heutzutage die Adenotomie bei Atemwegsobstruktionen durchgeführt, wobei häufig gleichzeitig die Tonsillektomie erfolgt. Bei chronischen Entzündungen der Adenoide wird dagegen die Indikation zur Operation zusehends seltener gestellt; die Adenotomie zur Verbesserung der Mittelohrbelüftung (z. B. bei Seromukotympanon) ist international nach wie vor strittig. In der Regel erfolgt der Entschluß zur Operation nach dem zweiten, sehr selten bereits nach dem ersten Lebensjahr.

Absolute (= zwingende) Indikationen: a) Obstruktion der Atemwege mit nächtlichen Atemproblemen (Schlafapnoen, unregelmäßige Atmung, evtl. Schnarchen, Enuresis, Nachtschweiß, Mundatmung); b) Cor pulmonale; c) Obstruktion der Atemwege mit Zahnfehlstellung (Kreuzbiß) bzw. Malokklusion, rezidivierenden Nasopharyngitiden und/oder Sinusitiden.

Bei Vorliegen *absoluter Indikationen* und fehlendem diagnostischen Nachweis muß eine Narkoseuntersuchung und daran anschließend evtl. die Adenotomie erfolgen.

Relative Indikationen: a) rezidivierende „akute Mittelohrentzündungen"; b) chronisch-persistierendes Seromukotympanon (> 3 Monate); c) chronische Mittelohrentzündung; chronisch rezidivierende Sinusitiden; d) (evtl.) rezidivierende Tracheobronchitiden; e) (evtl.) Asthma bronchiale.

Kontraindikationen: a) Hämorrhagische Diathesen (Vasopathien, Koagulopathien, Thrombozytopathien); b) schwere Infektionen bzw. Immunsuppression (z. B. Immundefekte, immunsuppressive Therapie); c) Gleichzeitig durchgeführte Impfungen (insbesondere Lebendimpfungen); d) offene, operierte und submuköse Gaumenspalten (Rücksprache mit Phoniater).

Komplikationen: Nachblutungen: ca. 0,8 % der Patienten, häufig von adenoidem Restgewebe ausgehend. Äußerst selten näselnde Sprache (keine genauen Daten), zervikale Luxationen.

Präoperative Untersuchungen: Blutbild, Gerinnungsparameter.

Aspekte zur Tonsillektomie

Die Diskussionen zur Tonsillektomie wurden und werden leidenschaftlich geführt, die dabei geäußerten Meinungen bewegen sich zwischen den Ansichten „verstümmelnder Eingriff (Czerny)" und

„Operation im Rahmen der allgemeinen Gesundheitsvorsorge (präantibiotische Ära)". In Deutschland werden derzeit etwa 10 % aller Kinder tonsillektomiert.

Grundlagen: Bei der Tonsillektomie wird die Tonsille mit Kapsel aus dem Tonsillenbett herauspräpariert, wobei das operative Risiko unabhängig von der Operationsmethode ist. Häufig erfolgt gleichzeitig die Adenotomie.

Indikationen (Tab. 17). Die Indikation erfolgt nach entsprechender Nutzen/Risiko-Abwägung; die Operation wird in der Regel nach dem vierten Lebensjahr durchgeführt.

Anmerkung des Autors: Bei der Risikoabwägung müssen auch die *Langzeitrisiken* der antibiotischen Therapie und chronisch-rezidivierender Anginen (die evtl. nicht diagnostiziert werden) berücksichtigt werden.

Absolute (= zwingende) Indikationen: a) Obstruktion der Atemwege mit nächtlichen Atemproblemen (Schlafapnoen, unregelmäßige Atmung, evtl. Nachtschweiß, Enuresis, Schnarchen, Mundatmung) durch hyperplastische Tonsillen. Betroffen sind überwiegend Kleinkinder unter drei Jahren, Kinder mit kraniofazialen Mißbildungen bzw. neurologischen Erkrankungen. Die *Indikation* erfolgt aufgrund der *Anamnese*, klinisch sind bei vielen Kindern die Tonsillen nur mäßig vergrößert; in der Regel gleichzeitige Adenotomie. b) Obstruktion der Schluckwege mit Eß- und Schluckstörungen; c) Cor pulmonale; d) Fokussanierung bei durch β-hämolysierende Streptokokken (Gruppe A) verursachten Erkrankungen (= Endokarditis, Glomerulonephritis, rheumatisches Fieber); e) wiederholtes Auftreten von Peritonsillar- bzw. Parapharyngealabszessen. Zahlreiche Experten vertreten die Meinung, daß bereits nach der ersten derartigen Erkrankung die Tonsillektomie erfolgen sollte. f) Lymphome und Malignome.

Relative Indikationen: a) Tiefe Kryptenparenchymtonsillitiden (klinisch schwer zu diagnostizieren); b) wiederholte Tonsillopharyngitiden (Tab. 19: Hauptkriterien und mindestens ein Nebenkriterium).

Fragwürdige Indikationen: Tonsillektomie bei Virusinfekten wie z. B. Mononukleose: Operation nur dann sinnvoll, wenn dadurch eine erhebliche Atemwegsobstruktion beseitigt werden kann.

Kontraindikationen: a) Hämorrhagische Diathesen (Koagulopathie, Thrombozytopathie, Vasopathie) – bei zwingender Indikation kann die Operation nach entsprechenden Vorsichtsmaßnahmen meistens erfolgen; b) schwere Infektionen bzw. Immunsuppres-

Tabelle **19** Kriterien zur Indikation der Tonsillektomie bei Tonsillopharyngitiden	
Hauptkriterien:	– 4–7 Tonsillitiden/Jahr
	– Halsschmerzen
	– Fieber
Nebenkriterien:	– positiver Streptokokken-Rachenabstrich
	– Rötung und/oder Exsudation der Tonsillen
	– Lymphknotenbeteiligung (Vergrößerung; Druckdolenz)

sion (z. B. Immundefekte, immunsuppressive Therapie); c) gleichzeitig durchgeführte Impfungen (insbesondere Lebendimpfungen; Polioimpfung! – 6 Wochen Abstand); d) offene, operierte und submuköse Gaumenspalten (Rücksprache mit Phoniater).

Komplikationen: *Mortalität* in den 70er Jahren durch Nachblutungen bzw. anästhesiologische Komplikationen (1:1) etwa 1:30 000; heutige, geschätzte Mortalität: ca. 1:150 000 (Rasmussen 1987). – *Nachblutungen:* Häufigkeit: 0,9–2,6 % (–8 %) aller Kinder, wobei 80 % der Blutungen innerhalb der ersten 7 postoperativen Tage auftreten. Der Anteil operationsbedingter gefährlicher *Frühblutungen* bis zu 24 Stunden nach Tonsillektomie ist in den letzten Jahren auf ca. 40 % (bezogen auf die Gesamtzahl der Nachblutungen) gesunken; die Ursache der meist harmlosen *Spätblutungen* ist unklar, möglicherweise verursacht durch z. B. vorzeitig gelöste Fibrinbeläge, Lösen von Gefäßnähten oder Mikroinfektionen. – *Weitere Risiken* (sehr selten, genaue Daten fehlen): Vernarbungen des weichen Gaumens mit gestörter Sprachentwicklung, vermehrte Pharyngitiden, Wundbettinfektionen, Halsphlegmonen, Zahnschäden und N.-glossopharyngeus-, N.-lingualis- bzw. N.-hypoglossus-Schäden.

Anmerkung: Ein häufiges Argument gegen die Tonsillektomie ist die möglicherweise gestörte immunologische Reifung. Naturwissenschaftliche Beweise für diese Hypothese konnten bislang noch nicht erbracht werden. Argument für die Durchführung der Tonsillektomie ist die nachgewiesene Verschlechterung der Immunlage bei häufig rezidivierenden Infektionen. Neuere Studien weisen darauf hin, daß die langdauernde Antibiotikatherapie die Entwicklung einer fakultativ pathogenen Mundflora unterstützt und dadurch das Auftreten chronisch rezidivierender Infektionen begünstigt.

Präoperative Untersuchungen: Blutbild (Hämoglobin sollte mehr als 10 g/dl betragen), Gerinnungsparameter.

Endokarditisprophylaxe bei Kindern und Jugendlichen

Eine kurzzeitige und in der Regel harmlose Bakteriämie durch Strepto- bzw. Staphylokokken kann bei Kindern und Jugendlichen mit kardiovaskulären Fehlbildungen zur Endokarditis führen.

Haupteintrittspforte für die Bakterien ist der Oropharynx, gehäuft treten Bakteriämien nach Operationen im HNO-Bereich auf (auch z. B. Bronchoskopien).

BEACHTE: Die Endokarditisprophylaxe erfolgt bei Kindern und Jugendlichen mit kardiovaskulären Fehlbildungen in der Regel nur unzureichend.

Anmerkung des Autors: Im Zweifelsfall sollte bei chirurgischen Eingriffen im HNO-Bereich die Indikation zur Endokarditis-Prophylaxe großzügig erfolgen.

In Tab. 20 sind die Richtlinien zur Endokarditisprophylaxe im Kindesalter zusammengefaßt (lt. Empfehlung eines Arbeitskreises der Deutschen Gesellschaft für Pädiatrische Kardiologie, Stand 1990).

Tabelle **20** Endokarditisrisiko und -prophylaxe bei Kindern und Jugendlichen

Herzerkrankung	Endokarditisprophylaxe
Minimales Endokarditisrisiko: – Vorhofseptumdefekt vom Sekundum-Typ – Mitralklappenprolaps ohne Klappeninsuffizienz – Zustand nach operativem Verschluß eines Ventrikelseptumdefekts ohne Patch-Material	Prophylaxe nicht erforderlich
Normales Endokarditisrisiko: – sämtliche kardiovaskulären Fehlbildungen, auch nach operativer Korrektur (Ausnahme: s. o.) – Mitralklappenprolaps mit Klappeninsuffizienz – rheumatische Klappenfehler – hypertrophe obstruktive Kardiomyopathie	Einmalige orale Gabe (30–60 Minuten vor Eingriff)* – Mund-/Rachenraum (Zahn-/HNO-Eingriffe): Penicillin 50 000 E/kg KG (max. Dosis: 2 Mega) – Oberflächliche Hautabszesse: Flucloxacillin 50 mg/kg KG (max. Dosis: 2 g) bei Penicillin-Unverträglichkeit: Clindamycin 15 mg/KG (max. Dosis: 600 mg)
Besonders hohes Endokarditisrisiko: – künstliche Herzklappe – Conduit-Implantation – systemisch-pulmonale Shuntverbindung – Zustand nach früherer bakterieller Endokarditis	Intravenöse Prophylaxe mit Beginn des Eingriffs und einmalige Wiederholung nach 8 Stunden – Mund-/Rachenraum (Zahn-/HNO-Eingriffe), oberflächliche Hautabszesse: Penicillin bzw. Flucloxacillin (i. v.!) + Gentamicin i. v. 2 mg/kg KG (max. Dosis: 80 mg) bei Penicillin-Unverträglichkeit: Clindamycin i. v. 15 mg/kg (KG (max. Dosis: 600 mg) + Gentamicin i. v. 2 mg/kg KG

* bei Operation parenterale Gabe zu Beginn des Eingriffs

Kehlkopf und Luftröhre

Kehlkopf

Entwicklung, Anatomie und Physiologie

Die Kenntnisse zur Embryonalentwicklung von Kehlkopf, Luftröhre und Lungen haben sich in den letzten Jahren wesentlich verändert. Am 22. Entwicklungstag bilden sich im kranialen Vorderdarm die Laryngotrachealrinne und die primordiale Lungenanlage aus, die sich in den folgenden Tagen als Luftröhrenanlage und paarige Lungenknospen vom Vorderdarm abheben und in ventrokaudaler Richtung wachsen (Abb. 2). Gleichzeitig differenziert sich der Vorderdarm zu Speiseröhre, Magen und Zwölffingerdarm. An der Vereinigungsstelle von Speise- und Luftröhrenanlage entsteht aus Anteilen des unteren Kiemendarms (unterhalb 4. Schlundtasche) (s. S. 8–9) und Vorderdarms die embryonale Kehlkopfanlage. Die aus pharyngealem Bindegewebe (= Kiemendarm) bestehende Lamina epithelialis verschließt den embryonalen Kehlkopf am 32. und 33. Entwicklungstag und bildet die paarigen Arytänoidwülste und einen unpaaren, mittelständigen Wulst (= Epiglottisanlage) aus. Aus einer von diesen drei Epithelwülsten begrenzten Einsenkung entwickelt sich am 37. Entwicklungstag ein ventral verlaufendes Vestibulum, von dem aus die Resorption der Lamina epithelialis erfolgt. In der 12. Entwicklungswoche ist die Glottis wieder vollständig eröffnet und die Kehlkopfentwicklung abgeschlossen. Der Ringknorpel entsteht zwischen der 6. und 9. Embryonalwoche aus einer Mesenchymplatte.

Anatomisch besteht das knorpelige Kehlkopfgerüst aus Kehldeckel (Epiglottis), Schildknorpel (Cartilago thyreoidea), Ringknorpel (Cartilago cricoidea) und Stellknorpel (Aryknorpel), die durch innere und äußere Membrane und Muskeln verbunden sind (Abb. 10). Die sich an den Ringknorpel anschließende Luftröhre wird durch 16 bis 20 U-förmige, bindegewebig verbundene Knorpelspangen stabilisiert. An der Carina teilt sich die Luftröhre in den steiler verlaufenden rechten und weniger steil verlaufenden linken Hauptbronchus auf. Die wichtigsten physiologischen Funktionen des Kehlkopfes sind: Versteifung der Atemwege; Schutz der Atemwege vor Aspiration (wobei der reflektorische Stimmlippenschluß wichtiger ist als der Epiglottisschluß) und Phonation durch passive Stimmlippen-Schwingungen.

Unterschiede zwischen Kindern und Erwachsenen

Der Kehlkopf des Säuglings steht höher (4. Halswirbel) als der des Erwachsenen (ca. 6. Halswirbel), so daß die Epiglottis den weichen Gaumen berührt. Physiologische Folgen davon sind die obligate Nasenatmung und die Fähigkeit, gleichzeitig trinken und atmen zu können.

Die engste Stelle der Atemwege bei *Säuglingen und Kleinkindern* ist der Ringknorpel, *bei Erwachsenen* die Glottis.

Bei Säuglingen und Kleinkindern sind Bindegewebe und Epithelien des Kehlkopfs nur locker miteinander verbunden, und die Querschnittsfläche des Trachealumens ist vermindert (Neugeborene: ca. 0,2 cm^2; Säugling: ca. 0,25 cm^2; Schulkinder mit ca. 30 kg KG: ca. 0,8 cm^2; Erwachsene: ca. 2 cm^2). Als Folgen davon kann beim Säugling bzw. Kleinkind ein Schleimhautödem bzw. -hyperplasie schnell zu einer 50%igen Verengung der Atemwege und damit zur kritischen Atemwegsobstruktion führen.

Untersuchungsmethoden

Anamnese: Geburtsverlauf; Halstrauma; Atemnotsyndrom; Dyspnoe; Zyanose; Intubation und deren Dauer; Stridor (evtl. Besserung des Stridors beim Schreien bzw. in Bauchlage: Hinweise für Choanalatresie bzw. Laryngomalazie); Kruppanfälle; chronischer Husten bzw. Bronchitis; rezidivierende Pneumonien; Fütterungs- bzw. Schluckprobleme, Aspiration, Gedeihstörung: Zeitpunkt der ersten Symptome; akuter, chronischer bzw. intermittierender Verlauf; Umgebungsinfektionen; Stimmauffälligkeiten wie z. B. Heißerkeit, kloßige Sprache oder Aphonie; Hinweise für neurologische Erkrankungen; Operationen im Hals-Thorax-Bereich.
Klinische Untersuchung: Inspektion; Stridor (akut, chronisch oder intermittierend; exspiratorisch bei Verengung im Bereich der thorakalen Luftröhre bzw. Bronchien; inspiratorisch bei Verengung der oberen Luftwege und Kehlkopf); Dyspnoe mit Einziehungen; periphere bzw. zentrale Zyanose; Art der Stimme, des Schreiens. *Diagnostisch entscheidend* ist in der Regel die *endoskopische Untersuchung:* Hypopharyngo-Laryngoskopie, flexible

Laryngo-Tracheo-Bronchoskopie (ohne Narkose möglich); evtl. in Narkose Mikrolaryngoskopie, Tracheobronchoskopie und Ösophagoskopie.

ANMERKUNG: Häufig wird bei Säuglingen und Kleinkindern die Durchführung der diagnostisch wertvollen Endoskopie immer wieder unnötig verzögert.

Evtl. zusätzliche Untersuchungen wie bildgebende Verfahren wie a.-p. Übersichtsaufnahme Thorax-Hals; seitliche, weiche Halsaufnahme oder Ösophagusbreischluck. Computertomographie häufig wenig hilfreich.

BEACHTE: Komprimierende Gefäßanomalien können häufig durch Ösophagusbreischluck dargestellt werden.

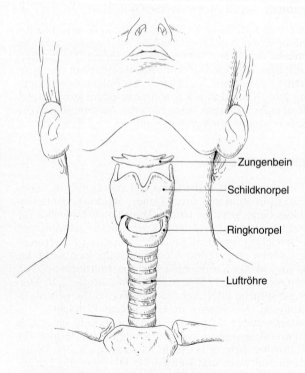

Abb. **10** Der Kehlkopf: **a** topographische Lage und benachbarte Strukturen; **b** Kehlkopfetagen und anatomische Strukturen; **c** laryngoskopischer Befund eines Kehlkopfes bei Phonation und Inspiration.

Kehlkopf 83

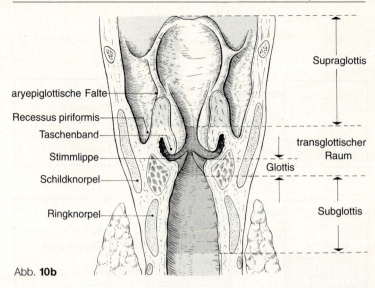

Abb. **10b**

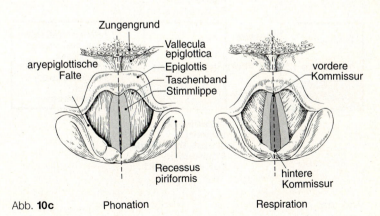

Abb. **10c**   Phonation   Respiration

Kehlkopf und Luftröhre

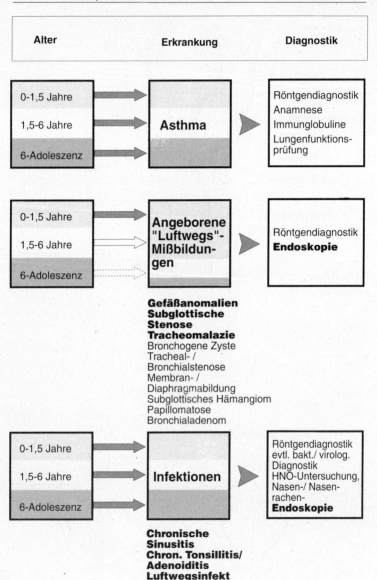

Abb. **11a**

Kehlkopf 85

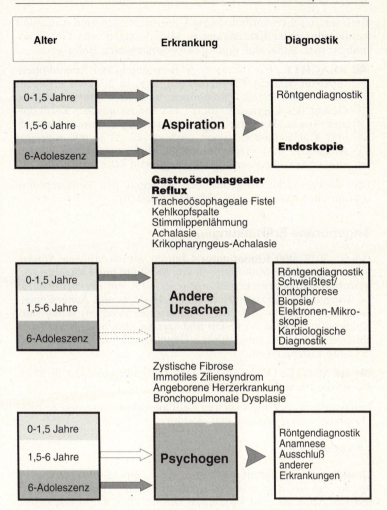

Abb. **11b**

Evtl. internistisch-kardiologische Untersuchungen zum Ausschluß kardiopulmonaler Erkrankungen, Mißbildungen oder Gefäßanomalien; evtl. Ausschluß eines gastroösophagealen Refluxes.

■ BEACHTE: Für die *wichtige* Beurteilung der Stimmlippenfunktion darf die Laryngoskopie nicht in Narkose erfolgen. Bei Neugeborenen, Säuglingen und Kleinkindern ist die Gefahr des Laryngospasmus nach endoskopischer Kehlkopf- und Trachealuntersuchung erhöht. Angeborene Kehlkopf- und Trachealmißbildungen sind zu 15–20 % mit weiteren Atemwegs- und Speiseröhrenmißbildungen assoziiert, so daß eine entsprechend erweiterte Diagnostik erforderlich ist.

Das diagnostische Vorgehen bei Vorliegen des Leitsymptoms „chronischer Husten" ist in Abb. **11** dargestellt.

Angeborene Erkrankungen

Bei 60–80 % aller Kinder unter 4 Jahren mit *chronischem Stridor* liegen angeborene Mißbildungen von Kehlkopf und Luftröhre vor, betroffen sind überwiegend Jungen: 50–60 % mit *Laryngomalazie (= kongenitaler laryngealer Stridor);* 10–15 % mit *Stimmlippenlähmungen* und 10–20 % mit *subglottischen Stenosen;* selten sind Kehlkopfmembrane, -atresien und -zysten, Tracheal- bzw. Bronchialmißbildungen, subglottische Hämangiome und vaskulär verursachte Einengungen.

■ BEACHTE: Die wichtigste Differentialdiagnose des Stridors ist die Fremdkörperaspiration.

Leitsymptome der angeborenen Kehlkopferkrankung sind A- bzw. Dysphonie, Dyspnoe und evtl. Stridor.

Laryngomalazie

Grundlagen: Verursacht durch „lappiges", supraglottisches Gewebe, das bei Inspiration in den Kehlkopfeingang „fällt"; Hypothesen zur Ätiologie sind Instabilität des unreifen Knorpelgewebes (unwahrscheinlich), fehlende Gewebstonisierung bei neuromuskulärem Defekt bzw. Mißbildung des Kehlkopfeingangs und passive Gewebsverlagerung. Ein Zusammenhang mit dem „plötzlichen Kindstod" (= SIDS) wird diskutiert.

Verlauf: Auftreten etwa 1–6 Wochen nach Geburt, Progredienz bis zum ca. 9. Lebensmonat und danach „Ausheilung" bis zum 2. Lebensjahr; seltene Verläufe bis zum 5. Lebensjahr; bevorzugt betroffen sind Knaben.

Kehlkopf 87

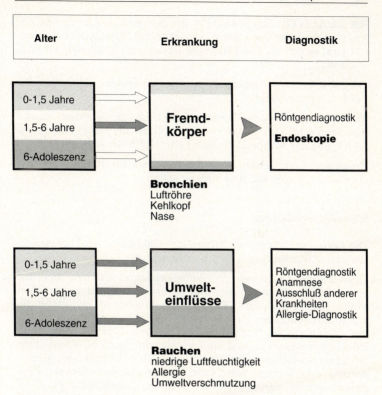

Abb. **11** Differentialdiagnose des chronischen Husten im Kindesalter: verschiedene Erkrankungen, ihre Bedeutung für verschiedene Altersgruppen und ihre Diagnose.

Klinik: *Leitsymptome:* chronisch-inspiratorischer Stridor mit wechselnder Ausprägung: bei Aktivität zunehmend, in Bauchlage abnehmend; evtl. sternale bzw. suprasternale Einziehungen.

Andere Symptome: gastroösophagealer Reflux (50–80 %); vermehrtes Spucken und Fütterungsschwierigkeiten (30–50 %); obstruktive Apnoen (ca. 20 %). *Selten:* Schlafapnoen; Gedeihstörung; muskuläre Hypotonie.

BEACHTE: Bei etwa 20 % der Kinder mit Laryngomalazie bestehen weitere, meist subglottische Atemwegsmißbildungen, so daß die Indikation zur Endoskopie großzügig erfolgen sollte.

Diagnose ist eine Ausschlußdiagnose: Anamnese; klinischer Befund; Laryngoskopie.

Therapie: In der Regel nicht erforderlich, da spontane Ausheilung. Bei schweren Verlaufsformen soll die die laser-chirurgische Abtragung der aryepiglottischen Falten hilfreich gewesen sein.

Prognose: Gut; selten Notwendigkeit zur Intubation bzw. Tracheotomie; Todesfälle sind äußerst selten.

Stimmlippenlähmung

Die Differentialdiagnose „Stimmlippenlähmung" wird bei Auftreten eines „Stridors" zu selten berücksichtigt.

Grundlagen: *Unilaterale Stimmlippenlähmungen:* sind bei den meisten Kindern angeboren und zu etwa 50 % mit zusätzlichen Mißbildungen assoziiert (Tab. 21); die isolierte idiopathische, familiär-hereditäre bzw. traumatische Stimmlippenlähmung ist selten. Traumatische Stimmlippenlähmungen besitzen eine gute Rückbildungstendenz und sind verursacht durch N.-vagus- bzw. N.-recurrens-Läsionen bei Operationen des Herzens, des Mediastinums oder infolge von Halstraumata (Torsion, Druck: Zangenentbindung, perinatale Komplikationen, Mißhandlung).

Bilaterale Stimmlippenlähmungen: meist in Paramedianposition, sind verursacht durch mediastinale Anomalien, zerebrale Dysfunktionen (Nucleus ambiguus), Hirnstammißbildungen wie z. B. Nucleusaplasien, Hirnstammtumoren, Arnold-Chiari-Mißbildungen mit erhöhtem Hirndruck, Hydrozephalus oder zerebrale Gefäßanomalien (Tab. 22). Die Rückbildungsfähigkeit der durch Hirndruck verursachten Stimmlippenlähmung ist abhängig von der Erkrankungsdauer. Historisch interessant ist die nicht seltene „akut" aber auch „verzögert auftretende" Stimmlippenlähmung als Folge einer Poliomyelitis (= Postpoliomyelitis-Syndrom).

Klinik: *Unilaterale Stimmlippenlähmung:* 70 % linksseitig; bei geringer Symptomatik wird die Erkrankung häufig nicht diagnostiziert: Heiserkeit; Dysphonie; mild ausgeprägter, hochfrequenter Stridor.

Tabelle **21** Mit Stimmlippenparesen assoziierte Erkrankungen (relative Häufigkeiten)

Neurologische Erkrankungen (ungefähr 15 %):
- muskuläre Hypotonie (ohne weitere Klassifikation)
- Möbius-Syndrom
- Arthrogryposis multiplex congenita
- Morbus Charcot-Marie Tooth
- Zerebralparese
- hypoxische Enzephalopathie
- Arnold-Chiari-Mißbildung bei Meningomyelozele
- kongenitale Nucleus-ambiguus-Hypoplasie
- Werdnig-Hoffmann-Erkrankung
- Morbus Alexander

Neurologisch-„infektiöse" Erkrankungen (Einzelfälle):
- Enzephalitis
- Meningoenzephalitis
- Guillain-Barré-Syndrom
- Poliomyelitis

Kardiologische Erkrankungen (ungefähr 5 %):
- Aortenisthmusstenose, Aortenbogenanomalien
- Ventrikelseptumdefekt
- Atriumseptumdefekt
- Transposition der großen Arterien

Andere Erkrankungen (10–20 %):
- pulmonale Erkrankungen (häufig)
- Ösophaguserkrankungen (häufig)
- Mißbildungen im Halsbereich (selten)
- Bronchialanomalien (selten)
- Mißbildungen der ableitenden Harnwege (selten)

Tabelle **22** Ursachen und klinischer Verlauf bei 571 Kindern mit bilateraler Stimmlippenlähmung (nach Narcy, Tucker, Holinger, Cohen)

Ursache	Anteil der Kinder [%]	Manifestationsalter (Tagen) (Median)	Notwendigkeit der Tracheotomie [%] (Median)	(In)komplette Remission [%] (Median)
ZNS-Erkrankungen	18–20 %	10	65	65
Arnold-Chiari-Mißbildung, Hydrozephalus	14–41 %	47	70	70
Geburtstrauma	0–19 %	6	30	50
Trauma*	4–27 %			
Idiopathisch	5–58 %	53	30	80

* Auch iatrogenes Trauma

■ **BEACHTE:** Nach Operationen am Herzen bzw. Mediastinum muß die Möglichkeit einer Stimmlippenlähmung bedacht werden.

Komplikation: Bei Infektionen ist bedrohliche Luftnot möglich.

Bilaterale Stimmlippenlähmung: Symptome entwickeln sich meistens bis zum 3. Lebensmonat: *Leitsymptome* sind Stridor (ca. 70%); Dyspnoe (40–90%); Dysphonie (ca. 30%); evtl. zusätzlich Dysphagie und Fütterungsprobleme (ca. 35%) (Tab. **22**).

■ **BEACHTE:** Die bilaterale Stimmlippenlähmung führt häufig zu dem klinisch scheinbar paradoxen Befund einer nahezu normalen Stimme bei gleichzeitig schwerster Atemnot.

Verlauf der bilateralen Stimmlippenlähmung infolge von Hirndruck, z. B. bei Arnold-Chiari-Mißbildung oder Hydrozephalus: anfangs heisere, später „normale" Stimme und gleichzeitig zunehmende Dyspnoe; Symptomatik kann wechseln. Nach Hirndrucknormalisierung kann sich auch die Stimmlippenfunktion innerhalb von 48–72 Stunden normalisieren.

Diagnose: Laryngoskopie (ohne Narkose):

■ **BEACHTE:** Mitbewegungen der Aryknorpel beim Schlucken und Schreien können eine regelrechte Innervation vortäuschen.

Differentialdiagnosen: Krikoarytänoidfixation, bindegewebige Larynxstenosen (hintere Membranbildung), Stimmlippenadhäsion.

Therapie: *Unilaterale Stimmlippenlähmung:* In der Regel keine Therapie, evtl. Sprachtherapie (Tab. **23**).

Bilaterale Stimmlippenlähmung: Bei Luftnot: Intubation und wiederholte laryngoskopische Untersuchungen, da die Möglichkeit einer Spontanremission besteht. Chirurgische Maßnahmen (bevorzugt *Tracheotomie*, Tab. **23**) erst dann, wenn Stimmlippenlähmung über einige Tage unverändert besteht. *Stimmlippenlähmung bei Hirndruck:* Aufgrund der Möglichkeit zur Spontanremission Intubation über mindestens 4 Wochen, erst danach chirurgische Maßnahmen.

Prognose: *Unilaterale Stimmlippenlähmung:* Gut. – *Bilaterale Stimmlippenlähmung:* Bei mehr als 50% (in)komplette Remission innerhalb von 4–6 Monaten; Extubation bzw. Dekanülierung ist allerdings z. T. erst viele Jahre später möglich.

Tabelle 23 Therapiemöglichkeiten bei Stimmlippenlähmung

Unilateral	Bilateral
keine Maßnahme (Regelfall)	Tracheotomie (Regelfall)
Sprachtherapie	Lateralisation der Stimmlippen
Gelfoam-Injektion	– laserchirurgische Erweiterung in
(selten, problematisch	hinterer Kommissur
	– Laser-Chordektomie
Reinnervation* (selten)	– Arytänoidektomie/-pexie und
	Lateralisation
Tracheotomie (selten erforderlich)	Reinnervation* (selten)

* mittels „Nerv-Muskel-Lappen"

Chirurgische Maßnahmen bei ausbleibender Spontanheilung sind *Arytänoidektomie bzw. Stimmlippenlateralisation* mit befriedigenden Ergebnissen bei ca. 70 % der Kinder. *Lasermikrochirurgische Maßnahmen* mit guten bis sehr guten Ergebnissen; bei Kindern gibt es allerdings bisher noch keine größeren Studien mit langfristigen Verlaufskontrollen.

■ **ANMERKUNG:** Bei Vorliegen einer bilateralen Stimmlippenlähmung sollte nach überwiegender Expertenmeinung initial eine *Tracheotomie* erfolgen, auch wenn die Elternführung schwierig ist. Endgültige chirurgische Maßnahmen mit dem Ziel einer laryngealen Atmungsverbesserung, Verschluß des Tracheostomas und dem Risiko einer bleibenden Sprechschädigung sollten erst dann erfolgen, wenn das betroffene Kind an diesen Entscheidungen beteiligt werden kann.

Konnatale subglottische Stenose (CSS)

Grundlagen: Nach der älteren Literatur die häufigste Form der subglottischen Stenose: aufgrund der Häufigkeit endotrachealer Intubationen bei Früh- und Neugeborenen heutzutage nur noch ein Anteil von 10–30 % bezogen auf alle Formen subglottischer Stenosen. Ursache der *kartilaginären* CSS ist eine Ringknorpelhypoplasie mit evtl. zusätzlichen intraluminalen Schleimhaut- und submukösen Bindegewebsproliferationen. Bei ca. 50 % der Patienten bestehen zusätzliche Mißbildungen wie Verschmelzung von Trachealspangen bzw. Tracheomalazie.

Klinik: Auftreten der Symptome meistens vor Ende des 1. Lebensmonats: in- und exspiratorischer Stridor (ca. 40 %), abhängig vom Ausmaß der Stenose; Dyspnoe mit interkostalen und substernalen

Einziehungen (30–40%); akute Verschlechterung bei Infekten. Häufig vergrößerter Ringknorpel zu tasten.

Diagnose: Klinik, Laryngotracheoskopie.

BEACHTE: Formal kann eine CSS nur vor der 1. Intubation diagnostiziert werden, da später die Abgrenzung gegenüber der erworbenen subglottischen Stenose nicht mehr möglich ist. Bei Vorliegen einer CSS ist die Langzeitintubation ein Fehler und muß vermieden werden; andernfalls tritt eine weitere Stenosierung auf.

Therapie: *(Passagere) Tracheotomie:* bei ca. 50% der Kinder erforderlich; falls Ringknorpel nicht wächst, muß eine laryngotracheale Rekonstruktion erfolgen (s. S. 103). *Konservative* (z. B. Dilatation) und *endoskopisch-lasermikrochirurgische Maßnahmen* sind problematisch und meistens nicht erfolgreich, da es sich in der Regel um eine *knorpelige* Stenose handelt.

Prognose: Dekanülierung meistens nicht vor 2. Lebensjahr (s. S. 103).

Hämangiome

Grundlagen: Auftreten in Kehlkopf und Luftröhre ist nicht ungewöhnlich, zu etwa 50% mit kutanen Hämangiomen assoziiert.

Klinik: In- und exspiratorischer Stridor, der Wochen bis Monate nach Geburt auftritt; rezidivierende Kruppanfälle.

Diagnose: Laryngotracheoskopie; Röntgenaufnahmen des Halses; bei Endoskopie evtl. Biopsie (hohes *Blutungsrisiko*!!).

Therapie: Falls möglich, spontane Rückbildung abwarten; evtl. Versuch einer systemischen Steroidtherapie (s. S. 22); evtl. mikrolaserchirurgische Erweiterung; Tracheotomie ist nur selten erforderlich.

Seltene, angeborene Erkrankungen

Kehlkopfmembran und -diaphragma (webs)

Grundlagen: Verursacht durch Reste der unvollständig resorbierten Lamina epithelialis und ist zu 75% in der Stimmlippenebene gelegen. Die dünne Membran bzw. dicke Bindegewebsplatte erstreckt sich von vorne (= vordere Kommissur) nach hinten; (un-)vollständige Stimmlippenfixation.

Klinik: Sehr unterschiedliche Symptomatik: in- und evtl. exspiratorischer Stridor; evtl. Dyspnoe bzw. Atemnotsyndrom; A- bzw. Dysphonie.

Diagnostik: (Mikro-)Laryngoskopie, Laryngotracheoskopie.

Therapie ist abhängig vom Ausmaß der Mißbildung: evtl. Dilatation; evtl. Tracheotomie; evtl. lasermikrochirurgische Kehlkopferweiterung; evtl. laryngotracheale Rekonstruktion.

Kehlkopfspalte

Grundlagen: Sehr seltene Mißbildung mit Spaltbildung im Kehlkopf; sehr unterschiedliche Klassifikationen, nach Benjamin/Inglis 4 Typen: Spaltbildung im Interarybereich ohne Knorpelbeteiligung, Spaltbildung mit inkomplett gespaltenem Ringknorpel, Spaltbildung mit komplett gespaltenem Ringknorpel, tracheoösophageale Spalte; Pathogenese wie bei „tracheoösophagealer Fistel" (s. S. 107f.). Häufige Assoziation mit Vaterl-Syndrom, tracheoösophagealer Fistel und G-Syndrom (Opitz-Frias-Syndrom).

Klinik: Die vom Ausmaß der Mißbildung abhängigen Symptome können direkt nach Geburt, aber auch viel später auftreten: evtl. Aspiration, Husten- und Zyanoseanfälle beim Füttern bzw. Essen; evtl. Stridor.

Diagnose: Laryngoskopie; Ösophagusbreischluck; evtl. Laryngo-Tracheobroncho-Ösophagoskopie.

Therapie: Chirurgisch.

Prognose: Abhängig vom Ausmaß der Fehlbildung.

Kehlkopfzyste

Grundlagen: Sehr seltene, meist supraglottisch gelegene zystische Mißbildung mit serös-muközem Inhalt, die durch Obstruktion von Speicheldrüsengängen entsteht.

Klinik: Symptome nur bei Kehlkopfobstruktion mit Dyspnoe und Stimmstörung.

Diagnostik: Laryngoskopie; evtl. Röntgenaufnahmen des Halses. Differentialdiagnose: Laryngozele.

Therapie: Eröffnung der Zyste; bei Rezidiv: Marsupialisation.

Prognose: Gut.

Laryngozele

Grundlagen: Äußerst seltene, in der Regel angeborene, vom Morgagni-Ventrikel ausgehende zystische Mißbildung: *Innere Laryngozele:* Lokalisation in den Taschenfalten; *äußere Laryngozele:* Durchbrechen der thyreohyoidalen Membran und Bildung einer von außen tastbaren Zyste. Beim Pressen wie z. B. Husten oder Stuhlgang kann die Zele mit Luft gefüllt werden und dann Beschwerden machen. Symptome häufig erst im Erwachsenenalter.

Klinik: Dyspnoe, Stimmveränderung.

Diagnose: Röntgenaufnahme des Halses; Computertomographie, Laryngoskopie.

Therapie: Chirurgische Exstirpation von außen.

Kehlkopfatresie

Grundlagen: Äußerst seltene Mißbildung, Extremform der Kehlkopfmembran bzw. -diaphragma. Unterscheidung in 3 Typen: *Typ 1:* supra- und transglottische Atresie mit sehr kleinem Ringknorpel; *Typ 2:* transglottische Atresie mit teilweiser Ausbildung eines Vestibulums; *Typ 3:* glottische Atresie als Übergangsform zur Kehlkopfmembran bzw. -diaphragma (S. 92f.).

Klinik: Bei Geburt sofort schwerste Atemnot.

Diagnose: Laryngoskopie.

Therapie: *Typ 1, 2:* Versuch der Trachealpunktion, Sauerstoffgabe und sofortige Tracheotomie; *Typ 3:* im Bereich der hinteren Kommissur besteht häufig ein kleiner Restspalt, so daß die Kinder meistens rechtzeitig tracheotomiert werden können.

Prognose: *Typ 1, 2:* in der Regel schlecht; *Typ 3:* mäßig.

Epiglottisanomalien

Klinisch nicht bedeutungsvoll.

Funktionsstörungen

Bezüglich Details siehe phoniatrische Spezialliteratur.

Erworbene Stimmstörungen des Vorschulalters

Häufige Stimmstörung bei Kindern im Vorschulalter (20–40%) durch nervale und muskuläre Dysregulation des wachsenden Stimmapparates verursacht; Verstärkung der Symptomatik durch

Stimmbelastung (= Schreien). Im Schulalter Besserung der Beschwerden.

Mutationsstörungen durch Pubertät

Die Stimme unterliegt sehr stark endokrinen Einflüssen. In der Pubertät kommt es u. a. durch Größen- und Massenveränderungen der Stimmlippen und durch nervale Dysregulation zu vorübergehenden Stimmstörungen, besonders ausgeprägt bei männlichen Jugendlichen.

Andere Ursachen für Stimmstörungen

Andere Ursachen für Stimmstörungen sind zentral-zerebrale Ursachen wie z. B. Hirntumoren, Zerebralparesen oder Kernikterus; Down-Syndrom; fetale Alkoholembryopathie; Syndrome wie z. B. Williams-Beuren-Syndrom, Cockayne-Syndrom oder Hurler-Syndrom und hormonelle Dysphonien wie z. B. bei Gestagenverabreichungen der Mutter in der Schwangerschaft und dadurch ausgelöster Stimmvirilisierung weiblicher Neugeborener, Hyper- bzw. Hypothryreose, adrenogenitalem Syndrom oder Morbus Addison.

Phonations- bzw. Stimmlippenverdickung („Schreierknötchen")
s. S. 106.

Erworbene Erkrankungen

Akute Infektionen, Verletzungen, Allergien und toxisch-thermische Einwirkungen führen zu sehr ähnlichen Gewebsreaktionen wie Ödem, Entzündung und Exsudation, so daß auch die Leitsymptome der akuten Kehlkopfschädigung uncharakteristisch sind: *Dysphonie, Dyspnoe, Dysphagie, Schmerzen*.

■ **BEACHTE:** Bei Kehlkopferkrankungen im Säuglings- und Kleinkindalter ist die Gefahr der Luftwegsobstruktion im Vergleich zum Erwachsenen erheblich erhöht.

Bakterielle und virale Erkrankungen

Nichtstenosierende Laryngitis acuta

Grundlagen: Virale Erkrankung überwiegend älterer Kinder; *häufige* Viruserreger sind Rhino-, Parainfluenza- (Typ 1–3), RS-Viren; *seltener* sind Adeno-, Masern-, Mumpsviren und Herpesvirus varicellae.

Klinik: Häufig geringe Symptomatik: Heiserkeit, bellender und/oder trockener Husten; subfebrile Temperaturen (<38 °C). Nasen-Rachen-Katarrh.

Diagnose: Anamnese; Krankheitsbild. Laryngoskopischer Stimmlippenbefund häufig weitgehend unauffällig.

Differentialdiagnosen: subglottische Laryngitis; allergisches Glottisödem; hereditäres angioneurotisches Ödem.

Therapie: Symptomatische Maßnahmen mit Anfeuchtung der Atemluft, evtl. abschwellende Nasentropfen, evtl. Inhalationen. Bei Luftnot evtl. Glukokortikoide (parenterale bzw. rektale Applikation; Dosis Hydrocortison: 1–5 mg/kg KG pro Tag; Wirksamkeit nicht bewiesen).

Prognose: Gut.

Stenosierende (obstruktive) Kehlkopferkrankungen

Subglottische Laryngitis (Pseudokrupp)

Sowohl Klassifikationen als auch Therapiekonzepte sind unterschiedlich und weichen teilweise stark voneinander ab.

Grundlagen: Unterschieden werden die sehr häufige *virale Laryngitis*, die seltene *spastische Laryngitis* und die äußerst seltene *bakterielle Tracheitis* (Tab. 24). Die Pathogenese ist z. T. weiterhin ungeklärt; mögliche Ursachen sind Viruserkrankungen, Individualfaktoren wie leichte Knabenwendigkeit, familiäre Atemwegserkrankungen oder Atopien; Luftschadstoffe haben wahrscheinlich nur modifizierender Wirkung (Tab. 24). *Häufigkeit:* 2–5 % aller Kleinkinder, von denen 5–10 % stationär behandelt werden müssen; 5 % erleiden Rezidive. Jahreszeitliche Häufung im Herbst und frühen Winter.

Klinik: Tab. 24 u. 25.

Diagnose *(alle Formen):* Symptomatik; evtl. Laryngoskopie. Wenig hilfreich sind seitliche Röntgenaufnahmen, hämatologische bzw. serologische Befunde. *Bakterielle Tracheitis:* zusätzlich Trachealabstrich für bakteriologische Kulturen, Blutkulturen (Bakteriämie selten).

Differentialdiagnosen: Epiglottitis; Urtikaria; hereditäres angioneurotisches Ödem; Diphtherie; retropharyngealer Abszeß; aspirierter Fremdkörper; subglottische Stenose (besonders bei Kindern < 12 Monate).

Therapie: *Virale Laryngitis:* bei *leichterem Verlauf* Beruhigung, evtl. sedierende (nicht atemdepressive) Medikamente, Flüssig-

Kehlkopf 97

Tabelle **24** Formen der stenosierenden Laryngitis

	Virale Form (60–85 %)	Bakterielle Tracheitis	Spastische Form
Alter	<3 Jahre; Median: 1,5 Jahre	1 Monat bis 6 Jahre	Kindheit
Ätiologie	Parainfluenza-Viren (1,3)	Viren, Staphylokokken, Haemophilus influenzae	Atopie
Beginn	Infekt obere Luftwege		plötzlicher Beginn, häufig kein Infekt
Symptome	inspiratorischer Stridor; bellender Husten; Heiserkeit; Dyspnoe; subfebrile Temperatur	Dyspnoe, Einziehungen; hohes Fieber	inspiratorischer Stridor; bellender Husten; plötzlicher nächtlicher Beginn; kein Fieber
Verlauf	fluktuierender Verlauf, meist mild	progredient, rasche Verschlechterung	plötzliche Besserung

Tabelle **25** Klinische Stadieneinteilung der stenosierenden Laryngitis

Phase 1	Bellender Husten; Schluckbeschwerden.
Phase 2	Stridor; Einziehungen Jugulum + Epigastrium.
Phase 3	Stridor; zusätzliche Einziehungen Thorax; Atemnot; Tachykardie, Hautblässe; Unruhe; Angst.
Phase 4	Stridor; max. Einziehungen; heftige Atemnot; Tachykardie; Zyanose; Somnolenz.

keitszufuhr (Magensonde kann zu Aufregung und damit zur Verschlechterung führen), Anfeuchtung der Atemluft und evtl. Antibiotika. Bei *schwerem Verlauf:* zusätzliche O_2-Gaben, evtl. Glukokortikoide (Wirksamkeit nicht erwiesen), Adrenalinaerosole (umstritten) und evtl. Intubation.

■ **BEACHTE:** Die Intubation bei subglottischer Laryngitis ist schwierig; bei Kindern unter 1 Jahr wird häufig ein zu großer Tubus verwendet, so daß später gehäuft subglottische Stenosen auftreten.

Spastische Laryngitis: evtl. zusätzlich Adrenalinaerosole.

Bakterielle Tracheitis: Intubation bei 80–90 % der Kinder erforderlich; Staphylokokken-wirksame Antibiotika.

Prognose: *Virale Laryngitis:* Besserung bei 80 % der Patienten nach 24 Stunden; Prognose in der Regel gut.

Bakterielle Tracheitis: potentiell lebensbedrohlich.

Phlegmonöse Epiglottitis

Grundlagen: Durch Haemophilus influenzae Typ B verursachte Erkrankung mit Ödemen bzw. *kirschroter Schwellung (= Leitbefund)* des *lingualen Kehldeckels (Epiglottis)*, der Aryknorpel und Taschenfalten (= Supraglottis). Erkrankungsalter bei 75 % der Patienten: zwischen 1. und 5. Lebensjahr, Erkrankungsgipfel: 3 bis 4 Jahre.

Klinik: Beginn häufig als milder Infekt der oberen Luftwege; *plötzlich progredienter Verlauf* mit *Leitsymptomen:* Fieber (> 39 °C) (100 %); Atemnot (karchelnde Atmung) (ca. 85 %); Schluckbeschwerden (ca. 60 %); Speichelfluß (25–70 %); inspiratorischer Stridor (ca. 60 %). – *Andere Symptome:* Halsschmerzen (ca. 50 %); Stimmveränderungen, „kloßige" Sprache (ca. 40 %); häufig keine Heiserkeit; typische Körperhaltung: sehr ruhig, Schnüffelposition, offener Mund, Zunge nach vorn; sehr ängstlich; Zyanose; Husten.

Komplikationen: *Häufig* sind Bakteriämie (50–90 %) und Pneumonie (ca. 50 %); *selten* sind Meningitis, septische Arthritis und Myokarditis. *Ohne Behandlung* versterben die Kinder in der Regel unter zunehmender Asphyxie und Kreislaufversagen.

Diagnose: Klinischer Befund; erst *nach Sicherung der Atemwege* Kehlkopfuntersuchung; evtl. seitliche Röntgenaufnahme Hals; Blutkulturen.

BEACHTE: *Durch Spateluntersuchung kann Atemstillstand provoziert werden; deshalb nur in Intubations- bzw. Tracheotomiebereitschaft.*

Therapie: In der Regel Sicherung der Atemwege durch nasotracheale Intubation; *sehr schwierig;* Risiken der Intubation: Laryngospasmus; zusätzliches Ödem der Supraglottis; Luftwegsobstruktion.

BEACHTE: Kinder mit Epiglottitis müssen bis zur Sicherung der Atemwege sitzen, im Liegen nimmt die Gefährdung zu.

Parenterale, gegen Haemophilus influenzae Typ B wirksame Antibiotika: z. B. Amoxicillin (allerdings: Amoxicillin-resistente Stämme!); Cephalosporine 3. Generation.

Prognose: Gut, wenn an die Differentialdiagnose gedacht wird; bei Nichterkennen auch heute noch hohe Sterblichkeit (bis 50 %).

■ **BEACHTE:** Der Transport von Kindern mit Epiglottitis muß notfallmäßig in Begleitung eines Arztes erfolgen.

Anmerkung: Möglicherweise wird zukünftig die Krankheitsinzidenz durch die HIB-Impfung (Haemophilus influenzae Typ B) abnehmen.

Maligne Laryngotracheobronchitis

Grundlagen: Absteigende Form der stenosierenden, subglottischen Laryngitis mit Schleimhautnekrosen und fibrinös-eitrigen Exsudationen in Luftröhre und Bronchien. Bakterielle Erreger sind Staphylococcus aureus, Streptococcus pneumoniae, Haemophilus influenzae.

Klinik: Progredienter Verlauf mit hohem Fieber; Stridor, Dyspnoe mit Einziehungen; Rasselgeräusche, abgeschwächte Atemgeräusche und Ateminsuffizienz.

Komplikationen: Pneumonie (ca. 50 %); Atem-Insuffizienz; Herz-Kreislauf-Komplikationen und -versagen.

Diagnose: Laryngo-Tracheoskopie; bakteriologische Abstriche für kulturellen Nachweis.

Differentialdiagnose: Epiglottitis.

Therapie: Parenterale, β-Lactamase-stabile Antibiotika; Anfeuchtung der Atemluft; O_2-Gabe; nasotracheale Intubation; evtl. auch Tracheotomie zur verbesserten Tracheobronchialtoilette.

■ **BEACHTE:** Bei Vorliegen von Intubationsschäden bzw. ausgeprägten subglottischen Verengungen sollte bei maligner Laryngotracheobronchitis wegen der Gefahr späterer subglottischer Stenosen die Tracheotomie erfolgen.

Prognose: früher 50 % Sterblichkeit; heute besser.

Juvenile Larynxpapillomatose

Grundlagen: Pathogenese und Verlauf der juvenilen Larynxpapillomatose (Beginn vor 15. Lebensjahr) unterscheiden sich grundlegend von der adulten Form (Beginn nach 18. Lebensjahr). Studien sind aufgrund des nicht voraussagbaren Krankheitsverlaufs mit Spontanremissionen oder auch Rezidiven schwierig zu interpretieren.

Bei ca. 10% bzw. 90% der Patienten bestehen entweder einzelne bzw. multiple, blumenkohl- und warzenartige Bindegewebs- bzw. Schleimhauthyperplasien, verursacht durch humanes Papillomvirus Typ 11 und 6 (Papovavirus = DNA-Virus). Die perinatale Transmission durch vaginale Condylomata acuminata ist bislang nicht bewiesen. Lokalisationen sind *häufig* Stimmlippen, Taschenfalten (90–100%), Gaumen (10%), Subglottis und Luftröhre (2–40%); *seltener* Zunge, Epiglottis, Tonsillen und Haut und *sehr selten* ist die pulmonale Beteiligung (ca. 1%, schlechte Prognose). Häufigkeit in Europa: 3, 5–7 Neuerkrankungen/10^6 Kinder, derzeit scheinbar abnehmende Häufigkeit, präpubertär keine Geschlechtsbevorzugung. 5–30% der Kinder erkranken bis zum 6. Lebensmonat, 60–70% bis zum 3. Lebensjahr, und Neuerkrankungen nach dem 8. Lebensjahr sind sehr ungewöhnlich; Krankheitsdauer von 1 bis über 30 Jahre, Median 4, 5 Jahre; bei mehr als 75% der Patienten mehr als 2 Rezidive, Spätrezidive auch nach mehr als 3jähriger Remission sind nicht ungewöhnlich, keine vermehrten Remissionen in der Pubertät!!; maligne Transformation bei Kindern *äußerst selten*.

Klinik: Stimmveränderungen (90–100%); Dyspnoe (10–59%); Stridor (40%).

Komplikationen: evtl. Notwendigkeit einer Tracheotomie, manche Autoren berichten über Progredienz und tracheale bzw. pulmonale Ausbreitung der Papillomatose nach Tracheotomie.

Diagnose: Laryngoskopie; Histologie.

BEACHTE: Korrekte Diagnose wird häufig verzögert. Häufige Fehldiagnosen sind Phonationverdickung, Bronchitis, Asthma, Allergie, obstruktive Tonsilloadenopathie, Laryngomalazie und Krupp.

Therapie: *Mikrolaryngoskopisch-laserchirurgische Papillomabtragung*. Die *perioperative Komplikationsrate* durch z. B. Zahnschäden, Emphysem oder Kehlkopfödem ist sehr gering; *postoperative Komplikationen* (ca. 35%) sind Synechien, Narben im Interarytänoidbereich, Aryfixation mit Dyspnoe, Heiserkeit, Stimmveränderungen und verlust, Kehlkopf- und Trachealstenosen. Ungünstige Faktoren bezüglich des operativen Risikos sind *Anzahl der Voroperationen, ungenügende Nachsorge* nach Operation, Alter und Ausmaß der Papillomatose.

Der Wirkungsnachweis für andere Therapieverfahren wie *Steroidtherapie, Lokalbehandlung mit Podophyllin, Lymphokiningabe* oder *Interferontherapie* konnte bislang nicht erbracht werden, möglicherweise ist das Papillomwachstum verlangsamt.

■ **BEACHTE:** Die Strahlentherapie einer Papillomatose ist fehlerhaft, da die Papillome trotz Strahlentherapie (!!) wachsen und zahlreiche Patienten einige Jahre später Kehlkopfkarzinome entwickeln.

Prognose: *Einzelne Papillome:* meistens gut. *Multiple Papillome:* langwierig; Verlauf im Einzelfall nicht voraussagbar.

Kehlkopfdiphtherie

Grundlagen: Lokale Infektion durch Corynebacterium diphtheriae mit systemisch toxischer Wirkung. Heute durch Impfung und periodisches Auftreten äußerst selten; allerdings: hohe Mortalität, bis zu 10 % bei lokalen Epidemien.

■ **BEACHTE:** Bereits bei Diphtherieverdacht ist die Antitoxingabe in einer Dosierung von 250–500–1000 IE/kg KG erforderlich. Die Häufigkeit der Diphtherie scheint im Zunehmen begriffen zu sein.

Entzündliche Erkrankungen

Kehlkopfbeteiligung bei rheumatoider Arthritis

Grundlagen: Erkrankung des Krikoarytänoidgelenks im Rahmen einer rheumatoiden Arthritis; diagnostisch äußerst selten bedacht.

Klinik: Heiserkeit; Schmerzen; Husten; evtl. Schluckbeschwerden.

Diagnose Laryngoskopie: verminderte Stimmlippenbeweglichkeit; Ödem und Erythem der Schleimhaut.

Therapie: Systemische Steroidtherapie; evtl. lokale Instillation.

Prognose: eher gut.

Traumatisch verursachte Erkrankungen

Komplikationen durch Intubation

Verletzungen und Komplikationen durch Intubation sind bei Säuglingen seltener als bei Erwachsenen. Nach *„Kurzzeit-Intubation"* (z. B. für Narkose) bestehen bei 1–6 % der Kinder Gewebeschäden, Hämatome und Schleimhautschwellung mit Stridor; nach *„Langzeitintubation"* Schleimhautulzerationen, erworbene subglottische Stenosen (S. 102 f.), Stimmlippenlähmungen (S. 88–91) und Stimmlippengranulationen.

Bei Neugeborenen und Säuglingen scheint im Gegensatz zum Erwachsenen eine Intubationsdauer bis zu 6 Wochen und länger relativ unproblematisch, so daß viele Experten nur bei Beschwerden nach Extubation eine Kontroll-Laryngotracheoskopie empfehlen. Bei älteren Kindern ab 8 bis 10 Jahren liegt die kritische Intubationsdauer bei ca. 1–2 Wochen, so daß bei längerfristiger maschineller Beatmung zwischenzeitliche Kontroll-Laryngotracheoskopien erfolgen sollten.

Sehr selten sind intubationsbedingte Luxationen der Stellknorpel mit sekundärem Stimmlippenstillstand.

Verbrühungen und Verätzungen

Bei Verbrühungen und Verätzungen muß immer die Möglichkeit einer Kehlkopfschädigung in Erwägung gezogen werden (s. S. 129–133).

Erworbene subglottische Stenose

Grundlagen: Häufigste, schwerwiegende Komplikation der Langzeitintubation bei Neugeborenen und Kleinkindern, die durch eine narbige Verengung im Bereich des Conus elasticus („Verbindung" der Stimmbänder mit Ringknorpel) verursacht wird. Ablauf der Pathogenese: Schleimhautverletzung, sekundäre Infektion mit Knorpelbeteiligung, schließlich Knorpelabbau und Narbenbildung. Verschiedene Formen werden unterschieden: posteriore Glottisstenose, glottische bzw. subglottische Narbensegel, Lochblendenstenose.

Häufigkeit zunehmend, betroffen sind 2–(10 %?) aller Neugeborenen von Intensivstationen. *Nachgewiesene Risikofaktoren:* Frühgeburt, niedriges Geburtsgewicht, Langzeitintubation. *Mögliche Risikofaktoren:* Intubationstrauma, häufige Reintubation, Anämie, Hypoxie, lokale Ischämie, Tubusgröße. – *Hypothetischer Risikofaktor:* stille Aspiration bei okkultem gastroösophagealen Reflux.

BEACHTE: Maßnahmen zur Risikominderung sind bislang nicht bekannt.

Klinik: *Manifestation der Symptome häufig erst Monate bzw. Jahre später:* in- und exspiratorischer Stridor, Dyspnoe. 2 Altersgipfel im Alter von 16–24 Monaten und 8–10 Jahren.

Diagnose: Anamnese; Laryngoskopie; flexible bzw. *starre* Tracheoskopie; Röntgendiagnostik von Hals und Lunge; Lungenfunktion; Ösophagusbreischluck; Ausschluß gastroösophagealer Reflux.

Therapie: Initial fast immer *Tracheotomie* erforderlich. Dann entweder:

1. *„Konservative Behandlung"* mit Dilatation; evtl. endoskopischlasermikrochirurgische Granulations- und Narbenabtragung; evtl. innere Schienung bzw. „Platzhalter" (z. B. Montgomery-Röhrchen); evtl. lokale bzw. systemische Steroidtherapie.

Prognose: Bei diesem Vorgehen soll bei 75–85 % (?) der Patienten Dekanülement erreicht werden.

2. *Laryngotracheale Rekonstruktion bzw. Laryngotrachealplastik* mit ein- bzw. mehrzeitigem operativen Vorgehen. Methoden sind *Vorderwandverbreiterung* durch Knorpelinterponat, „Castellated Incision"; *Hinterwandverbreiterung* durch Krikoidspaltung bzw. *Kombination beider Methoden;* zusätzlich innere Schienung. *Indikationen zur laryngotrachealen Rekonstruktion:* erfolglose „konservative Therapie"; schwere subglottische Stenose mit Querschnitteinengung > 70 %.

Risiken der laryngotrachealen Rekonstruktion: kurzfristig Schluckstörungen; langfristig Stimm- und Sprachstörungen bzw. -verlust; supraglottische Stenose mit Dyspnoe.

Voraussetzungen zur laryngotrachealen Rekonstruktion:

■ **BEACHTE:** Vor jeder Operation *muß* die Stenose reizlos und entzündungsfrei sein.

Alter: mindestens (1–1,5)–2 Jahre; *Körpergewicht:* mindestens 10 kg; *Ausschluß bronchopulmonaler, gastrointestinaler* (auch gastroösophagealer Reflux) *und nutritiver Erkrankungen* (zumindest gute klinische Kompensation).

Prognose der laryngotrachealen Rekonstruktion: abhängig vom Ausmaß der Stenose; bei 60–90 % (?) der Kinder kann mittel- bis langfristig (häufig erst 2–4 Jahre (!) nach Operation Dekanülierung erfolgen. Die Kenntnisse zu möglichen Langzeitproblemen sind bislang noch spärlich: bezüglich Atmung scheint die Prognose günstig (gut bis befriedigend); bezüglich „Sprechen" eher schlecht.

■ **BEACHTE:** Die „tracheotomiebedingte" Langzeitmortalität bei tracheotomierten Kindern beträgt ca. 5 % (S. 114–117), so daß auch unter diesem Aspekt die Möglichkeiten einer laryngotrachealen Rekonstruktion geprüft werden müssen.

Stimmlippenlähmung

Nach der erworbenen subglottischen Stenose zweithäufigste intubationsbedingte Komplikation (S. 88–91).

Stimmlippengranulationen

Äußerst selten; Symptome: Dyspnoe, Heiserkeit, Stridor. Falls möglich, sollte Spontanheilung abgewartet werden.

Hereditäres, angioneurotisches Ödem (HANE)

Grundlagen: Ursache ist ein *Mangel* (HANE Typ I; Häufigkeit ca. 85–90%; Restaktivität: 10–30%) bzw. ein *funktioneller Defekt* (HANE Typ II) des C_1-Esterase-Inhibitors. Als Folge des Inhibitordefekts wird bei Komplementaktivierung der C_1-Komplementfaktor nur unzureichend inaktiviert, C_2- und C_4-Komplement werden vermehrt gespalten und dadurch kininähnliche Peptide überschießend freigesetzt. Diese kininähnlichen Peptide sind wahrscheinlich Ursache des HANE mit den charakteristischen subepithelialen Ödemen der Haut bzw. Schleimhaut der oberen Atemwege und des Gastrointestinaltrakts. Die Komplementaktivierung kann durch (Mikro-)Trauma, Druck oder Streß ausgelöst werden.

Vererbung der Erkrankung erfolgt autosomal dominant mit unterschiedlicher Expressivität; selten auch erworben bei malignen Lymphomen bzw. B-Zell-Lymphomen.

Manifestation: häufig zwischen 10.–20. Lebensjahr, auch schon bei Säuglingen; Häufigkeit der Anfälle: ca. 3mal/Jahr, im Einzelfall sehr unterschiedlich.

Klinik: mit *unterschiedlicher Symptomatik, sehr plötzlich und foudroyant verlaufend auftretend:* Glottis- (häufig), Gesichts- und peripheres Ödem; abdominelle Beschwerden mit Schmerzen, Übelkeit, Erbrechen und Durchfällen; vegetative Symptome mit z. B. Spannungsgefühl, Parästhesien, Frösteln.

■ **BEACHTE:** Häufig Auslösung eines HANE durch Zahnoperation, Tonsillektomie bzw. Adenotomie.

Diagnostik: Bestimmung der Komplementfaktoren; Minimaldiagnostik: C_2, C_4-, Gesamtkomplement, C_1-Esterase-Inhibitor (quantitativ, funktionell).

Therapie: Bei *akutem Schub bzw. Glottisödem:* Intubation; Tracheotomie; 1000–2000 IE C_1-Inaktivator. – *Kurzzeitprophylaxe* mit C_1-Inaktivator (500–1000 IE) oder Danazol. Fresh-frozen-plasma, ε-Aminocapronsäure. – *Langzeittherapie:* Danazol oder Stanazol (letzteres wegen seiner androgenen Nebenwirkung möglichst nicht bei Kindern).

Prognose: Häufige Rezidive; häufig Glottisödem, Letalität bis 30 %.

Allergisches Glottisödem

Grundlagen: Bei Säuglingen bzw. Kleinkindern sehr ungewöhnlich, im Kindesalter seltener als bei Erwachsenen. Meistens verursacht durch *allergische Typ I-(Sofort-)Reaktionen*, bei denen durch IgE-Antikörper (sehr selten: IgG-Antikörper) eine Freisetzung von Histamin und anderen Mediatoren erfolgt. *Auslösende Allergene* sind *meistens:* Arzneimittel, Fremdseren, *Desensibilisierungslösungen* und Insektengifte; *äußerst selten* handelt es sich um Inhalations- bzw. Nahrungsallergene. – *Allergische Typ-III-Reaktionen (Immunkomplexreaktion; Arthus-Reaktion)* sind selten.

Klinik: *Typ-I-Reaktion: schnell eintretende Symptomatik innerhalb von weniger als 1 Stunde:* Urtikaria; Ödeme der Haut und Schleimhaut; Dyspnoe; Asthmaanfall; Kreislaufdysregulation; intestinale Symptomatik. – *Typ-III-Reaktion: verzögert eintretende Symptomatik innerhalb von 8 Stunden:* Urtikaria; Exanthem; Fieber; Gelenkschwellung.

Therapie: *Adrenalin:*

– 1 ‰ Lsg. 0,2–0,5 ml s. c.; evtl. Wiederholung;

– evtl. Amp. 1 ‰ verdünnen im Verhältnis 1 : 10, davon 0,1–0,2 ml/kg KG i. v., evtl. Wiederholung.

– Evtl. Adrenalin-Umspritzung an Einstichstelle (Insektenstich, Desensibilisierungstherapie).

Cimetidin: 10–20 mg/kg KG i. v.;

Clemastin: 0,025–0,05 mg/kg KG pro Dosis.

Glukokortikoide; Volumengabe; evtl. *Theophyllin;* evtl. *Intubation* bzw. *Tracheotomie.*

Tumoren

Gutartige Tumoren

Phonations- bzw. Stimmlippenverdickungen („Schreierknötchen")

Grundlagen: Meistens bilaterale Bindegewebs- bzw. Schleimhautverdickungen zwischen vorderem und mittlerem Stimmlippendrittel, wodurch der Stimmlippenschluß bei Phonation unvollständig ist. Ursache ist in der Regel eine Stimmbelastung durch „Schreien", häufig bei funktioneller Stimmstörung (Dysphonia hypertonica). Häufigkeit: erhöhte Inzidenz bei Schulkindern vor der Pubertät, 80–90% Knaben. Nach der Pubertät sind fast ausschließlich Frauen betroffen.

Klinik: Stimmstörung; chronische Heiserkeit.

Diagnostik: Laryngoskopie; evtl. phoniatrische Diagnostik.

Therapie: Stimmschonung, evtl. logopädische Therapie. Von chirurgischen Maßnahmen wird in aller Regel abgeraten.

Prognose: Gut; Spontanheilung.

Bösartige Tumoren

Sarkome

Bei Kindern häufigster bösartiger intralaryngealer Tumor.

Karzinome

Grundlagen: Bei Kindern sind bislang etwa 60 Fälle von Plattenepithelkarzinomen des Kehlkopfs beschrieben, die meist zu Beginn der Pubertät bzw. später auftraten und nicht mit Nikotinabusus assoziiert waren.

Klinik, Diagnose, Therapie: wie bei Erwachsenen.

Prognose: wahrscheinlich schlechter als bei Erwachsenen.

Luftröhre

(Unter Ausschluß bronchialer und pulmonaler Erkrankungen)

Angeborene Erkrankungen

■ **BEACHTE:** Angeborene Erkrankungen mit Atemnot sind zu 10–15 % durch Trachealmißbildungen verursacht.

Bei tracheal verursachter *Dyspnoe, Luftnot, Stridor* und *Husten* **muß** differentialdiagnostisch die Möglichkeit einer Luftröhrenstenosierung durch kardiovaskuläre Mißbildungen, Lymphadenitis (häufig Tbc) bzw. Mediastinaltumoren ausgeschlossen werden (Tab. **26**).

Tracheoösophageale Fistel

Grundlagen: Zur Entwicklung s. S. 124. Häufigkeit: 22–67 Fälle/ 100 000 Lebendgeborene; Assoziation mit anderen Mißbildungen: *meistens* mit Ösophagusatresie (S. 122–124); *seltener* mit *kardiovaskulären, vertebralen,* renalen und/oder anorektalen Miß-

Tabelle **26** Kardiovaskuläre Mißbildungen und Mediastinaltumoren als Ursache der Luftröhrenverengung/-kompression im Kindesalter

Kardiovaskuläre Mißbildungen (relative Häufigkeit bei Luftröhrenkompression):
- Gefäßring bei doppeltem Aortenbogen (ca. 50 %)
- Gefäßring durch rechten Aortenbogen/linkes Lig. arteriosum (ca. 20 %)
- retroösophageal verlaufende rechte A. subclavia (ca. 15 %)
- anomaler Verlauf der A. innominata (ca. 1 %)

Mediastinaltumoren:

– vorderes Mediastinum:	Thymustumoren
	Teratome
	Zysten
	Lymphosarkome
	Schilddrüsentumoren
– mittleres Mediastinum:	**maligne Lymphome**
	Teratome
	bronchogene Zysten
– hinteres Mediastinum:	**Neuroblastome**
	Neurofibrome
	bronchogene Zysten
	Speiseröhrenduplikaturen

bildungen (VACTERL-Syndrom: vertebral-anal-cardial-tracheoesophageal-renal-limbs).

Klinik: *Leitsymptome in der Regel durch Ösophagusatresie (S. 122–124) verursacht: Isolierte tracheoösophageale Fistel (=H-Fistel):* Husten; Spucken beim Füttern; rezidivierende Pneumonien, Lungenatelektasen; gehäuft beim Füttern auftretende, intermittierende Husten- und Zyanoseanfälle.

Diagnose: S. 122 f.

Isolierte H-Fistel: Diagnose wird häufig verzögert, da sich die Symptomatik bei Sondenernährung bessert.

Komplikationen: rezidivierende Aspirationspneumonien, Lungenatelektasen, Pneumothorax und bei 30–80 % der Patienten ausgeprägte Tracheomalazie.

Therapie, Prognose: S. 123 f.

Tracheo- und Tracheobronchomalazie

Tracheomalazie

Grundlagen: Seltene Erkrankung, die durch verminderte Stabilität der Luftröhre und der knorpeligen Trachealspangen und einer Erweiterung des membranösen Anteils der Luftröhre charakterisiert ist, so daß bei Inspiration die Neigung zum Trachealkollaps (Kontakt Vorder- und Rückwand) besteht. Ursachen sind *angeborene Formen* mit Chondrodysplasie, Unreife des Knorpels, knorpelige Strukturdefekte und Hypotonie des myoelastischen Bindegewebes. Auftreten zu 70 % bei Knaben, erste Symptome meistens zwischen 3. und 6. Lebensmonat, der Erkrankungsverlauf ist meistens mild; *Erworbene Form* mit Entzündung bei z. B. zystischer Fibrose, tracheoösophagealer Fistel (S. 107 f.), Langzeitintubation oder aber auch durch äußere Druckeinwirkung wie z. B. Gefäßring.

Klinik: *Leitsymptom* sind inspiratorischer und/oder exspiratorischer Stridor; Dyspnoe und Husten; *andere Symptome* sind Giemen, Husten, Bradykardien, hypoxische Anfälle und Hyperextension des Halses.

Bei *schweren Verlaufsformen* zusätzlich ineffektive Bronchialtoilette; Sekretretention; rezidivierende Pneumonien, pulmonale Obstruktion und Zyanose-Apnoeanfälle („dying spells"); evtl. Bradykardien; evtl. wiederholte Notwendigkeit der kardiopulmonalen Reanimation, besonders häufig während oder kurz nach dem Essen bzw. Füttern.

Diagnostik: Klinik; seitliche Röntgenaufnahme Hals und Thorax; Röntgendurchleuchtung Speiseröhre; Tracheobronchoskopie.

BEACHTE: Diagnose wird häufig verzögert. Diagnostisch entscheidend ist die Tracheobronchoskopie bei Spontanatmung (Beobachtung des Trachealkollapses). Erkrankungen der Speiseröhre wie z. B. Mißbildungen oder gastroösophagealer Reflux müssen ausgeschlossen werden.

Therapie: – *Leichte Verlaufsform:* Anfeuchtung der Atemluft; Bronchialtoilette; evtl. Langzeitintubation; evtl. Tracheotomie (umstritten!); evtl. CPAP-Beatmung; evtl. langdauernde Hospitalisation. – *Schwere Verlaufsform:* Aortopexie, die bereits im Säuglingsalter möglich ist; Trachealschienung.

Prognose: – *Leichte Verlaufsformen:* Gut; Spontanheilung zwischen 1. und 2. Lebensjahr. – *Schwere Verlaufsform:* sehr unterschiedlich; Besserung durch Aortopexie bzw. Schienung bei 40–90 % der Kinder; Todesfälle nicht selten.

Tracheobronchomalazie

Grundlagen: Im Gegensatz zur Tracheomalazie ist das Bronchialsystem mitbetroffen, der linke Hauptbronchus häufiger als der rechte; schwere Krankheitsverläufe sind sehr selten; Pathogenese; s. S. 108.

Klinik: Häufig (nicht immer) exspiratorische Stridor; evtl. Dyspnoe; evtl. respiratorische Insuffizienz ohne Stridor; rezidivierende Lungeninfektionen.

Diagnose, Therapie: s. S. 109.

Differentialdiagnosen: Fremdkörperaspiration; Bronchialadenom; Bronchialstenosen; kongenitales lobäres Emphysem.

Prognose: Bei schwerer Tracheobronchomalazie erheblich schlechter als bei schwerer Verlaufsform der Tracheomalazie; chirurgische Therapie bringt keine Besserung.

Trachealstenose

Grundlagen: Sehr seltene, fixierte Verengung der Luftröhre. Bei den *angeborenen Formen* unterscheidet man die *generalisierte Hypoplasie* der *gesamten Trachea* bei vollständigen Knorpelspangen, ca. 30 % der angeborenen Stenosen; die *trichterförmige Stenose* im Bereich der Carina, ca. 20 % der angeborenen Stenosen und die *Segmentstenose* mit dorsaler Verschmelzung der Knorpelspangen, ca. 50 % der angeborenen Stenosen; die angeborenen Formen sind häufig mit kardio- bzw. bronchopulmonalen und Skelettmißbildungen assoziiert. Die *erworbenen Formen* sind verursacht durch Trauma, Langzeitintubation, Inhalationstrauma oder Tumoren.

Klinik: *Symptomatik stark wechselnd; bei den angeborenen Formen Auftreten der Symptome meistens im 1. Lebensjahr, aber auch später:* Stridor; Dyspnoe; Zyanoseanfälle (vermehrt bei Belastung); atypische Kruppanfälle; Gedeihstörung.

Diagnose: Diagnostisch entscheidend ist die Tracheobronchoskopie, Endoskopie nur bis Stenoseoberrand, da das Risiko einer akuten Atemwegsobstruktion durch Blutung, Ödem oder Sekretretention groß ist; die Möglichkeit zur sofortigen Operation sollte bestehen. Röntgenaufnahme, Durchleuchtung und Computertomographie des Thorax; Echokardiographie; Bronchographie mit Kontrastmittel; Herzkatheteruntersuchungen.

Therapie: Intubation bzw. Tracheotomie sollte möglichst unterbleiben; falls dennoch notwendig, sollte die Tubusspitze oberhalb der Stenose liegen (wegen Verletzungsgefahr).

Angeborene Trachealstenosen: Bei *generalisierter Hypoplasie* keine chirurgische Maßnahmen möglich; Luftröhrenwachstum abwarten; symptomatische Maßnahmen. *Trichterförmige- bzw. Segmentstenosen:* In der Regel *muß* Operation erfolgen; Segmentresektion bis zu maximal 50% der Trachealänge möglich.

Erworbene Trachealstenosen: „Konservative Maßnahmen" wie endoskopische Dilatation, Schienung, Anfeuchtung der Atemluft, evtl. CPAP-Atmung, evtl. O_2-Gaben, Behandlung von Infekten, Steroidtherapie.

Bei Säuglingen und Kleinkindern vor evtl. Operation einige Monate zuwarten und Luftröhrenwachstum abwarten.

Prognose: *Angeborene Stenosen:* abhängig von der Art der Stenose: operative Ergebnisse nach Trachealchirurgie sind auch bei Säuglingen und Kleinkindern befriedigend; Langzeitbeobachtungen fehlen bislang (Wachstum der Luftröhre).

Hämangiome

Hämangiome können auftreten; evtl. lasermikrochirurgische Trachealerweiterung; häufig Tracheostoma erforderlich. Details s. S. 21.

Trachealagenesie

Pathophysiologie: Äußerst seltene Mißbildung, etwa 80 Fälle beschrieben. Klassifikation in 3 Formen. Aufgrund embryologischer Untersuchungen muß man heute die sogenannte „Agenesie" als hochgradige Atresie ansehen (häufig Bindegewebsstrang nachweisbar). Knabenwendigkeit; häufig mit schwersten Mißbildungen assoziiert.

Klinik, Diagnostik, Therapie: Sofort nach Geburt schwerstes Atemnotsyndrom, nicht therapierbar.

Prognose infaust.

Infektiöse Erkrankungen und Tumoren

Papillomatose

Isolierter Befall der Luftröhre sehr ungewöhnlich; s. S. 99–101.

Sarkom

Bösartiger Tumor, der zur Luftröhrenobstruktion führen kann. Palliative, lasermikrochirurgische Luftröhrenerweiterung ist möglich. Zur onkologischen Therapie s. Spezialliteratur.

Intratracheales Schilddrüsengewebe

Seltene Mißbildung mit Schilddrüsengewebe im Kehlkopf bzw. der oberen Trachea; Symptome meist erst beim Erwachsenen mit Struma.

Neurogene Trachealtumoren

Seltene, in der Regel gutartige Mißbildung. Diagnostisch muß eine Mitbeteiligung des Mediastinums ausgeschlossen werden.

Traumatisch verursachte Erkrankungen

Tracheo- und Tracheobronchomalazie

(s. S. 108 f.)

Kehlkopf und Luftröhre

Fremdkörperaspiration

Grundlagen: Häufige unfallbedingte Todesursache; Sterblichkeit in den USA: ca. 0,5–2/100 000 Kinder pro Jahr.

Ungefähr 50 % der Fremdkörperaspirationen erfolgen im 2. Lebensjahr, etwa 80 % bis zum 4. Lebensjahr, zu 60 % sind Knaben betroffen. Verursacht ist die Fremdkörperaspiration dadurch, daß die Kinder wegen fehlender Backenzähne Speisen nicht vollständig zerkleinern und diese dann beim Herumrennen bzw. Spielen aspirieren; beim Kennenlernen von Gegenständen durch „In-den-Mund-Nehmen" kann ebenfalls Aspiration auftreten. Bei den aspirierten Fremdkörpern handelt es sich *häufig* um nicht-röntgendichte Speisen (70–80 %) wie z. B. Erdnüsse (35–45 %) oder Speisepartikel (z. B. Karottenstücke) (20–25 %); *seltener* um Metallgegenstände (10 %) oder Plastikgegenstände (ca. 10 %, z. T. nicht-röntgendicht!). Lokalisationen der Fremdkörper sind Kehlkopf (< 5 %), Luftröhre (5–10 %) und rechter bzw. linker Hauptbronchus bzw. Segmentbronchien (ohne Seitenbevorzugung!!).

■ **BEACHTE:** Etwa 50 % aller Aspirationen werden von den Eltern nicht als solche registriert. 50–60 % der Kinder werden innerhalb von 24 Stunden nach Aspiration und Auftreten von Symptomen im Krankenhaus vorgestellt, ca. 30 % mehr als 3 Monate später!

Klinik: *Fremdkörper im Bronchialsystem: Leitsymptome* sind Husten (ca. 95 %); Minderventilation (z. B. Auskultation, Röntgenaufnahme) (60 %); Giemen und Keuchen (40–60 %); Dyspnoe (ca. 60 %); *andere Symptome* sind Fieber, Zyanose, Stridor und rezidivierende Pneumonien.

Laryngotracheale Fremdkörper: Leitsymptome sind Dyspnoe (ca. 75 %); Husten (ca. 65 %); Stridor (ca. 65 %); Zyanose (ca. 40 %); *andere Symptome* sind Minderventilation, Giemen und Keuchen, auskultatorische Rasselgeräusche.

■ **BEACHTE:** Etwa 2 Wochen nach Aspiration kann ein scheinbar asymptomatisches Intervall von Tagen bis Wochen eintreten. Ca. 15 % aller unklaren Hämoptysen bei Kindern sind durch aspirierte Fremdkörper verursacht; andere Differentialdiagnosen für Hämoptysen sind Pneumonien und Tracheobronchitiden.

Diagnostik: Anamnese; Symptome; *Auskultationsbefund*, der allerdings bei ca. *40 % der Kinder regelrecht* ist; Röntgendiagnostik, Durchleuchtung.

Röntgenbefunde: *Fremdkörper im Bronchialsystem:* obstruktives Emphysem (ca. 60%); Mediastinalverlagerung (ca. 50%); Pneumonie (ca. 20%); Normalbefund (15–25%); Atelektase (ca. 10%). Durchleuchtung: Inspiratorische Mediastinalverlagerung (ca. 90%); Normalbefund (5%).

Laryngotracheale Fremdkörper: Normalbefund (ca. 60%); Pneumonie (ca. 20%); obstruktives Emphysem (ca. 20%). Durchleuchtung: Normalbefund (ca. 50%); inspiratorische Erweiterung Mediastinum (ca. 30%).

BEACHTE: Durch Einsatz verschiedener Methoden ohne endoskopische Untersuchung ist eine diagnostische Genauigkeit von ca. 80% zu erzielen. Aufgrund der verbleibenden diagnostischen Unsicherheit muß bei entsprechendem klinischen Verdacht bzw. Symptomatik die Indikation zur Tracheobronchoskopie großzügig erfolgen.

Häufige *ärztliche* Fehldiagnosen (bis 20%!) sind Pneumonie, Bronchitis, Laryngitis, Pseudokrupp, Asthma, Infekt der oberen und unteren Luftwege.

Therapie: Fremdkörperentfernung durch *starre Tracheobronchoskopie;* das Risiko für Zahnschäden, Stimmbandverletzungen, Heiserkeit und Mediastinalverletzungen ist gering.

BEACHTE: Aspirierter Fremdkörper müssen mittels starrer Tracheobronchoskopie entfernt werden. Alle anderen Methoden wie z. B. Drainage, Heimlich-Manöver oder Folley-Katheter sind gefährlich und deshalb kontraindiziert.

Thorakotomie: nur sehr selten erforderlich.

Nach Fremdkörperentfernung evtl. Antibiotika.

Komplikationen sind abhängig vom Zeitraum zwischen Aspiration und Fremdkörperentfernung: Pneumonie, Atelektase, Emphysem, Tod.

Prognose: In der Regel gut.

BEACHTE: Fremdkörperlokalisation im Kehlkopf wird häufig nicht bedacht und ist dann mit einer erhöhten Sterblichkeit verbunden.

Trachealstenose

(s. S. 109 f.)

Tracheoösophageale Fistel

Seltene Komplikation bei endotrachealer Langzeitintubation. Sie ist mit Kehlkopf- und Trachealschäden assoziiert. Operative Therapie ist schwierig; häufig Residualschäden.

Seltene, angeborene Erkrankungen der unteren Luftwege

Angeborene Lungensequester

Grundlagen: *Extra- und intralobuläre Sequester* sind akzessorische Lungensegmente mit oder ohne Pleura und mit eigener Gefäßversorgung; ein Anschluß an das Tracheobronchialsystem fehlt. Lage meistens linksseitig ober- bzw. unterhalb des Zwerchfells. – *Bronchopulmonale Vorderdarmzysten* sind intra- bzw. extralobuläre Lungensequester, die mit dem oberen Gastrointestinaltrakt (zu 85% kaudale Speiseröhre) kommunizieren. Lokalisationen der BPVZ sind Hals und Brustkorb; zu 80% sind Knaben betroffen, bei etwa 50% der Patienten bestehen weitere Anomalien.

Klinik: *Leitsymptom* sind Dyspnoe (ca. 80%), die häufig bereits beim Neugeborenen, aber auch erst im Kleinkindalter auftritt; Atemnotsyndrom; Zyanose; Husten.

Bei bronchopulmonalen Vorderdarmzysten treten die Symptome häufig erst zwischen 6. und 12. Lebensmonat auf: chronischer Husten; rezidivierende Pneumonien; Atemnotsyndrom.

Diagnose: Röntgenaufnahmen und Computertomographie des Thorax; evtl. Ösophagusbreischluck.

Therapie; Thorakotomie; Exzision.

Prognose gut.

Aspekte zur Tracheotomie im Kindesalter

Die Nutzen/Risiko-Abwägung bezüglich einer Tracheotomie (= Luftröhrenschnitt) im Kindesalter ist schwierig; als Diskussionsgrundlage im folgenden einige Aspekte:

Allgemeine Aspekte:

– Die Häufigkeit von Tracheotomien im Kindesalter ist durch vermehrte nasotracheale Intubationen erheblich zurückgegangen.

Luftröhre 115

- Im Kindesalter entsprechen sich die relativen Komplikationsraten bei Tracheotomie bzw. Langzeitintubation.
- Die Mortalität tracheotomierter Kinder ist im Vergleich zu Erwachsenen durch Multimorbidität sehr hoch und beträgt bei Säuglingen etwa 20–50%. Die Tracheotomie-abhängige Mortalität bei Kindern liegt bei *2–8%(!)*, bei Erwachsenen bei ca. *1,5%(!)*.
- 20–40% der Kinder werden vor dem 6. Lebensmonat tracheotomiert, 80% bis zum 2. Lebensjahr.

Chirurgische Aspekte:

- Technisch erfolgt die Tracheotomie durch vertikale Spaltung von 2 bis 3 Knorpelspangen möglichst ohne Knorpelexzision und Vernähung der äußeren Haut mit den Inzisionsrändern (= sogenanntes „tragendes" bzw. „epithelialisiertes Tracheostoma").
- Aufgrund der kleinen anatomischen Verhältnisse ist die Tracheotomie im Kindesalter schwierig. Eine Nottracheotomie außerhalb eines Operationssaals ist *extrem gefährlich* und häufig erfolglos (Folgerung: *Nottracheotomie vermeiden*).

Indikationen:

- Sind zu 60% *Luftwegsobstruktion*, wie z. B. subglottische Stenosen, subglottische Hämangiome, Larynxmembrane, Stimmlippenlähmungen. Häufig ist die nasotracheale Intubation unmöglich.
- Sind zu ca. 15–20% *tracheobronchiale Sekretretention* mit dem Ziel einer Verbesserung der Tracheobronchialtoilette, z. B. bei ZNS-Erkrankungen, ZNS-Mißbildungen oder Atemnotsyndrom.
- Sind zu 15–20% *respiratorische Insuffizienz*, z. B. bei ZNS-Erkrankungen oder -Mißbildungen, Atemnotsyndrom, bronchopulmonale Dysplasie oder Schädel-Hirn-Trauma.
- Sind auch *elektive (= Wahl-)Indikationen*, z. B. vor Operationen kraniofazialer Mißbildungen oder der Halswirbelsäule, zentral-verursachter Aspiration bei Zustand nach Schädel-Hirn-Trauma oder Hirntumor u. ä.

Komplikationen:

■ **BEACHTE:** Je jünger die Kinder, desto höher die Komplikationsrate. *Gesamtkomplikationsrate: 30–50%*.

Kehlkopf und Luftröhre

- *Frühkomplikationen* innerhalb der ersten Woche betragen ca. 15 %: *unbeabsichtigte Dekanülierung, Obstruktion der Kanüle*; Pneumonie, Pneumothorax, Emphysem, Blutung.
- *Spätkomplikationen* betragen ca. 30 %: *Obstruktion der Kanüle, unbeabsichtigte Dekanülierung*, Trachealgranulationen; auch: tracheoösophageale Fistel, Blutung u. a.

Vorteile der Tracheotomie gegenüber der nasotrachealen Intubation:

- Kinder sind mobiler, können besser mobilisiert und sogar zu Hause betreut werden.
- Tracheobronchialtoilette ist leichter.

Typische Probleme:

- Einseitige Beatmung, Zyanose, Atelektasebildung (verursacht durch zu lange Kanülen; häufig bei Säuglingen und Kleinkindern: Therapie durch Kanülenentfernung und Einsetzen einer kürzeren Kanüle).
- Unzureichender Hustenstoß (Druckaufbau nicht möglich; dadurch vermehrt Sekretretention).
- Entzündliche Erkrankung der Luftröhre; Erkrankung der oberen und unteren Luftwege (Gefahr der Tracheomalazie).
- Sprechbehinderung bzw. -unfähigkeit bei fehlendem laryngealen Luftstrom (bei Säuglingen und Kleinkindern sehr problematisch, da dadurch u. a. die Sprachentwicklung verzögert wird. Bei älteren Kindern: Sprechkanüle).
- Fehlen des physiologischen Wachstumsreizes für den Kehlkopf (fehlender laryngealer Luftstrom).

Tracheostomapflege:

Wichtig sind ausreichende Anfeuchtung der Atemluft, regelmäßiges Absaugen von Sekret, regelmäßige Kanülenreinigung.

■ **BEACHTE:** Bei *tracheotomierten Patienten mit Atemnot* handelt es sich häufig um eine *Sekretverlegung der Kanüle*, so daß im Zweifelsfall die *Kanüle notfallmäßig entfernt* werden muß. Bis zum Einsetzen einer neuen Kanüle kann das Stoma mit einem Spekulum offengehalten werden. Epithelialisierte Tracheostoma haben eine ausgeprägte Tendenz, sich zu kontrahieren und zu verschließen. Deshalb gehört ein Spekulum zur Notfallausrüstung und das Stoma *muß* immer mit einer Kanüle versorgt sein.

Typische Gefahren:

– Aspiration beim Baden;

– Aspiration von Pudern, Stäuben, im Sandkasten u. ä.

Dekanülierung: Voraussetzung: Kind gesund; endoskopisch regelrechter Kehlkopf- und Luftröhrenbefund (Ausschluß von Granulationen); Ausschluß pulmonaler Probleme, evtl. Lungenfunktion; Ausschluß gastroenterologischer Probleme, auch kein gastroösophagealer Reflux; Kind muß bei verschlossenem Tracheostoma ausreichend Luft bekommen, auch bei Aktivitäten. Im Zweifelsfall: Verschiebung der Dekanülierung.

■ **BEACHTE:** Je jünger die Kinder, desto schwieriger die Dekanülierung, so daß mehrere Versuche nicht ungewöhnlich sind.

Häusliche Betreuung:

Gute Erfolge! *Voraussetzung:* Koordination von Klinikarzt, Eltern, Hausarzt, evtl. Gemeindeschwester. – Adäquate Überwachung (Monitoring) wegen gestörter „Sprach- und Ruffähigkeit".

Psychologische Betreuung der Eltern und des Patienten:

Ist sehr wichtig, aber auch schwierig, da häufig durch lange Krankengeschichte und entsprechenden Vorerfahrungen ein elterliches Mißtrauen gegenüber Ärzten besteht.

Speiseröhre

Entwicklung, Anatomie und Physiologie

Die Vulnerabilitätsphase für die Entstehung von Fehlbildungen der Speiseröhre liegt zwischen der 3. und 6. Embryonalwoche; Details zur Entwicklung s. S. 7–9, 80.

Die Speiseröhre geht im Bereich des unteren Ringknorpels aus dem Hypopharynx hervor und mündet unterhalb des Zwerchfells im Magen (Kardia). Anatomisch unterscheidet man die nicht eindeutig definierten Segmente Pars cervicalis, Pars thoracica und Pars abdominalis und die klinisch-funktionell bedeutungsvollen Ösophagusengen:

obere Enge = Ösophagusmund als *engste* Stelle der Speiseröhre hinter dem Ringknorpel bzw. an seinem unteren Rand gelegen; Ursache der Verengung sind Hypoganglionose und ein Venenkonvolut;

mittlere Enge = Aortenenge, verursacht durch den kreuzenden Aortenbogen und den linken Hauptbronchus;

untere Enge = sog. Zwerchfellenge (Hiatus oesophagus).

Histologisch besteht die Speiseröhre aus 3 Schichten: der Mukosa, bestehend aus Lamina epithelialis, Lamina propria und Lamina muscularis mucosae; der Tela submucosa mit Plexus submucosus und der Tunica muscularis, die aus längs- und schraubenförmig verlaufendem, myoelastischen Bindegewebe besteht. In der kranialen Speiseröhre besteht die Muskulatur vorwiegend aus quergestreifter Muskulatur, in den kaudalen Anteilen aus glatter Muskulatur.

Bei Geburt verlaufen die dichtliegenden, myoelastischen Muskel- und Faserelemente der Speiseröhre schraubenförmig flach. Durch die wachstumsbedingte Streckung wird der Faserverlauf steiler, wodurch sich das untere Speiseröhrensegment verengt und die Sphinkterfunktion (Wringverschluß) verbessert wird. Physiologische Folgen der verbesserten Sphinkterfunktion sind die Abnahme des physiologischen gastroösophagealen Refluxes bei ca. 15 %

aller Neugeborenen im Vergleich zu ca. 5% bei Säuglingen im Alter von 12 Monaten.

Die Regulation des Schluckvorgangs und der Atmung ist durch die Kreuzung der Schluck- und Atemwege (Abb. **12**) kompliziert. Der Schluckvorgang untergliedert sich in 3 Phasen: Er beginnt durch die überwiegend willkürlich eingeleitete *orale Phase* mit Aufnah-

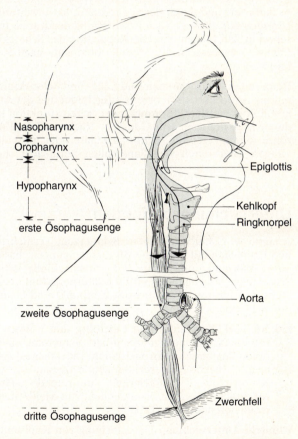

Abb. **12** Topographie des Rachens, der oberen Luftwege und der Speiseröhre beim Säugling. Typisch der hochstehende Kehlkopf mit Kontakt zwischen Kehldeckel und Weichgaumen.

me und Zerkleinerung des Bissens in der Mundhöhle. – In der anschließenden, reflektorisch verlaufenden *pharyngealen Phase* wird der Kehlkopf, einschließlich Zungenbein, angehoben und gleichzeitig der hintere Zungenanteil abwärts bewegt. Dadurch verschließt die Epiglottis den Kehlkopfeingang, der Speisebrei wird an der Epiglottis geteilt und in die seitlichen Sinus piriformis geleitet. Gleichzeitig wird die Glottis durch Stimmlippenschluß reflektorisch verschlossen, und der Hypopharynx über dem Ösophaguseingang erweitert sich. – Nach Erschlaffung des M. cricopharyngeus wird der Nahrungsbolus vom Hypopharynx in die Speiseröhre befördert und durch deren Peristaltik aktiv weitertransportiert *(ösophageale Phase)*. Nach Erschlaffung der Kardia tritt der Speisebrei in den Magen ein. Die Regulation des Schluckvorgangs erfolgt überwiegend in der Medulla oblongata nach Reizrezeption im Rachen.

Beim reifen Neugeborenen sind Saug- und Schluckreflexe und damit die Schluckfunktion bereits ausgebildet und der Atmungsregulation übergeordnet. Störungen der Schluckfunktion können u. a. durch Mißbildungen von Gaumen, Rachen, Zunge oder Speiseröhre, durch zerebrale, neuromuskuläre oder muskuläre Erkrankungen oder durch Gefäßanomalien verursacht sein (Tab. 13, S. 59 f.).

Untersuchungsmethoden

Anamnese: Schluckstörungen; Schmerzen; vermehrtes Spucken und Erbrechen mit und ohne Blutbeimengungen; nasale Regurgitation mit und ohne Erbrechen; Speichelfluß; Verschleimung; Schmerzen, Druckgefühl und Fremdkörpergefühl über Brust und Herz; Gedeihstörung, Anorexie; Zeitpunkt und Dauer der Symptome; Fieber.

BEACHTE: Häufig sind Luftröhre und Lungen bei Speiseröhrenerkrankungen mitbeteiligt; Symptome sind: rezidivierende Pneumonien, Bronchitiden, (nächtliches) Asthma bronchiale, (nächtliche) rezidivierende Zyanose-, Apnoe- und Kruppanfälle, rezidivierend auftretende Hustenanfälle (nächtliche und im Zusammenhang mit Mahlzeiten) (s. S. 84), rezidivierende Heiserkeit.

Klinische Untersuchung: Untersuchung von Kopf und Hals; digitale Untersuchung von Mund, Gaumen, Zunge und Mundboden; Prüfung des Saugreflexes; Probefütterung durch den Arzt; orientierende neurologische Untersuchung (einschließlich Hirnnerven); Sondierung beider Nasenlöcher zum Ausschluß einer Choanalatresie; Sondierung der Speiseröhre zum Ausschluß einer Atresie; kompletter HNO-Status einschließlich Laryngoskopie (!).

Eventuelle weitere Untersuchungen: Röntgenuntersuchung Hals, Thorax; Ösophagoskopie (Tab.27); Tracheoskopie (großzügige Indikationen; s. S. 84); Ösophagusbreischluck; pH-(Langzeit-) Monitoring, Refluxszintigraphie, Ösophagusmanometrie.

Diagnose und Therapie

Die Diagnose und Therapie von Speiseröhrenerkrankungen ist ein interdisziplinäres Problem. Es wird zu selten berücksichtigt, daß Speiseröhrenerkrankungen häufig mit zusätzlichen Erkrankungen oder Mißbildungen der oberen und unteren Luftwege einhergehen.

Tabelle **27** Vor- und Nachteile der starren bzw. flexiblen Ösophagoskopie

	Ösophagoskopie	
	starre	flexible
Vorteile:		
— Inspektion und Kontrolle Hypopharynx/Ösophaguseingang	+	0
— Inspektion Magen/Zwölffingerdarm	0	+
— ambulante Untersuchung in i. v. Sedierung	0	+
— größerer Arbeitskanal	+	0
Nachteile:		
— „blindes" Durchgehen durch Hypopharynx/Ösophaguseingang	0	+
— Vollnarkose, stationärer Aufenthalt	+	±/0
— Luftinsufflation (unkontrollierte Gewebsbelastung)	0	+

Anmerkungen:
 — Lt. Literatur bevorzugen die meisten Untersucher ihr Spezialinstrument.
 — Komplikationsraten bei beiden Methoden vergleichbar (Gefahr der Perforation <0,5 %; Mortalität <0,1 %).
 — Möglicherweise ist bei weniger erfahrenen Untersuchern das Risiko bei Verwendung flexibler Optiken geringer??

Angeborene Erkrankungen

Ösophagusatresie mit/ohne tracheoösophagealer Fistel

Grundlagen: Die Entstehung ist weiterhin ungeklärt, wahrscheinlich multifaktorielle Genese. Früher vermutete man eine Kontinuitätsunterbrechung der Speiseröhrenanlage (= Atresie) und eine gestörte membranöse Trennung des embryonalen Ösophagustracheallumens. Aktuelle Hypothesen gehen eher von einem unkoordinierten Mesenchymwachstum und einer sekundären Fistelentstehung (tracheoösophageale Fistel) als Folge epithelialer Verwachsungen zwischen Speise- und Luftröhrenanlage aus. Im Atresiebereich findet man häufig einen Bindegewebsstrang als rudimentäre Ösophagusanlage. Häufigkeit der Ösophagusatresie mit/ohne tracheoösophagealer Fistel: 22–67/100 000 Lebendgeborene; vermehrtes Auftreten bei Down-Syndrom; 25–30 % der Neugeborenen mit Ösophagusatresie mit/ohne tracheoösophagealer Fistel sind Frühgeborene bzw. dystroph. Morphologische Klassifikation und relative Häufigkeit der verschiedenen Formen: s. Abb. **13**. Bei 30–40 % der Kinder mit Ösophagusatresie mit/ohne tracheoösophagealer Fistel liegen Begleitmißbildungen vor: kardiovaskuläre, vertebrale, (auch) renale und anorektale Mißbildungen; VACTERL-Syndrom (*v*ertebral-*a*nal-*c*ardinal-*t*racheoesophageal-*r*enal-*l*imbs).

Klinik: *Leitsymptome bei Ösophagusatresie:* häufig Polyhydramnion; vermehrter Speichel- und Schleimfluß aus dem Mund; evtl. Schaumbildung; bei Fütterungsversuch nasale Regurgitation; Blähung des Abdomens durch Luft im Magen (Folge der tracheoösophagealen Fistel); Speiseröhrensondierung nicht möglich. *Sekundäre Folgen:* Hustenattacken; Dyspnoe; Zyanoseanfälle; Aspiration (bei zunehmender intragastraler Luft nimmt die Refluxgefahr zu); Pneumonie.

H-Fistel: s. S. 107 f.

Diagnostik: Vergebliche Speiseröhrensondierung: Lokalisation der Atresie meist ca. 10 cm hinter der Gingiva; Röntgendiagnostik mit Darstellung eines atretischen Blindsacks durch Luftinsufflation. Luft im Magen als Hinweis für tracheoösophageale Fistel (Verwendung von Röntgenkontrastmittel wegen Aspirationsgefahr gefährlich). Ausschluß weiterer Mißbildungen (s. o.).

H-Fistel: s. S. 107 f.

Differentialdiagnosen: Atemnotsyndrom; Herzmißbildung; laryngoösophageale Spalten; gastroösophagealer Reflux; intestinale Stenosen und Atresien.

Therapie: Nach Diagnose: Hochlagerung von Oberkörper und Kopf (ca. 20°); Katheter in Speiseröhrenblindsack und kontinuierliches bzw. regelmäßiges Absaugen zur Aspirationsprophylaxe; Therapie nach neonatologischen Prinzipien (Hydrierung, Antibiotika, Tracheobronchialtoilette, Lungenpflege, evtl. Intubation); Überführung in eine kinderchirurgische Klinik.

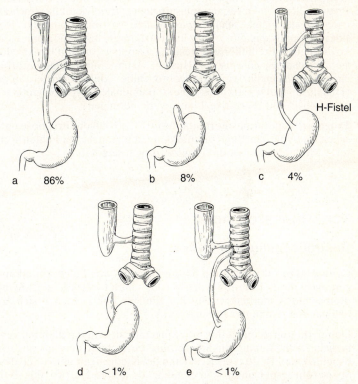

Abb. **13a–e** Formen und Häufigkeiten der Ösophagusatresie mit und ohne tracheoösophagealer Fistel.

Chirurgische Maßnahmen (12 bis 18 Stunden nach Diagnose):
- *Primäre Anastomose* (End-zu-End- bzw. Seit-zu-Seit-Anastomose); evtl. passagere Gastrostomie. Risiken: Stenosebildung; Fistelbildung.
- *Verzögerte Anastomose*, z. B. bei Vorliegen einer Sepsis, Pneumonie oder Dehydratation: primär Gastrostomie, Anastomosierung nach Normalisierung der Organfunktionen.
- Mehrzeitiges Vorgehen, z. B. bei Vorliegen langstreckiger Atresien, Frühgeburtlichkeit oder schwerer Pneumonie: frühzeitige Gastrostomie und Unterbindung der tracheoösophagealen Fistel; Ösophagusanastomose, Koloninterponat oder Magenhochzug später, nur selten ist eine zervikale Ösophagostomie erforderlich.

Komplikationen: *Frühkomplikationen:* Pneumonie; Atelektase; Pneumothorax; Anastomoseninsuffizienz; rezidivierende tracheoösophageale Fistel. *Spätkomplikationen:* gastroösophagealer Reflux; Refluxösophagitis; Ösophagusstrikturen mit erhöhtem Risiko bezüglich Fremdkörper; gestörte Ösophagusmotilität; Achalasie; Dysphagie; chronischer Husten; Aspirationspneumonie; Tracheo(broncho)malazie; Tracheobronchitis durch Fistelstumpf (Diagnose durch Tracheoskopie); pulmonale Hyperreagibilität; obstruktive und regressive Lungenveränderungen.

Prognose: Operationsmortalität fast 0 %, so daß die Prognose entscheidend von den Begleitmißbildungen abhängt; bei Fehlen weiterer Mißbildungen ist die Langzeitprognose gut.

Funktionsstörungen

Gastroösophagealer Reflux

Grundlagen: Obgleich eine häufige Ursache für Folgeerkrankungen, wird die Differentialdiagnose nur selten berücksichtigt. Symptome und Krankheitsverlauf bei Kindern unterscheiden sich erheblich von denen der Erwachsenen.

Den pathologischen Reflux von Mageninhalt und die dadurch verursachte Schädigung der Speiseröhre bezeichnet man als gastroösophagealen Reflux; als Kriterium bei Kindern gilt der Abfall des Speiseröhren-pH unter 4 über mehr als 2 Stunden pro Tag. Bei Säuglingen ist ein gastroösophagealer Reflux infolge der neuromuskulären und organischen Unreife normal.

Wichtige Ursache für gastroösophagealen Reflux im Kindesalter ist eine verminderte Speiseröhrenmotilität; *andere* Ursachen sind Hiatushernie (Häufigkeit 1:1000); Kardia-Insuffizienz (Chalasie); Sklerodermie; verminderte Mukosaresistenz oder erhöhter intragastraler Druck. Die Assoziation mit Erkrankungen des zentralen Nervensystems bzw. operierten Ösophagusatresien ist häufig. Die genaue Häufigkeit ist nicht bekannt; wahrscheinlich wird die Erkrankung zu selten diagnostiziert. Bei Kindern häufig okkulter Erkrankungsverlauf; Knabenwendigkeit.

Gastroösophagealer Reflux kann die Ursache sein für Laryngomalazie; Laryngospasmus; pulmonale Erkrankungen wie Bronchitiden, Pneumonien oder bronchopulmonale Dysplasie; plötzlicher Kindstod (SIDS) (?) oder einer Schleimhautmetaplasie (Barrett's Ösophagus) (?).

Klinik: Bei Kindern meistens nicht die typische Symptomatik mit Sodbrennen, retrosternalen Schmerzen und Ösophagitis.

Leitsymptome: (nächtliche) Regurgitation und Erbrechen (60–70%); pulmonale Komplikationen (30–40%); Dysphagie (5–30%); Hämatemesis (15–30%); Sodbrennen, retrosternale Schmerzen (unter 10%). – *Andere Symptome:* Heiserkeit; Fütterungsschwierigkeiten; Gedeihstörungen; (nächtliche) Hustenattacken; (nächtliche) Asthma-, Apnoe- oder Kruppanfälle, rezidivierende Laryngitis exzessives nächtliches Schreien; Schlafstörungen; Aspirationspneumonien; Sandifer's Syndrome (s. Tab. **10**).

Komplikationen: Ösophagitis; Strikturen; pulmonale Komplikationen; subglottische Stenosen; Stimmlippengranulationen.

BEACHTE: Differentialdiagnostisch wichtig sind laryngeale bzw. pulmonale Erkrankung durch „stillen" gastroösophagealen Reflux.

Diagnostik: Beim Kind schwierig, häufig nicht eindeutige Befunde: Anamnese; Ösophagusbreischluck (positiver Nachweis: 30–60%); sensitivste Nachweismethode: Langzeit-pH-Monitoring; Refluxszintigraphie. Evtl. Ösophagoskopie mit Schleimhautbiopsie (positiver Nachweis ca. 70%); evtl. auch Laryngoskopie und Tracheobronchoskopie.

Therapie: *Konservative Maßnahmen:* Hochlagerung Oberkörper; kleine Mahlzeiten mit angedickter Nahrung, evtl. Anticholinergika; Antazida (kontrovers); H_2-Blocker; Prokinetika (z.B. Metoclopramid, Cisaprid); evtl. Sondenernährung.

Bei erfolgloser konservativer Therapie oder Risikokindern wie z.B. Zustand nach Ösophagusatresie, near-missed SIDS oder

Sandifer's Syndrome muß die *chirurgische Therapie* durch Nissen-Fundoplikation erfolgen.

Bei Strikturbildung (normalerweise kurzstreckig) kann ein Bougierungsversuch erfolgen; eine chirurgische Therapie ist nur selten erforderlich.

Prognose: Konservative Therapie: Besserung bei 50–80 %; chirurgische Therapie: Besserung bei ca. 95 % der Kinder, aber nur bei 75 % der Kinder mit pulmonaler Symptomatik.

Achalasie

Grundlagen: Dauerkontraktion der Kardia, die auch beim Schluckvorgang nicht erschlafft und zusätzlich eine verminderte bzw. fehlende Speiseröhrenperistaltik. Die Ursache der Erkrankung ist unklar, in manchen Fällen besteht eine Aganglionose. Pathophysiologische Folgen sind der Rückstau von Nahrung, Luft und Sekret in der erheblich erweiterten Speiseröhre. Bei Kindern insgesamt selten, Erkrankung tritt in der Regel erst nach dem 5. Lebensjahr auf.

Klinik: Typisch ist die langsame Progredienz: „langsame Esser"; reichlich Getränke beim Essen; Dysphagie; retrosternale Schmerzen; rezidivierendes „Steckenbleiben" der Nahrung; Regurgitation und Erbrechen; (nächtliche) rezidivierende Husten-, Krupp- und Asthmaanfälle; Aspirationspneumonien; Gewichtsabnahme.

Diagnostik: Ösophagusbreischluck; Manometrie.

Therapie: Evtl. Dilatation (passagerer Effekt); die Effekte durch Medikamente sind gering. Die entscheidende Therapie besteht in der submukösen Kardiomyotomie (Heller), häufig mit zusätzlicher Fundoplikation.

Prognose: 90 % Besserung bei chirurgischer Therapie.

Krikopharyngeus-Achalasie

Grundlagen: Sehr seltene Erkrankung mit spastischer Dysfunktion und fehlender Erschlaffung des M. cricopharyngeus am Ösophaguseingang; die Ätiologie ist ungeklärt, möglicherweise Folge einer Aganglionose. Auftreten im Säuglingsalter, in der Regel mit zerebralen bzw. neuromuskulären Erkrankungen assoziiert.

Klinik: Schluckunfähigkeit mit nasaler Regurgitation; Erbrechen; Aspiration.

Diagnostik: Ösophagusbreischluck.

Therapie: *Konservative Maßnahmen:* Hochlagerung; kleine Mahlzeiten mit angedickter Nahrung. – *Chirurgische Maßnahmen:* Dilatation in der Regel erfolglos, evtl. submuköse Spaltung des M. cricopharyngeus versuchen.

Prognose: In der Regel gut; spontane Besserung.

Erworbene Erkrankungen

Infektiöse Erkrankungen

Candidamykose

Grundlagen: Häufige Mitbeteiligung des Gastrointestinaltrakts bei Mundsoor des Neugeborenen und Säuglings; bei älteren Kindern und Adoleszenten sehr häufig bei Vorliegen von Risikofaktoren wie z. B. langdauernde Antibiotika-, Glukokortikoid-, H_2-Blocker- und Antazida-Therapie, außerdem bei Immunsuppression durch Leukämie, HIV-Infektion oder Medikamente. Insgesamt zu selten diagnostiziert.

Klinik: Epigastrische bzw. retrosternale Schmerzen; Odynophagie (= Schluckschmerzen); Dysphagie.

Diagnostik: Anamnese; Serologie; evtl. Ösophagoskopie mit Mukosabiopsien und kulturellem Pilznachweis (Ösophagoskopie alleine nicht ausreichend).

■ **BEACHTE:** Aufgrund der Gefahr Endoskopie-bedingter-Bakteriämien muß die Indikation zur Ösophagoskopie bei Vorliegen einer Immunsuppression zurückhaltend erfolgen (Nutzen/Risiko-Abwägung).

Therapie: Evtl. Absetzen von Antibiotika, Immunsuppressiva, Glukokortikoiden bzw. Zytostatika; evtl. Therapie mit Nystatin, Diflucan oder Amphotericin B.

Herpesinfektion, Zytomegalieinfektion

Bei ulzeröser Ösophagitis müssen Herpes- bzw. Zytomegalieinfektionen in Betracht gezogen werden; Herpesösophagitis vermehrt bei Vorliegen von Risikofaktoren (s. Candida-Ösophagitis).

Erkrankungen durch Trauma

Fremdkörper

Grundlagen: Bei Kindern und Erwachsenen unterscheiden sich Ursachen und Krankheitsverlauf bei Vorliegen von Ösophagusfremdkörpern; in den USA versterben jährlich 1500 Menschen an Fremdkörpern des oberen Gastrointestinaltrakts. Bei 80 % aller Patienten mit Ösophagusfremdkörpern handelt es sich um Kinder (keine Knabenwendigkeit), 80–90 % der Kinder sind jünger als 6 Jahre, 65 % der Kinder sind jünger als 3 Jahre; Häufigkeitsgipfel: 1. und 2. Lebensjahr, 80–90 % der Fremdkörper gehen spontan ab, 10–20 % müssen endoskopisch und 1 % chirurgisch entfernt werden. Art der Fremdkörper: Münzen (40–60 %), Nahrungsmittel (ca. 20 %), Spielzeug (Kunststoff/Metall), Knochen oder Fischgräten. Auch wenn das Ereignis von den Eltern bemerkt wird, so werden nur 2/3 der Kinder innerhalb von 24 Stunden dem Arzt vorgestellt, etwa 15 % der Kinder erst mehr als 7 Tage (!) danach. Fremdkörperlokalisation: obere Ösophagusenge: 60–70 %; mittlere Ösophagusenge: ca. 20 %; untere Ösophagusenge: ca. 15 %.

Risikofaktoren für wiederholte Ereignisse: Strikturen, operierte Ösophagusatresien, Hiatushernien.

Klinik: *Leitsymptome:* Schluckbeschwerden (30–40 %); Schmerzen (zervikal, retrosternal) (25–40 %); Erbrechen (40 %); Husten (ca. 20 %); Stridor (<10 %). – *Andere Symptome:* Fremdkörpergefühl; Regurgitation, Speichelfluß; Zyanoseanfälle; Luftwegsobstruktion.

BEACHTE: 5–20 % aller Fremdkörper bleiben anfangs symptomlos.

Komplikationen (abhängig von der Dauer bis zur Entfernung des Fremdkörpers): *leicht* (10–20 %): Ösophagitis; *schwer* (ca. 10 %): Aspirations-Pneumonie; Luftwegsobstruktion; Perforation (<1–5 %) mit tracheoösophagealer Fistel, Mediastinitis und ösophagoaortaler Fistel.

Diagnostik: Röntgendiagnostik: Sagittal- und Frontalbild von Hals und Thorax, evtl. Ösophagusbreischluck: dadurch Nachweis von etwa 80 % aller Fremdkörper. Bei Verdacht auf Perforation muß ein wasserlösliches Röntgenkontrastmittel verwendet werden. Diagnostisches Vorgehen bei beschwerdefreien Patienten: In der Literatur wird zum Teil eine abwartende Haltung und keine Röntgendiagnostik empfohlen; Problem: 5–20 % der Patienten mit festsitzenden Fremdkörpern sind asymptomatisch!!

Therapie: Evtl. bis zu 24 Stunden *Spontanabgang* abwarten, Voraussetzungen dafür sind genaue Kenntnis vom Zeitpunkt der Fremdkörperaufnahme, keine Beschwerden, und die Fremdkörperpassage muß möglich sein (Größe, nicht scharfkantig). Bezüglich Batterien s. S. 132.

■ **BEACHTE:** Bei „Risikokindern" wie z. B. nach operierter Ösophagusatresie niemals Spontanabgang abwarten.

Bei Abwarten eines Spontanabgangs bzw. Fremdkörpers im Magen: regelmäßige Stuhlkontrolle, evtl. Röntgenkontrolle nach ca. 8 Tagen (durchschnittliche Passagezeit 4 Tage).

Ansonsten: *Chirurgische Fremdkörperextraktion* durch Ösophagoskopie (Tab. 27); eine kollare Ösophagotomie ist nur sehr selten erforderlich. Nach Extraktion eingespießter Fremdkörper bzw. Drucknekrosen der Speiseröhre muß der Patient überwacht werden, evtl. Ernährung mittels nasogastraler Sonde und parenterale Antibiose.

Alle *anderen Methoden* der Fremdkörperextraktion sind *problematisch*, da diese in der Regel erfolglos sind und zur verzögerten Fremdkörperentfernung führen, wodurch auch die Komplikationsgefahr zunimmt. Die Methoden im einzelnen: Essen von z. B. Sauerkraut, Kartoffelpürree u. ä.: in der Regel erfolglos. Foley-Katheter: häufig erfolglos; auch gefährlich, da bei unkontrolliertem Fremdkörperaustritt aus der Speiseröhre Aspirationsgefahr besteht. Pharmakologische Methoden: meistens erfolglos.

Prognose: Meistens gut.

Speiseröhrenverätzungen

Grundlagen: Ausmaß, Diagnostik, Therapie und Prognose der Speiseröhrenverätzung im Kindes- und Erwachsenenalter unterscheiden sich grundlegend, da Kinder in der Regel akzidentell nur geringe Mengen Ätzmittel aufnehmen, Erwachsene dagegen in suizidaler Absicht häufig große Mengen. Die in der Literatur vertretenen Konzepte unterscheiden sich zum Teil erheblich.

Geschätzte Häufigkeit bei Kindern (<5 Jahre) (USA): 10 000–15 000 Fälle/Jahr, 90 % sind jünger als 6 Jahre, mehr als 80 % jünger als 2 Jahre; keine wesentliche Knabenwendigkeit.

Nach Ingestion ätzender Substanzen bestehen bei 20–30 % der Kinder Speiseröhrenverätzungen, bei ca. 10 % handelt es sich um Verätzungen 2. und 3. Grades.

Endoskopische Kriterien zur Beurteilung von Verätzungen: Verätzung 1. Grades: Schleimhauthyperämie und -ödem; Verätzung 2. Grades: fleckförmige und zirkuläre Ulzerationen; Verätzung 3. Grades: Schädigung der Muskularis und des paraösophagealen Gewebes, evtl. Perforation.

Alkaliverätzungen (Tab. 28): Ursache von 80–90 % aller Verätzungen. Bei kristallinen Alkalisubstanzen sind die Verätzungen der oberen Speiseröhre (überwiegend Pars cercivalis) eher gering, da die Kristalle überwiegend im Rachen hängen bleiben; die Verätzungen nach Ingestion flüssiger Alkali sind ausgeprägt und betreffen die gesamte Speiseröhre; bevorzugte Schädigung der physiologischen Engen; ausgeprägte Verätzungen im Magen sind ungewöhnlich.

Krankheitsverlauf: 1. bis 2. Woche: akut-entzündliche Phase mit Kolliquationsnekrosen, lokalen Thrombosen, Nekrosen von Submukosa und Muskularis. *2. bis 3. Woche: subakute Phase* mit Gewebsregeneration. *Ab 3. Woche: chronische Phase* mit Gewebsregeneration und beginnender Stenosierung (Dauer evtl. Jahre).

Haushaltsbleichmittel: Nur geringe Schädigung (Tab. 28). *Säureverätzungen* (Tab. 28): Ursache von 10–15 % aller Verätzungen; meist geringe Schädigung durch Koagulationsnekrosen, die häufig nur bis zur Lamina muscularis reichen. Hauptproblem ist die häufige Gewebsschädigung, Nekrose und Perforation im *Magen* (Antrum, Pylorus).

Klinik: Symptome sehr unterschiedlich und teilweise abhängig vom Ausmaß der Schädigung. *Häufig: Dysphagie; Schmerzen; Schluckbeschwerden; Erbrechen, Regurgitation; Verschleimung; Speichelfluß; oropharyngeale Verätzungen; Bauchschmerzen; abdominelle Abwehrspannung. Bei schwerer Verätzung* (überwiegend bei Kindern jünger als 2 Jahre; insgesamt bei Kindern seltener als bei Erwachsenen): Atemnotsyndrom; Perforation von Speiseröhre und Magen; Peritonitis; Mediastinitis; Schock.

BEACHTE: Durch Regurgitation und Erbrechen der Ätzsubstanz tritt häufig eine Schädigung des Kehlkopfs mit nachfolgender Luftnot und Aspiration auf. Viele Kinder (bis 20 %) mit schweren Verätzungen (2. und 3. Grades) sind *symptomlos* und haben *unauffällige, intakte Schleimhäute im Mund-Rachen-Bereich.*

Diagnostik erfolgt nach Sicherung von Atmung und Kreislauf: Feststellung von Art und Menge der Ätzsubstanz; Frühösophagoskopie zwischen 12 und 24 (bis 48) Stunden nach Ingestion (danach erhöhte Perforationsgefahr); Ösophagoskopie (Tab. 27) nur

Tabelle 28 Säuren und Alkalisubstanzen bei Ösophagusverätzungen

Säuren:	Schwimmbadreiniger
	Toilettenreiniger (Hydrochlorsäure)
	Batteriesäuren
	Essigessenz
	Weinsäuerungsmittel
	Ameisensäure
	Nitroverdünnung
	Fixiermittel
Alkalisubstanzen:	
– flüssig	Natronlauge
	Betonbinder
	Backofenreiniger
	Abflußreiniger
	Bleichmittel
	Geschirreiniger
– fest	Geschirreiniger
	Baukalk
	Kaliumpermanganat[1]
Haushaltsbleichmittel:	Percarbonate[2]
	Perborate (früher)[2]
	Hypochlorite[3]

[1] Verätzungen im Oropharynx eher gering; klinisch wichtig ist die hepatorenale Toxizität.
[2] Wirkung beruht auf der Freisetzung naszierenden Sauerstoffs.
[3] Wirkt wie eine Säure.

(Tab. 27) nur bis zur Darstellung der ersten schweren Verätzung. Röntgen-Ösophagusbreischluck nicht sinnvoll.

BEACHTE: Aufgrund der schweren Langzeitschäden und den klinisch sehr unsicheren Kriterien für das Vorliegen einer Ösophagusschädigung muß die *Indikationsstellung zur Ösophagoskopie sehr großzügig* erfolgen (nahezu zwingende Indikation).

Therapie: *Akutmaßnahmen* (kontroverse Literaturangaben): Sicherung von Atmung und Kreislauf vorrangig, *kein Erbrechen auslösen*, evtl. Gabe verdünnender bzw. neutralisierender Flüssigkeiten wie Wasser oder Milch. Die Meinungen hierzu sind sehr kontrovers, da durch Erbrechen bzw. Regurgitation Aspirationsgefahr besteht; keine Magensonde, da die Möglichkeit besteht, Erbrechen, Regurgitation oder Aspiration auszulösen. Frühösophagoskopie.

Weitere Therapie: Verätzungen 1. Grades: Flüssigkost, Normalkost nach 24 bis 48 Stunden; evtl. Antibiotika; evtl. Glukokortikoide (2 mg [−5 mg] Methylprednisolon/kg KG pro Tag für 3 Wochen); evtl. Antazida oder H_2-Blocker. *Verätzungen 2. Grades (leicht):* parenterale Ernährung bis Patient Speichel schlucken kann, dann Flüssig- bzw. Breikost bis zu 3 Wochen; evtl. nasogastrale Ernährungssonde (kontrovers); evtl. Antibiotika, Glukokortikoide, Antazida und/oder H_2-Blocker. Verlaufskontrolle durch Ösophagusbreischluck. *Verätzungen 2. Grades (schwer):* längerdauernde parenterale Ernährung bis zu 10 Tagen und länger, evtl. gastrojejunale Ernährungssonde. Ansonsten s. Verätzungen 2. Grades (leicht). *Verätzungen 3. Grades* (sehr selten): Intensivtherapie; Medikamente wie bei Verätzungen 2. Grades; evtl. Laparotomie, Ösophagogastrektomie.

Komplikationen: *Früh-:* Luftwegsobstruktion, Kehlkopfschädigung, Aspiration, Ösophagus- und Magenperforation mit Mediastinitis bzw. Peritonitis. − *Spät-: Strikturbildung (fast nur nach Alkali-Verätzungen).*

Prognose: *Verätzung 1. Grades:* gut. − *Verätzung 2. Grades:* z. T. Langzeitmorbidität durch Strikturbildung. − *Verätzung 3. Grades:* Todesfälle nicht ungewöhnlich; Langzeitmorbidität durch Strikturbildung, später z. T. chirurgische Maßnahmen erforderlich (Koloninterponat).

■ **BEACHTE:** Aufgrund nicht ausreichend diagnostizierter Verätzungsfolgen im Mund- und Rachenbereich werden häufig nichtoptimale Rehabilitationsmaßnahmen durchgeführt (s. S. 130).

■ **BEACHTE:** Nach Ösophagusverätzung steigt das individuelle Risiko für das Auftreten späterer Ösophaguskarzinome, so daß eine gastroenterologische Langzeitüberwachung erforderlich ist.

■ **BEACHTE:** *(Knopf-)Batterien* setzen bei Korrosion Alkali frei: deshalb sorgfältige Beobachtung (auch röntgenologisch); evtl. Laxanzien. Bei festsitzenden Batterien muß die Indikation zur operativen Entfernung erfolgen.

Entstehung und Therapie von Strikturen

Risiko der Strikturbildung: Bei *Verätzungen 2. Grades* sind 5–30 % aller Patienten betroffen, verzögertes Auftreten bis 1 Jahr nach Verätzung; bei *Verätzungen 3. Grades* sind nahezu alle Patienten betroffen; sehr schnelles Auftreten.

„**Prophylaxe**" der Strikturentstehung durch Glukokortikoide: *Verätzungen 1. Grades*: nicht sinnvoll, da ohne Effekt. *Verätzungen 2. Grades: wahrscheinlich* keine Verbesserung der Prognose durch Steroidtherapie. *Verätzung 3. Grades:* nicht sinnvoll, da hohes Infektionsrisiko und keine Vorteile bezüglich Strikturprophylaxe.

Therapieversuch bei Strikturen: Ballondilatation; Bougierungstherapie ab 3. Woche, wobei die retrograde Bougierung über Gastrostoma sicherer ist als antegrades Vorgehen. Risiken der Dilatation: Perforationsgefahr, Hirnabszesse.

Anmerkung: Die Vorteile der Glukokortikoidtherapie bestehen in einer möglichen Minderung des Strikturrisikos bei Verätzungen 2. Grades; das Infektionsrisiko für Peritonitis, Mediastinitis und Hirnabszesse nimmt allerdings erheblich zu; nach dem aktuellen Literaturstand scheint das Infektionsrisiko unverhältnismäßig hoch im Vergleich zum *möglichen* (nicht ausreichend dokumentierten) Therapienutzen.

Kopfspeicheldrüsen

Entwicklung, Anatomie und Physiologie

Die paarigen Kopfspeicheldrüsen Glandula parotidea (Ohrspeicheldrüse), Glandula submandibularis (Submandibularisdrüse), Glandula sublingualis (Unterzungendrüse), und die kleinen Glandula lingualis entstehen aus Ektodermeinstülpungen des Munddarms in der 6. bis 9. Embryonalwoche und wandern bis zur 10. Embryonalwoche in ihre endgültige Position (Abb. **14**). Ab der 22. Woche sind die Drüsenausführungsgänge durchgängig; klinisch wichtig sind der Stenon-Gang der Glandula parotidea und der Wharton-Gang der Glandula submandibularis. Histologisch bestehen die Speicheldrüsen aus azinären Endstücken zur Bildung von Primärspeichel und duktalen Bauelementen (Schaltstück–Streifenstück–Ausführungsgang) zum Speicheltransport (Abb. **15**). Die großen Speicheldrüsen des Kindes enthalten neben dem Drüsengewebe reichlich intra- und und paraglanduläres Lymphknotengewebe, so daß sich die Drüsen biologisch wie „lymphoepitheliale Organe" verhalten (fakultative Hämatopoese; Speicherung).

Das Sekret der großen Speicheldrüsen ist überwiegend serös, das Sekret der kleinen, submukösen Drüsen an Lippeninnenseiten (besonders Unterlippe), Wangen, harten und weichen Gaumen, Tonsillen, Mundboden und Zunge ist vorwiegend mukös. Durch Kontrolle des autonomen Nervensystems werden Menge und Zusammensetzung des Speichels fortlaufend verändert.

Physiologische Funktionen des Speichels sind das Einspeicheln von Speisen, die Vermittlung von Geschmacksempfindungen, die Einleitung der Kohlenhydratverdauung, der Schutz von Schleimhaut und Zähnen und auch die Regulation des Flüssigkeitshaushalts. Bei einigen Infektionskrankheiten können die Erreger durch Speichel in die Mundhöhle ausgeschieden werden. Es handelt sich dabei sowohl um lymphotrope Viren wie z. B. Polio-Enteroviren Typ I, II, III, Herpes-, HIV- und Rötelviren als auch um sialotrope Viren wie Rhabdo- (Rabies-), Myxo- (Mumps-), Hepatitis- oder Zytomegalieviren.

Untersuchungsmethoden

Anamnese: Umgebungs-Infektionen, Schmerzen, Wachstumstendenz u. ä. **Klinische Untersuchung:** Schwellung, Konsistenz, Hautverfärbung; Konsistenz und Verschieblichkeit eines evtl. Tumors; Kieferklemme; N.-facialis-Funktion; Aussehen der Drüsen-Ausführungsgangs-Mündungen, insbesondere des Stenon- (gegenüber den oberen Molaren) und Wharton-Ganges (neben Zungenbändchen in der Caruncula submandibularis); Aussehen des exprimierten Speichels.

BEACHTE: Bei Speicheldrüsenerkrankungen ist ein Palpationsbefund von enoral und von außen erforderlich.

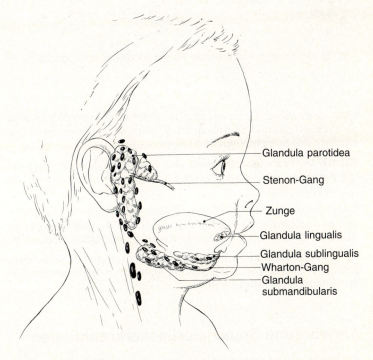

Abb. **14** Lokalisation der großen Kopfspeicheldrüsen mit intra- und paraglandulären Lymphknoten.

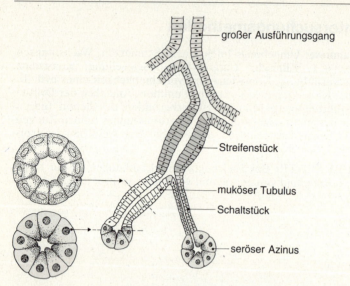

Abb. 15 Schematisch-histologischer Aufbau der großen Speicheldrüsen.

Evtl. zusätzliche Untersuchungen: Feinnadel-Aspirationszytologie (Sensitivität und Spezifität: 85–95 %); bakteriologische Untersuchung des Speichelsekrets.

BEACHTE: Stanzbiopsien und Probeexzisionen aus der Gl. parotidea sollten wegen der Gefahr von N.-facialis-Schäden unterbleiben.

Bildgebende Verfahren: Sonographie; Sialographie; Computer- und evtl. Kernspin-Tomographie, wobei die Durchführung einer Kernspin-Tomographie bei Kindern häufig eine Narkose erfordert.

Kindliche Speicheldrüsenerkrankungen betreffen fast ausschließlich die Glandula parotidea und nur sehr selten die Glandula submandibularis (Häufigkeit 10:1).

Angeborene Speicheldrüsenerkrankungen

Die angeborenen Speicheldrüsenerkrankungen (Tab. 29) sind sehr selten und klinisch von geringerer Bedeutung.

Tabelle 29 Angeborene Speicheldrüsenfehlbildungen und -anomalien

- Aplasie, Hypoplasie, Gangatresie
- Dystopien
- akzessorische Speicheldrüsen (normale physiologische Funktion)
- aberrierende Speicheldrüsen (keine physiologische Funktion)
- dysgenetische Speicheldrüsenfisteln*
- polyzystische Parotis
- Ranula der Glandula sublingualis* (häufig nach Pubertät)
- kongenitale Sialektasien
- dysgenetische Zysten
- kongenitale Speicheldrüsenfisteln

* Können primär anlagebedingt als auch sekundär durch z. B. Entzündungen auftreten.

Erworbene Erkrankungen

Bei den chronischen Speicheldrüsenerkrankungen im Kindesalter handelt es sich im Gegensatz zum Erwachsenen zu fast 50 % um unspezifische Entzündungen und zu weiteren 25 % um Erkrankungen des intra- und paraglandulären Lymphgewebes. In der Reihenfolge ihrer Häufigkeit handelt es sich um eine Lymphoreticulosis benigna, Lymphadenitis oder eine Mykobakterieninfektion; außerdem um Einzelfälle einer benignen lymphoepithelialen Infiltration, Aktinomykose oder Toxoplasmose.

Die Indikation zur Operation bei chronisch-entzündlichen Speicheldrüsenerkrankungen sollte bei Kindern im Gegensatz zum Erwachsenen sehr zurückhaltend erfolgen, da in der Regel mittels konservativer Methoden eine Ausheilung erzielt wird. Risiken bei der (in-)kompletten operativen Entfernung der Ohrspeicheldrüse (Parotidektomie) sind eine vorübergehende bzw. bleibende (selten) (in)komplette Fazialisparese, Sensibilitätsausfälle, „Geschmacksschwitzen" (Frey-Syndrom) und eine Speichelfistel (äußerst selten).

Infektiöse Erkrankungen

Mumps (Parotitis epidemica)

Grundlagen: Häufigste durch Myxovirus parotidis (RNA-Virus) verursachte Speicheldrüsenerkrankung im Kindesalter. Virusübertragung durch Tröpfcheninfektion; Kontagionsindex etwa 65 %; etwa 40 % der Erkrankungen verlaufen klinisch inapparent. Inkubationszeit: (11–)17–21(–35) Tage. Der Speichel ist vom 5. Tag vor Auftreten bis zum 9. Tag nach Abklingen der klinischen Symptome infektiös; nach Erkrankung lebenslängliche, fundierte Immunität.

Klinik: Teigige Schwellung der (Ohr-)Speicheldrüse (abstehende Ohren), in 75 % bilateral; Rötung und Schwellung der Drüsengangsmündung; der exprimierte Speichel ist nicht eitrig; 70 % der Patienten haben subfebrile bis febrile Temperaturen; Krankheitsdauer: ca. 5 Tage. Häufig Amylaseerhöhung (Nachweis im Urin).

Komplikationen: Meningeale Mitbeteiligung (10–50 %) mit evtl. Hirnnervenschädigungen (N. II bis N. X; häufig: N. VII und VIII); Orchitis (bei Kindern sehr selten, nach Pubertät bei ca. 20 % der Patienten). Seltene Komplikationen sind Pankreatitis, Oophoritis, Mastitis, Hepatitis, Thyreoiditis, Myokarditis und Arthritis.

Diagnostik: Nachweis spezifischer IgM- und IgG-Antikörper mittels Komplementbindungsreaktion bzw. ELISA-Test.
Differentialdiagnosen: Lymphadenitis colli, eitrige Parotitis, Leukämie, andere Speicheldrüsenvirusinfektionen.

Therapie: Symptomatisch mit Bettruhe, Mundpflege, evtl. Schmerztherapie, evtl. fiebersenkende Medikamente. Die Wirkung von Hyperimmunglobulinen ist bislang nicht erwiesen, so daß deren Verwendung zurückhaltend erfolgen sollte.

Prognose: In der Regel gut; bei Orchitis häufig bleibende Schäden.

Prophylaxe: Mumpsimpfprophylaxe (ab 15. Lebensmonat) mit attenuiertem Lebendimpfstoff; Schutzwirkung: 90–95 %.

Parotitis als Impfkomplikation

Akute Parotitis als Komplikation einer Mumpsimpfung, Häufigkeit: 0,5–1 %. Auftreten: 7–20 Tage nach Impfung.

Klinik: Speicheldrüsenschwellung; Rötung und Ödem des Drüsengangsostiums; Fieber; vereinzelt Amylaseerhöhung.

Therapie: Symptomatisch. **Prognose:** Gut.

Parotitis bei HIV-Infektion

(S. 29–32)

Grundlagen: Bei 30 % aller Kinder mit HIV-Infektion besteht eine beidseitige (selten: einseitige) Parotisdrüsenschwellung.

Ursache ist eine intra- und paraglanduläre Lymphadenopathie mit lymphozytärer Infiltration der Drüse und lymphoepithelialen Zysten.

Andere Viruserkrankungen

(S. 26, 27, 61–65)

Zytomegalievirusinfektion: Weitverbreitete, häufig inapparent verlaufende Infektion durch sialotropes Virus, das innerhalb der Speicheldrüsenausführungsgangsepithelien über Jahre persistieren und bei Auftreten von Risikofaktoren wie Immunsuppression, Schwangerschaft oder Tumoren aktiviert werden kann (s. S. 26, 27).

Konnatale Zytomegalieinfektion: Häufigste konnatale Infektion mit Erkrankung aller Organe; entscheidend für die Prognose der erkrankten Kinder ist das Ausmaß der zerebralen Schädigung (s. S. 26, 27, 243–245).

Coxsackievirusinfektion: Mumpsähnliche Erkrankungen, meist kombiniert mit Herpangina und Stomatitis aphthosa. Diagnose: Nachweis typen- bzw. gruppenspezifischer Antikörper durch Neutralisationstest oder Komplementbindungsreaktion (s. S. 61 bis 65).

Epstein-Barr-Virus-Infektion: Beteiligung der Intra- und paraglandulären Lymphknoten bei Mononucleosis infectiosa (s. S. 26, 27).

ECHO-Virus-Infektion (enteric cythopathogenic human orphan viruses): sehr selten Ursache einer Parotitis. Diagnostik: Virusnachweis in Stuhl, Rachenabstrich und Biopsiematerial.

Influenza- und Parainfluenzavirusinfektionen: Vereinzelt Parotitiden.

Akut-eitrige Speicheldrüsenerkrankungen

Grundlagen: 50 % der akut-eitrigen Speicheldrüsenentzündungen (Sialadenitiden) – meistens Parotitiden – treten bei Frühgeborenen und Neugeborenen auf und sind Folge von Frühgeburtlichkeit, Hydratationsstörungen bzw. vermehrter Infektanfälligkeit. Häufigster Erreger ist Staphylococcus aureus, seltener sind Streptokokken, E. coli, Pseudomonas aeruginosa, Branhamella catarrhalis, Bacteroides oder Peptostreptokokken.

Bei *älteren Kindern* treten akut-bakterielle Speicheldrüsenentzündungen gehäuft bei verminderter Immunkompetenz wie z. B. bei zytostatischer bzw. immunsuppressiver Therapie oder bei Obstruktion der großen Drüsenausführungsgänge auf (**Beachte:** Differentialdiagnose: Tumoren!). Häufig sind mehrere Speicheldrüsen gleichzeitig betroffen, und die Erkrankung neigt zu Rezidiven; bakterielle Erreger sind zu ca. 40% Staphylokokken, seltener Pneumo- oder β-hämolysierende Streptokokken.

Klinik: Drüsenschwellung; Hautrötung; evtl. Kieferklemme; sehr selten Fazialisparese; Rötung und Ödem der Drüsengangsmündung; Entleerung von eitrigem Speichelsekret; Fieber; reduzierter Allgemeinzustand.

Differentialdiagnosen: Otogene Zygomatizitis: Gehörgang und Ohrspeicheldrüse kommunizieren über Santorini-Spalten; Speicheldrüsenmalignom: insbesondere bei gleichzeitigem Vorliegen einer Fazialisparese.

Therapie: Parenterale Antibiotika; Rehydratation; Sialogoga wie Pilocarpintropfen, Zitronenbonbons, Vitamin-C-Tabletten und Kaugummi.

Prognose: Auch rezidivierende Erkrankungen heilen in der Regel bis zur Pubertät aus.

Parotisabszeß: Im Kindesalter äußerst selten, Behandlung durch Spaltung bzw. Inzision parallel zum Verlauf der N.-facialis-Äste; Antibiotika.

Juvenile chronisch-rezidivierende Parotitis

Grundlagen: Zweithäufigste Speicheldrüsenerkrankung in der Kindheit, deren Ätiologie unklar ist; zu 80% ist die Erkrankung mit Sialektasien assoziiert. Auftreten ab 3. Lebensmonat; Altersgipfel: ca. 7–8 Jahre; 70% Knaben.

Klinik: Häufig rezidivierende Parotitiden mit schmerzhafter Schwellung einer (seltener: beider) Drüsen; auch Fieber; das exprimierte Speichelsekret ist klar (Ausnahme bakterielle Superinfektion); sehr selten liegt ein mild ausgeprägtes Sicca-Syndrom vor (**Beachte:** Bei Kindern gibt es kein Sjögren-Syndrom!).

Diagnostik: Bakteriologische Diagnostik; Sonographie; Sialographie.

Therapie: Symptomatisch; orale Antibiotika; Sialogoga.

■ **BEACHTE:** Eine Radiotherapie ist nicht indiziert, da sie wirkungslos ist und außerdem das Risiko der strahleninduzierten Spätneoplasie beinhaltet.

Parotidektomien sollten auf die seltenen, schweren Fälle beschränkt bleiben; vereinzelte Therapieerfolge durch selektive Parasympathektomie wurden beschrieben.

Prognose: 70–90 % Spontanheilung bis zum 20. Lebensjahr.

Speicheldrüsenzysten

Extravasationszysten (Mukozelen) der kleinen Speicheldrüsen

Grundlagen: Entstehung durch Mikrotraumen (=Bißverletzungen) der kleinen submukösen Speicheldrüsen, besonders häufiges Auftreten an der seitlichen Unterlippe gegenüber den Eckzähnen (45 %–80 %); seltenere Lokalisationen sind Gaumen, Wangen, Mundboden und Zunge. Zwei Häufigkeitsgipfel im 1. und um das 10. Lebensjahr.

Therapie: Harmlos; evtl. Exzision. Durch lokale Glukokortikoidinjektion werden keine dauerhaften Therapieerfolge erzielt.

Retentionszysten der kleinen submukösen Speicheldrüsen treten im Kindesalter praktisch nicht auf.

Ranula

Grundlagen: Die konnatale Form ist verursacht durch eine dysgenetische Retentionszyste des Ausführungsgangs der Glandula sublingualis. Die erworbene Form ist Folge einer durch Entzündungen bzw. Drüsengangsobstruktion entstandenen Retentionszyste der Glandula sublingualis (sehr selten: Blandin-Nuhn-Drüsen).

Klinik: Prallelastische, bläuliche Schwellung des Mundbodens mit zähem Sekret, evtl. Verdrängung der Zunge.

Diagnostik: Klinisch-morphologischer Befund.

Therapie: Exzision; bei Marsupialisierung besteht Rezidivgefahr.

Retentionszysten der Parotisdrüse

Grundlagen: 2–5 % aller kindlichen Parotiserkrankungen sind verursacht durch erworbene (sekundäre) Retentionszysten, die durch Obstruktion der Drüsengänge entstehen. Ursachen dafür sind benigne lymphoepitheliale Erkrankungen, Trauma oder Tumor.

Klinik: Schmerzlose gut bewegliche Tumoren mit einem Durchmesser von 2–3cm, Zysteninhalt besteht aus Speichel.

Diagnostik: Sonographie; Feinnadelpunktion.

Therapie: Laterale bzw. totale Parotidektomie.

Speichelsteine der Submandibularisdrüse

Grundlagen: Die genaue Pathogenese der Speichelsteinbildung ist ungeklärt. Bei Kindern sind Speichelsteine sehr selten und kommen fast ausschließlich in der Glandula submandibularis vor. Symptome und Beschwerden entstehen durch Obstruktion der Drüsenausführungsgänge (obstruktive Sialadenitis).

Diagnostik: Klinik; Palpation; Sonographie; schräge Röntgenmundbodenaufnahme.

Therapie: Steinentfernung durch Schlitzung des Wharton-Ganges bzw. Exstirpation der Drüse.

Prognose gut.

Sphäro- und Mikrolithiasis der kleinen Speicheldrüsen

Die Konkrementbildung in den kleinen, submukösen Speicheldrüsen (Sphäro- und Mikrolithiasis) ist harmlos. Chirurgische Entfernung nur bei Beschwerden.

Sialadenosen

Grundlagen: Chronisch, intermittierend auftretende, schmerzlose, nicht-entzündliche Schwellungen einzelner oder mehrerer Speicheldrüsen, wahrscheinlich als Folge von Stoffwechsel- und Sekretionsstörungen. Histologisch bestehen Azinusschwellung, zelluläre Anreicherungen von Fett und Sekretgranula, regressive Veränderungen der Myoepithelzellen. Klinisch besteht häufig eine Assoziation mit endokrinen Veränderungen wie z. B. Pubertät, Anorexie oder Diabetes mellitus; aber auch peripherer Neuropathie, Urämie oder Leberzirrhose.

■ **BEACHTE:** Sialadenosen der Glandula submandibularis treten gehäuft bei Kindern mit zystischer Fibrose auf; bei Kindern unter 2 Jahren häufig als Leitsymptom.

Diagnostik: Anamnese; Feinnadelaspirationszytologie; evtl. Histologie.

Therapiemöglichkeiten: Nicht bekannt.

Tumoren

Kindliche Speicheldrüsentumoren sind äußerst selten, so daß auch das internationale Schrifttum spärlich und z. T. lückenhaft ist. Etwa 70 % (Median; Bereich: 55 % – 80 %) aller kindlichen Speicheldrüsentumoren sind gutartig und etwa 30 % maligne. Der im Vergleich zum Erwachsenen hohe Anteil bösartiger Speicheldrüsentumoren rechtfertigt eine weitgehende und evtl. auch invasive Diagnostik bei Vorliegen eines Tumors ungeklärter Dignität.

■ **BEACHTE:** Etwa 50 % aller obstruktiven Sialadenitiden bei Kindern werden durch benigne und maligne Tumoren verursacht. – Bildgebende Verfahren geben nur diagnostische Hinweise, entscheidend ist allein der morphologische Befund.

Unzuverlässige Kriterien für Malignität sind: schnelles Wachstum, Schmerzen und N.-fazialis-Beteiligung, die bei Kindern äußerst selten auftritt.

Gutartige Tumoren

(Tab. 30)

Gefäßtumoren

Hämangiome

Das Hämangiom ist neben dem pleomorphen Adenom der häufigste gutartige Parotistumor im Kindesalter (S. 21 f.).

Klinik: Häufig bereits bei Geburt vorhanden; weicher, komprimierbarer, livider Tumor; 70 % Mädchen; Hauptwachstumsschub: 4.–6. Lebensmonat, danach in der Regel Regression bis zum 5. Lebensjahr.

Komplikationen: Gefäßthrombosen, Phlebolithenbildung, Blutungen.

Tabelle 30 Häufigkeit, Lokalisation und Altersverteilung gutartiger Speicheldrüsentumoren im Kindesalter[1]

	Hämangiome	Lymphangiome	Pleomorph. Adenome[4]	Neurofibrome/ Fibrome	Literatur
Gesamtzahl [n]	112	15	122	12	Chong 1975 Kaufman 1963 Krolls 1972 Nagao 1980 Seifert 1965 Steinbach 1985
Relative Häufigkeit[2] [%]	39	5,3	43	4,2	
Lokalisation [%][3]					
Glandula parotidea	75–95	100	50–60		
Glandula submandibularis	5–25	0	20–50		
Kleine Speicheldrüsen	0	0	0–20		
Altersgipfel [Jahre]	1. Lebensjahr	2,5–10,5;	10–16;		
Bereich [Jahre]	Geburt–15	Geburt–15	10 Tage–22		

[1] Fehler aufgrund fehlender Angaben im Schrifttum sind möglich.
[2] Bezogen auf die Gesamtzahl gutartiger Speicheldrüsentumoren; Zahlen unterschätzen die Häufigkeit von Hämangiomen, da bei diesen meistens spontane Regression auftritt.
[3] Lokalisationsverteilung aufgrund verschiedener Literaturangaben (Bereiche).

Prognose: Gute Rückbildungstendenz bei kapillären Hämangiomen; häufig Residuen bei kavernösen Hämangiomen.

Diagnostik: s. S. 22.

Therapie: Aufgrund guter Rückbildungstendenz und operativer Schwierigkeiten bei Parotidektomie sollten Operationen möglichst erst im 5.–6. Lebensjahr erfolgen (s. S. 22).

Lymphangiome

Wesentlich seltener als Hämangiome (s. S. 23).

Klinik: Ca. 50 % bereits bei Geburt vorhanden; leichte Knabenwendigkeit; keine spontane Regression (s. S. 23).

Diagnostik: s. S. 23.

Therapie: Parotidektomie in der Regel ab etwa 6. Lebensjahr, sobald die anatomischen Verhältnisse übersichtlicher sind; Problem bei der Operation ist die Darstellung des N. fazialis.

Pleomorphe Adenome

Grundlagen: Langsam wachsende, epitheliale Tumoren (= Sialome), die bei Kindern zu 90 % in der Ohrspeicheldrüse lokalisiert sind. Histologisch besteht eine ausgeprägte Variabilität; histologische Kriterien wie Epithelzelldifferenzierung, Stromaanteil und -struktur bilden Grundlage für die Klassifizierung in 4 Typen. Maligne Entartung von pleomorphen Adenomen im Kindesalter ist bislang nicht beschrieben.

Klinik: Derber, evtl. knotiger Tumor; keine N.-facialis-Parese.

Diagnostik: Klinik; Sonographie; *Feinnadel-Aspirationszytologie*.

BEACHTE: Im Kindesalter wird das pleomorphe Adenom häufig als „Lymphknoten" fehldiagnostiziert und dann chirurgisch enukleiert. Bei diesem Vorgehen kann Tumorgewebe verschleppt werden und ist dann Ursache für spätere Rezidive und evtl. maligne Entartung.

Therapie: Laterale bzw. totale Parotidektomie mit Erhalt des N. facialis.

Prognose: Bei korrekter Therapie gut; bei chirurgischer Eröffnung der Tumorkapsel sind Rezidive wahrscheinlich.

Andere gutartige Tumoren

Benigne lymphoepitheliale Läsionen

Sonderform der im Kindesalter extrem seltenen Immunsialadenitis (WHO-Klassifikation), die mit dem Sjögren-Syndrom verwandt ist. Histologisch findet man Parenchymschäden mit myoepithelialen Zellinseln, entzündlich-interstitiellen Infiltrationen und Gerüstsklerose.

Klinik: Beidseitige, rezidivierende (Ohr-)Speicheldrüsenschwellungen; häufig mit Tuberkulose, rheumatoider Arthritis oder Autoimmunerkrankungen assoziiert.

Diagnostik: Speicheldrüsenbiopsie, z. B. submuköse Speicheldrüse.

Therapie: Keine Operation; Verlaufskontrolle, da später Entwicklung eines Sjögren-Syndroms möglich ist.

Heerfordt-Syndrom *(Febris uveoparotidea)*

Dies ist eine bei Kindern äußerst seltene extrapulmonale Verlaufsform der Sarkoidose mit Erkrankung der Tränendrüsen, einseitiger Schwellung der Glandula parotidea (evtl. mit N.-fazialis-Parese), Uveitis und Fieber.

Klinik: Derbe, häufig einseitige Speicheldrüsenschwellung.

Diagnostik: Feinnadelaspirationszytologie; ACE-Nachweis; andere Organmanifestationen (Leber!) müssen ausgeschlossen werden.

Fibrome und Neurofibrome *(Morbus Recklinghausen)*

Diese sind sehr selten.

Zystadenolymphome, Adenome, papilläre Zystadenome und Hamartome

Diese sind bei Kindern in der Literatur nur kasuistisch beschrieben, so daß bei einer entsprechenden Diagnose die Möglichkeit einer Fehldiagnose bedacht werden sollte.

Bösartige Tumoren

(Tab. 31)

Infiltrationen des intra- und paraglandulären Lymphknotengewebes ist bei Leukämien häufig; außer der üblichen onkologischen Therapie ergeben sich daraus keine besonderen therapeutischen Konsequenzen.

Mukoepidermoidtumoren

Grundlagen: Häufigster maligner Speicheldrüsentumor im Kindesalter mit Hauptlokalisation des Primärtumors in den großen Speicheldrüsen. Der Tumor entsteht aus dem Gewebe der Speicheldrüsengänge, so daß histologisch ein Nebeneinander von Plattenepithelverbänden und drüsig-zystischen Strukturen mit schleimbildenden Becherzellen besteht. Histologische Klassifikation in nicht metastasierende „hochdifferenzierte" (low-grade-malignancy) Tumoren und in lymphogen-metastasierende, häufig rezidivierende „niedrig-differenzierte" (high-grade malignancy) Tumoren. Bei 20–30 % der Kinder liegt die niedrig-differenzierte Form vor.

Tabelle **31** Häufigkeit, Lokalisation, Altersverteilung und Prognose maligner Speicheldrüsentumoren im Kindesalter[1]

	Mukoepidermoid-tumoren	Azinuszell-tumoren	Adenoid-zystisches Karzinom	Karzinome[2]	Literatur
Gesamtzahl [n]	66	25	9	23	Chong 1975
					Krolls 1972
Relative Häufigkeit[3] [%]	45	17	6,1	15	Kaufman 1963
Lokalisation[4] [%]					Seifert 1965
Glandula parotidea	70–100	75–85	75		Nagao 1980
Glandula submandibularis	0–20	0–25	25		Anders 1990
Kleine Speicheldrüsen	0–10	0–15			Steinbach 1987
Tumor-Klassifikation	78–92 % low-grade				
Altersgipfel [Jahre]	9–10	12–14	13	6	
Bereich [Jahre]	1–15	4–16	10–15	Geburt – 15	
Prognose[5]	Mortalität 5 %	Mortalität 50 %	Mortalität 50 %; Spätmortalität?	infaust; 50 % versterben innerhalb 4 Monaten	

[1] Fehler durch unterschiedliche Studien und aufgrund fehlender Angaben sind möglich
[2] Undifferenzierte, Adeno- und Plattenepithelkarzinome.
[3] Bezogen auf die Gesamtzahl der malignen kindlichen Speicheldrüsentumoren.
[4] Lokalisationsverteilung aufgrund verschiedener Literaturangaben (Bereiche).
[5] Teilweise sehr kurze Beobachtungszeiten, z. T. sehr kleine Fallzahlen nachbeobachteter Patienten.

Klinik: Umschriebene Knotenbildung; unterschiedlich schnelles Tumorwachstum (!).

Komplikationen: Zervikale Lymphknotenmetastasen.

Diagnose: Feinnadelaspirationszytologie; Histologie.

Therapie (entsprechend den Empfehlungen für Erwachsene): Low-grade-Tumoren: Möglichst vollständige Tumorresektion; evtl. laterale bzw. totale Parotidektomie unter Erhalt des N. facialis; keine Bestrahlung. – High-grade-Tumoren: Möglichst vollständige Tumorresektion; evtl. laterale bzw. totale Parotidektomie, evtl. Resektion des N. facialis; regionale funktionelle Neck-dissection (=chirurgische Entfernung aller Halslymphknoten unter Erhalt der übrigen anatomischen Strukturen); Radiatio.

Prognose: Scheint bei Kindern günstiger als bei Erwachsenen.

Adenoid-zystische Karzinome

Grundlagen: Die infiltrativ, langsam wachsenden, adenoid-zystischen Karzinome leiten sich aus terminalen Speichelgangsepithelien ab und metastasieren hämatogen. Histologische Unterscheidung in tubulären Typ (beste Prognose), kribriformen Typ und soliden Typ (schlechteste Prognose). Bei Kindern ist der Tumor bevorzugt in den großen Speicheldrüsen lokalisiert. (Spät-)Rezidive und maligne Transformation können Jahrzehnte später auftreten; die in der Literatur beschriebenen Kinder verstarben offensichtlich alle tumorabhängig.

Klinik: Schmerzhafter, langsam wachsender Tumor; bei Erwachsenen häufig Fazialisparese durch perineurales Wachstum; Hirnnervenausfälle.

Komplikationen: Auch nach Jahrzehnten hämatogene Fernmetastasen.

Diagnose: Feinnadelaspirationszytologie; Histologie.

Therapie: Derzeit unklar: Radikale Chirurgie mit totaler Parotidektomie und Resektion des N. facialis scheint nicht zur Prognoseverbesserung zu führen; Strahlentherapie ist umstritten.

Prognose: Langfristig schlecht; Krankheitsverläufe über Jahrzehnte.

Azinuszelltumoren

Grundlagen: Makroskopisch abgekapselter, lokal infiltrativ wachsender Tumor, der sich wahrscheinlich von Zellen am Übergang der Schaltstücksysteme zu den Drüsenazini ableitet. Lokalisation der Primärtumoren überwiegend in der Glandula parotidea, hämatogene und lymphogene Metastasierung möglich.

Therapie (wie beim Erwachsenen): Hochdifferenzierte Form: vollständige Tumorexstirpation durch laterale bzw. totale Parotidektomie, möglichst mit Erhalt des N. facialis, keine Radiatio. – Niedrig differenzierte Form: vollständige Tumorexstirpation durch laterale bzw. totale Parotidektomie, evtl. Resektion des N. facialis; Radiatio ist sehr umstritten.

Prognose: Nicht gut, im Einzelfall nicht voraussagbar.

Speicheldrüsenkarzinome: Undifferenzierte, Plattenepithel- und Adenokarzinome

Grundlagen: Histologische Abstammung ist unklar, möglicherweise vom primitiven Speichelgangssystem ausgehend.

Klinik: Kurze Anamnese; rasches, schmerzhaftes Tumorwachstum; evtl. N.-facialis-Parese; frühzeitige lymphogene Metastasierung.

Diagnose: Histologie.

Therapie: Falls überhaupt eine Heilungschance besteht, so nur nach radikaler Operation mit totaler Parotidektomie, Resektion des N. facialis und Neck-dissection.

Prognose: Sehr schlecht.

Andere bösartige Tumoren

Sarkome und Ganglioneuroblastome treten im Kindesalter sehr selten auf.

Maligne Adenome und Adenolymphome sind nur als kasuistische Fälle beschrieben (evtl. Fehldiagnosen?).

Nase und Nasennebenhöhlen

Entwicklung, Anatomie und Physiologie

Die Entwicklung der Nase aus Mund- und Kiemendarm beginnt in der 3. Embryonalwoche und wird ungefähr in der 10. Woche durch die Trennung von Mund- und Nasenhöhle beendet. In der 3. Woche bilden sich am unpaaren Stirnfortsatz als Anlage des vorderen Gehirns und oberer Begrenzung der Mundöffnung (Abb. **16**) zwei Riechplakoden, die sich in der Folge zu Riechgruben bzw. -schläuchen differenzieren und dadurch den medialen bzw. die lateralen Nasenfortsätze abtrennen. Bis zur 6. Woche verkleben die Nasenfortsätze zu zwei primitiven, blind endenden Nasenhöhlen mit der Membrana bucconasalis als „primärer Gaumen". Durch die Verschmelzung der Oberkieferwülste mit dem medialen Nasenfortsatz (= späteres Nasenseptum) werden die Choanen, die beiden Nasenhaupthöhlen und der sekundäre Gaumen gebildet, so daß die Nase definitiv von der Mundhöhle getrennt wird. Das Wachstum von Gaumen und Septum erfolgt in posteriore Richtung, so daß man bei Kiefer-Gaumen-Spalten auf das embryologische Entstehungsalter rückschließen kann. Nasenflügel und Weichteilgewebe entstehen aus den lateralen Nasenfortsätzen, Nasenmuscheln und Nasennebenhöhlen entwickeln sich aus Epithelansammlungen bzw. -einbuchtungen (S. 177). Während der Kindheit wächst und verknöchert die Nase besonders während der ersten zwei Lebensjahre und der Pubertät.

Die äußere Nase ist eine pyramidenähnliche Struktur aus Knorpel, Knochen, Muskeln und Bindegewebe (Abb. **17a**), bei der besonders die knöchernen Anteile durch Verletzungen gefährdet sind. Die innere Nase reicht vom Limen nasi bis zu den Choanen und wird durch das Septum in zwei Haupthöhlen unterteilt. Die drei Nasenmuscheln (Conchae nasalis) der lateralen Nasenwand begrenzen die Nasengänge, in welche die Ostien der Nebenhöhlen und des Tränennasengangs einmünden (Abb. **17b**). Die verschiedenen Nebenhöhlen der Nase bilden ein kommunizierendes System und werden auch als osteomeatale Einheit bezeichnet (Abb. **17c–d**).

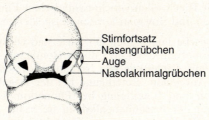

31 ± 1 Entwicklungstage

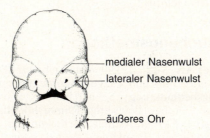

35 ± 1 Entwicklungstage

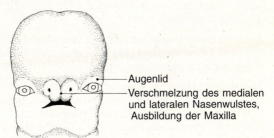

40 ± 1 Entwicklungstage

Abb. **16** Schematische Embryonalentwicklung der Nase.

Die Schleimhaut von Nase und deren Nebenhöhlen besteht aus *respiratorischem Flimmerepithel* mit hochprismatischen Zellen, intraepithelialen Mastzellen, schleimproduzierenden Becherzellen, eingelagerten Lymphozyten und (wahrscheinlich) lymphoiden Geweben; die Riechspalte, die obere Muschel und das obere Septum sind zusätzlich mit *olfaktorischer Schleimhaut*, bestehend aus bipolaren Riechzellen, hochprismatischen Flimmerepithelzellen, Stützzellen und Bowman-Drüsen, ausgekleidet.

Physiologische Funktionen der Nase sind Geruchswahrnehmung, „Konditionierung der Luft" durch Reinigung, Anfeuchtung und Anwärmung, Einleitung von Immunreaktionen gegenüber eingeatmeten Antigenen, Beteiligung bei der Regulation der Körpertemperatur und Beteiligung bei Phonation. Die physiologische Bedeutung der Nasennebenhöhlen ist bisher ungeklärt: möglicherweise Pneumatisation zur Gewichtseinsparung?, Resonanzfunktion?, Funktion bei der Gesichtausbildung? oder thermische Isolation des Gehirns?

Untersuchungsmethoden

Anamnese: Art, Verlauf, Dauer und jahreszeitliche Häufung von Infektionen, Zahn- und Umgebungsinfektionen; Haustiere; Nasenatmungsbehinderung; Schnarchen; Zyanoseanfälle; seröse bzw. eitrige, ein- bzw. beidseitige Rhinorrhö; Hinweise für Atopie wie endogenes Ekzem, Asthma, Heuschnupfen, Familienanamnese; jahreszeitliche Erkrankung (saisonal, perennial) mit Konjunktivitis, Juckreiz oder Niesattacken; Kopf- bzw. Gesichtsschmerzen bzw. Druckgefühl; Mundgeruch; näselnde Sprache; Verschleimung Rachen; Halsschmerzen; Husten; Geruchs- und Geschmacksstörungen.

Begleiterkrankungen wie Asthma bronchiale; Otitis media; rezidivierende Ohrerkrankungen; Verhaltensauffälligkeiten; Gedeihstörungen; evtl. Visusstörungen.

Inspektion: Haut; Formänderungen der Nase; Schwellung, Rötung oder Tumor in der Nase, Nasenrachen bzw. Umgebung; Beschaffenheit des Nasensekrets; Nasenatmung; evtl. Zyanoseanfälle; evtl. Augenbeteiligung mit z. B. Proptose; Visusstörungen; Lidödem.

HNO-ärztliche Untersuchung: (evtl.) manuelle Untersuchung der Nase; Klopfschmerz Nasennebenhöhlen. – Vordere Rhinoskopie bzw. Nasenendoskopie mit und ohne Schleimhautabschwellung: Sekret, Muscheln, Tumoren, Fremdkörper, Lokalisation von z.B. Tumoren oder Blutungen, Choanen, evtl. Nasenrachen. – Inspektion Mund und Oropharynx: Tonsillen, follikuläre Hyperplasien, Schleim und Eiter im Rachen, Schwellung bzw. Tumor weicher Gaumen. – Hintere Rhinoskopie bzw. Endoskopie: Sekret, Nasenrachen, Choanen, Muscheln, Tubenostien, Rosenmüller-Grube, Tumoren. – Hals: zervikale Lymphadenopathie.

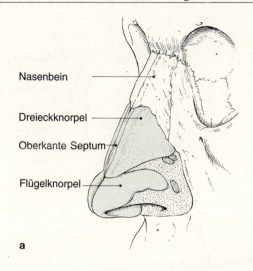

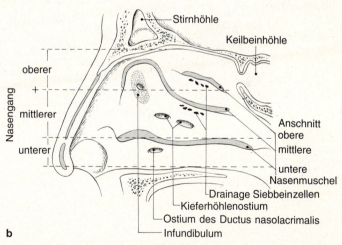

Abb. **17** Anatomie und Topographie der Nasen- und Nasennebenhöhlen beim Erwachsenen: **a** Nasengerüst, **b** laterale Nasenwand, **c** Topographie der Nasennebenhöhlen, **d** osteomeatale Einheit (schematischer Frontalschnitt durch die vordere Nasenhöhle).

154 Nase und Nasennebenhöhlen

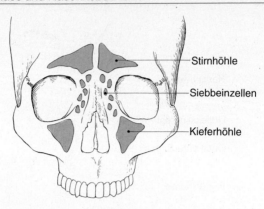

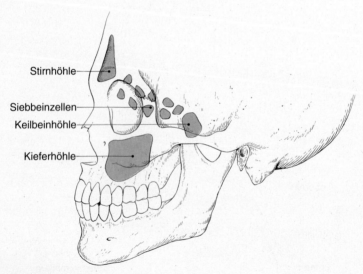

Abb. **17c**

Untersuchungsmethoden 155

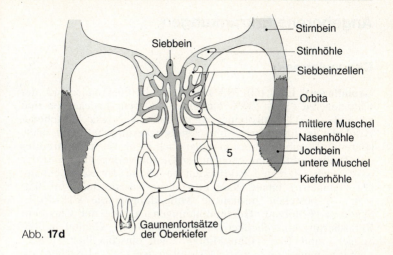

Abb. 17d

Mögliche Zusatzuntersuchungen: Nasenabstrich zur Zytodiagnostik (granulozytäre bzw. eosinophile Zellen), evtl. bakteriologische Diagnostik; allergologische Hautteste, nasale und konjunktivale Provokationstests; Immunglobuline, IgE, Screening-Tests für spezifische IgEs; Blutbild; Blutsenkungsgeschwindigkeit; Schweißtest (= Iontophorese); Rhinomanometrie zur Prüfung der nasalen Luftdurchgängigkeit; (evtl.) Untersuchung des Riechvermögens (= Olfaktometrie).

Feinnadel-Punktionszytologie ist bei angeborenen Mißbildungen z. T. hilfreich.

Radiologische Untersuchungen insbesondere bei Vorliegen bzw. Verdacht auf Nebenhöhlen- oder Knochenbeteiligung:

Röntgenuntersuchung: Beurteilung der klinisch kritischen Siebbein-Region in der Regel kaum möglich; *Computertomographie* mit koronaren bzw. axialen Schichten, insbesondere zur Nasennebenhöhlendiagnostik; *Kernspintomographie* ist auf wenige, spezifische Fragestellungen beschränkt.

Angeborene Erkrankungen

Choanalatresie

Grundlagen: Ein- (60–70%) bzw. beidseitiger Verschluß der Choanen, zu (70%–)90% aus einer knorpelig-knöchernen und zu 10% (–30%) aus einer membranösen Atresie bestehend. Ätiologie ist ungeklärt, wahrscheinlich verursacht durch persistierende Membrana bucconasalis; nach Hengerer u. Mitarbeiter (1982) eher infolge mesenchymaler Gewebsverlagerungen in der 6.–9. Woche. Bei den Erkrankten besteht in der Regel ein hoher Gaumen, schmale Nase und enger Nasenrachen. In 20% (–50%?) bestehen zusätzliche Mißbildungen wie CHARGE-Syndrom (**C**olobom, **H**erzmißbildungen, **A**tresie der Choanen, **R**etardierung einschließlich ZNS-Mißbildungen, **G**enital„mißbildungen" und **E**ar[= Ohr]-Mißbildungen einschließlich Hörstörungen), mandibulofaziale Dysostosen wie z. B. Treacher-Collins-Syndrom, Apert-Syndrom oder Crouzon-Syndrom oder Turner-Syndrom. Häufigkeit: $1/_{6500-8000}$ Lebendgeborene; 65% Mädchen.

Klinik: *Einseitige Atresie:* Bei Geburt häufig nicht erkannt; später *häufig* chronisch-einseitige Rhinorrhö; einseitig-nasale Obstruktion; evtl. Sinusitis; evtl. Seromukotympanon. *Beidseitige Atresie:* Sofort nach Geburt Stridor, Dyspnoe und Zyanose, da Neugeborene obligate Nasenatmer sind. Beim Schreien deutliche Besserung der Zyanose; beim Trinken Aspiration.

Diagnostik: Sondierung der Nase; evtl. röntgenologischer Nachweis durch Kontrastmittelgabe; evtl. Computertomographie; Nasenendoskopie.

Differentialdiagnosen: *Einseitige Atresie:* Fremdkörper. *Beidseitige Atresie:* Kehlkopfmißbildung; subglottische Stenosierung; Laryngomalazie; tracheoösophageale Fistel; Glossoptose.

Therapie: *Einseitige Atresie:* Operative Korrektur erst ab 4. Lebensjahr. *Beidseitige Atresie:* Orotracheale Intubation; evtl. sofortige endonasale Trepanation; evtl. operative Korrektur bei Neugeborenen.

Chirurgisches Vorgehen bei knöchern-knorpeligen Atresien: *Endonasaler* (= transseptaler), endoskopisch-mikroskopisch kontrollierter *Zugang* und *Atresieeröffnung:* anspruchsvoll, heute Methode der Wahl. Vorteil: schonende Operationstechnik, Nachteil: erhöhtes Stenosierungsrisiko (bis 35%).

Transpalatinaler Zugang und *Atresieeröffnung:* kurzer Zugangsweg, gute Übersichtlichkeit. Vorteil: geringe Restenosierung. Nachteile: Wachstumsstörungen des harten Gaumens und evtl. Kreuzbißentwicklung, Nahtdehiszenz.

Unabhängig von der Art des operativen Vorgehens ist die Einlage eines Platzhalters günstig; evtl. zusätzlich Dilatationen.

Prognose gut.

„Hintere" Choanalstenose bzw. -atresie

Grundlagen: Seltene, angeborene membranöse Stenose des Nasopharynx durch unvollständige Resorption der Membrana buccopharyngea (Rachenmembran); häufig mit kranio- bzw. mandibulofazialen Dysplasien assoziiert.

Klinik: Bei ausgeprägter Stenosierung Symptome wie bei Choanalatresie; bei leichten Formen schleimige Rhinorrhö und evtl. Fütterungsschwierigkeiten.

Therapie: Symptomatisch, da durch Wachstum Symptomatik in der Regel rückläufig. Evtl. operative Stenoseerweiterung; evtl. Einlage eines Platzhalters.

Prognose gut.

Andere Mißbildungen der Nase: Tumoren, Zysten, Fisteln und Spalten

Angeborene Mißbildungen der Nase sind mit einer Häufigkeit $1/20\,000-40\,000$ Lebendgeborenen sehr selten und imponieren klinisch meistens als Tumoren, z.T. bereits im Neugeborenen- und Säuglingsalter. In der Reihenfolge ihrer Häufigkeit handelt es sich um Dermoide, Gliome, Zephalozelen, Desmoide, Teratome und zystische Mittellinienmißbildungen.

Dermoide (Nasenzysten, Nasenfisteln)

Grundlagen: Häufigste angeborene Mißbildung der Nase; Lokalisation in der Mittellinie bzw. im medialen Augenwinkel; Entstehung (s. S. 19). Etwa 1–3% (–15%) aller Dermoide sind im Bereich der Nase lokalisiert und manifestieren sich zu ca. 50% als *Fistel* zwischen knorpeligem und knöchernem Nasengerüst, wobei der Fistelgang in Richtung Schädelbasis verläuft und nur selten bis zur Riechplatte reicht; ca. 50% der Dermoide imponieren als *zystische Schwellung* mit häufiger Deformierung der Nase.

Auftreten der Dermoide bei Geburt oder innerhalb der ersten 2 Lebensmonate; 60% Knaben; häufig rezidivierende Infektionen.

Klinik: Sezernierende Fistelöffnung auf Nasenrücken; infizierte Zyste mit Schwellung, Rötung und Schmerzen (Mittellinie).

Diagnostik: Lokalbefund; Computertomographie.

Therapie: Chirurgische Exzision innerhalb der ersten 5 Lebensjahre; idealerweise im 2. Lebensjahr. Häufig mediale Osteotomie oder laterale Rhinotomie erforderlich.

Prognose: Bei unvollständiger Exstirpation Rezidive möglich.

Gliome

Grundlagen: Entstehung ungeklärt, Hypothesen vermuten verzögerte Verschmelzung der Schädelnähte (?), embryologisch verlagertes Gliagewebe (?) bzw. Entstehung aus der Neuroglia der Nasenschleimhaut (?). *Typischerweise besteht keine Verbindung zum Gehirn (Differentialdiagnose: Zephalozelen).* Intranasale Gliome entwickeln sich häufig aus der lateralen Nasenwand und können bis zur Riechplatte reichen.

Klinik: Tumor der Nasenhaupthöhle; Obstruktion der Nase.

Diagnostik: Computertomographie; evtl. Kernspintomographie. Differentialdiagnosen: Choanalpolyp, Zephalozele, Dermoid, juveniles Angiofibrom, andere Nasentumoren.

Therapie: Chirurgische Entfernung, häufig durch ausgedehnte Operationen wie z. B. laterale Rhinotomie. Operationszeitpunkt: häufig 1. Lebensjahr.

Prognose: Rezidive nicht selten; Liquorfistel möglich.

Zephalozelen

Grundlagen: Aussackungen von Hirnhäuten mit oder ohne Gehirnanteilen durch angeborene Schädellücken entlang von Schädelnähten bzw. knöchernen Verschmelzungslinien; teilweise mit Haut bzw. Schleimhaut bedeckt. Ursache sind Störungen der Neuralrohrentwicklung etwa in der 4. Embryonalwoche. Lokalisationen: *Lokalisation entlang Schädelkonvexität* (ca. 75%), *frontoethmoidale (= nasale) Lokalisation* (ca. 15%), *basale Lokalisation* (ca. 10%). Häufige Assoziation mit Spina bifida, Hydrozephalus, ZNS-Mißbildungen. Häufigkeit aller Formen: ca. ¼₀₀₀ (?) Lebendgeborenen. Diagnose erfolgt häufig in den ersten 2 Lebensjahren; meistens im 1. Lebensjahrzehnt.

Klinik: Polyp bzw. Tumor Nasenhaupthöhle; rezidivierende Menigitiden. Okkulte Formen häufig ohne klinisch-pathologische Befunde!

Diagnostik: Status von Nase, Nasennebenhöhlen, Nasopharynx und Ohren; Kernspin- und Computertomographie; evtl. Myelographie.

BEACHTE: Biopsien sollten unbedingt vermieden werden. Okkulte Zephalozelen sind auch mittels radiologischer Methoden nur äußerst schwierig nachzuweisen; falsch-negative Befunde sind nicht ungewöhnlich. Aufgrund der diagnostischen Schwierigkeiten empfehlen vereinzelte Autoren bei entsprechender Symptomatik die *operative Exploration* auch bei *fehlenden radiologischen Hinweisen*.

Differentialdiagnosen: Choanalpolyp, Gliom, Dermoid, juveniles Angiofibrom, andere Nasentumoren.

Therapie: Chirurgische Entfernung und Verschluß von Knochendefekten.

Desmoidtumoren

In der Nase sehr selten (s. S. 192); die radikale chirurgische Exzision ist erforderlich. Nach chirurgischer Entfernung ist die Prognose gut.

Teratome

Tumoren, die sich aus den pluripotenten Zellen des Ekto-, Ento- und Mesoderms ableiten: Das Auftreten in Nase und Nasenrachen ist eher selten (S. 15–19), das Entartungsrisiko im Vergleich zu anderen Lokalisationen scheint gering zu sein.

Das bösartige **Teratokarzinom** des Nasopharynx bei Jugendlichen und jungen Erwachsenen hat aufgrund seiner Neigung zur intrazerebralen Ausbreitung eine schlechte Prognose.

Zystische Mittellinienmißbildungen

In der Nase und im Nasenrachen selten; embryologische Ursachen sind: persistierendes Chorda-dorsalis-Gewebe; Reste der Rathke-Tasche; Reste der Sessel-Tasche bzw. Thornwaldt-Zyste. Chirurgische Behandlung durch Exzision bzw. Marsupialisierung.

Prognose gut.

(In)komplette Aplasien, Spalten, Gesichtsdysostosen

Äußerst seltene Mißbildungen, die häufig mit anderen Gesichtsmißbildungen assoziiert sind. Der chirurgisch-plastische Gesichtsaufbau erfolgt häufig mehrzeitig. Als obligate Nasenatmer können bei erkrankten Neugeborenen die Symptome wie bei Atemnotsyndrom auftreten.

Funktionelle Erkrankungen

Riechstörungen

Grundlagen: Die Kenntnisse über Riechstörungen im Kindesalter sind spärlich; wahrscheinlich auch aufgrund bisher fehlender „objektiver Meßmethoden".

Verminderte (= Hyposmie) bzw. fehlende Geruchswahrnehmung (= Anosmie) im Kindesalter ist scheinbar sehr selten, bzw. die Kinder berichten nicht über dieses Problem. Die meisten Geruchsstörungen sind sekundärer Genese, *häufig* verursacht durch Infektionen und allergische Rhinitis; *seltener* als Folge von gut- und bösartigen Tumoren der Nase, der Schädelbasis und des Gehirns, Z. n. Schädel-Hirn-Trauma mit Abriß der Nn. olfactorii bzw. Kontusion des Bulbus olfactorius. *Sehr selten* sind Geruchsstörungen Folge eines hypogonadotropen Hypogonadismus mit Anosmie (Kallmann-Syndrom) bzw. Phytansäure-Thesaurismose (= Fettstoffwechselstörung).

Bei Vorliegen einer Riechstörung ist eine Untersuchung von Nase und Nasenrachen erforderlich.

Infektionen der Nase und der oberen Luftwege

Akuter Luftwegsinfekt (akute Infektion der oberen Luftwege, grippaler Infekt)

Grundlagen: Akuter, meistens viraler, fieberhafter Luftwegsinfekt, der in der Regel durch *Influenza-, Parainfluenza-, RS-, Rhino-, Adeno-, Reo-, Coxsackie-A, B-, Echo- und Herpes-simplex-Viren* verursacht wird. Jahreszeitliche Häufung von Herbst bis Frühjahr. Aufgrund der immunologischen Situation Häufung bei Kleinkindern und Kindern: *Kindergartenkinder:* ca. 7×/Jahr; *9jährige Kinder:* 3–4×/Jahr; *12jährige Kinder: 1–2×/Jahr.*

Infektionsdauer im Mittel 6–8 Tage; bei ca. 80% der Kinder weniger als 10 Tage, bei 90% der Kinder weniger als 15 Tage.

Klinik: *Häufig:* Fieber; Rhinitis, Pharyngitis, Laryngitis, Adenoiditis, Tonsillitis; Kruppsymptomatik; Husten. *Selten:* (Tracheo-)Bronchitis; Konjunktivitis; gastrointestinale Symptome.

BEACHTE: Bei mehr als 10 Tage dauernden „Luftwegsinfektionen" ist eine weitergehende Diagnostik zum Ausschluß komplizierender Erkrankungen wie Sinusitis, bakterielle Pharyngitis, Adenoiditis, Pneumonie o. ä. erforderlich.

Therapie: Symptomatische Maßnahmen; abschwellende Nasentropfen bzw. -sprays.

Komplikationen: *Häufig:* Otitis media (20%–40%); Sinusitis (1–5%); bakterielle Tonsillitis; Pneumonie.

BEACHTE: Bei chronisch-rezidivierendem Verlauf von „Luftwegsinfekten" müssen Erkrankungen bzw. Mißbildungen der Luftröhre, Speiseröhre und Lunge, tracheobronchiale Fremdkörper und zystische Fibrose ausgeschlossen werden.

Prognose: In der Regel gut.

Akut-infektiöse Rhinitis

Grundlagen: Ursache sind meistens Virusinfektionen (Tröpfcheninfektion) durch u. a. *Rhino-, RS-* (= Respiratory-syncytial-), Influenza-, Parainfluenza-, Adeno-, Corona- oder Echoviren; bakterielle Superinfektionen sind häufig. Jahreszeitliche Häufung von Herbst bis Frühjahr.

Bei Neugeborenen sind die Staphylokokkenrhinitis bzw. die eitrige Rhinitis als Leitsymptom einer Streptokokkenpharyngitis nicht selten (s. S. 63–65).

Klinik: Rhinorrhö: bei Virusgenese meistens klares, trübes oder schleimiges Sekret; bei bakterieller Genese in der Regel eitriges Sekret; nasale Obstruktion; Nießreiz.

Bei Neugeborenen bzw. Säuglingen als obligate Nasenatmer: (evtl.) erhebliche Dyspnoe, evtl. mit Zyanose; Fütterungsprobleme.

Diagnostik: Virusdiagnostik in der Regel nicht sinnvoll, evtl. Abstrich für bakteriologische Untersuchungen.

Differentialdiagnosen: Allergie; Fremdkörper; physikalisch-chemische Noxen.

Therapie: Evtl. vorübergehend abschwellende Nasentropfen, *besonders wichtig bei Neugeborenen bzw. Säuglingen als obligate Nasenatmer;* (evtl.) zusätzliche symptomatische Maßnahmen. Staphylokokkenrhinitis bzw. Streptokokkenpharyngitis bei Neugeborenen: Antibiotika.

Prognose gut.

Komplikationen der Staphylokokkenrhinitis: relativ häufig Pneumonie.

Nasenerysipel

Infektion der Haut, Schleimhaut und Lymphspalten im Bereich der Nase durch β-hämolysierende Streptokokken, häufig von Mikroverletzungen ausgehend. **Therapie:** Penicillin, Amoxicillin, Erythromycin.

Follikulitis und Nasenfurunkel

Grundlagen: Von den Haarbälgen im Naseneingang (= Vestibulum nasi) und der Nasenspitze ausgehende Entzündung, meistens durch Staphylokokken; bei Kindern sehr selten.

Klinik: Schmerzen; Schwellung; Druckempfindlichkeit; Spannungsgefühl; Rötung; evtl. Abszedierung.

Therapie: *Follikulitis:* lokale Salbentherapie, keine Manipulationen. *Nasenfurunkel:* lokale Salbentherapie, lokale Eiswasser- bzw. Alkoholumschläge, orale bzw. parenterale β-lactamasestabile Antibiotika.

Komplikationen: Lippen-, Wangen- und Lidödem; *Thrombophlebitis der V. angularis* (dann stationäre Behandlung).

Anmerkung des Autors: Die chirurgische Eröffnung eines Nasenfurunkels wird aufgrund der Gefahr einer Kavernosusthrombose als Kunstfehler angesehen. Diese weitverbreitete Lehrmeinung scheint allerdings auf den Erfahrungen der Vorantibiotikaära zu beruhen.

Prognose: In der Regel gut.

Chronische Rhinitis

Als „chronische Rhinitis" bezeichnet man eine Rhinorrhö von mindestens 30 Minuten Dauer pro Tag über mindestens 2 Monate.

Allergische Rhinitis

Grundlagen: Häufigste Manifestationsform einer Atopie, Ursache von etwa 55–70% aller chronischen Rhinopathien. Pathomechanismus: Spezifische Allergene vernetzen IgE-Moleküle an der Oberfläche intraepithelialer Mastzellen (Bridging) und lösen durch Mastzelldegranulation und Mediatorfreisetzung die *Sofortphase* aus (Typ-I-Reaktion). 4–12 Stunden später folgt die *Spätphase* mit Einwanderung und Aktivierung verschiedener Zellpopulationen wie Makrophagen, Monozyten, Granulozyten und T-Lymphozyten, welche die (un)spezifische Reaktionsbereitschaft der Schleimhaut zusätzlich erhöhen (Hyperreagibilität). Später erfolgt dann der Übergang in die *chronische Entzündung*.

Inzidenz der allergischen Rhinitis ist altersabhängig und nimmt zu: 4jährige Kinder: Inzidenz ca. 1%; 25- bis 30jährige Erwachsene: Inzidenz 25–30%. Manifestation im Kindesalter in der Regel zwischen 7.–12. Lebensjahr; 65% Knaben. Risikofaktoren sind genetische Veranlagung bei ca. 40% (?) der Bevölkerung; Assoziation mit HLA-Allelen; evtl. Art der Ernährung im Säuglingsalter (?); evtl. elterliches Rauchen (Bedeutung ist unklar). Auslösende Allergene sind häufig Pollen (= saisonale Form) (Abb. **18**), seltener Schimmel, Hausstaubmilbe oder Tierhaare (perenniale Form).

Klinik: Verlegung der Nase; Niesreiz und -attacken; klare, wäßrige Rhinorrhö; Jucken von Nase, Augen und Ohr; evtl. neurovegetative Störungen; Hyp- bzw. Anosmie.

Nase und Nasennebenhöhlen

Allergene	Jan.	Feb.	März	April	Mai	Juni	Juli	Aug.	Sept.	Okt.	Nov.	Dez.	klinische Bedeutung
Hasel													
Erle													
Weide													
Ulme													
Pappel													
Esche													
Birke													
Hainbuche													
Eiche													
Platane													
Rotbuche													
Gräser													
Sauerampfer													
Spitzwegerich													
Roggen													
Linde													
Gänsefuß													
Goldrute													
Nessel													
Beifuß													

Chronische Rhinitis 165

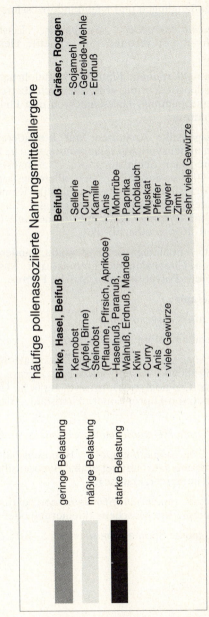

Abb. 18 Jahreszeitliche Pollenbelastung, deren klinische Bedeutung und häufige Assoziationen mit Nahrungsmittelallergien

Bei Säuglingen und Kleinkindern: schnorchelnde Atmung.

Uncharakteristische Symptome: Leistungsminderung; Kopfschmerzen; verminderter Appetit; Heiserkeit; Schlafstörungen u. a.

Komplikationen: Sinusitis; Mittelohrbelüftungsstörungen; Otitis media (Bedeutung wahrscheinlich überschätzt); Mundatmung mit Verschleimung, Halsschmerzen und Pharyngitis; sinubronchiales Syndrom.

Diagnostik: Anamnese mit besonderer Berücksichtigung des Krankheitsverlaufs, Symptomtagebuch, Familie, Nahrung, Haustiere oder Schlafstörungen; Nasenabstrich zur Zytodiagnostik (>10% eosinophile Zellen, allerdings nur in der Akutphase sinnvoll); bakteriologische Diagnostik; Rhinoskopie; Prick-, Intrakutantest, nasaler bzw. konjunktivaler Provokationstest; Immunglobuline (wichtig: IgE); spezifisches IgE (RAST-Test; Phadiatop). Evtl. Röntgendiagnostik.

Differentialdiagnose: Adenoide; andere chronische Rhinopathien; Choanalatresie; Fremdkörper; Nasen- bzw. Nasenrachentumoren; Polyposis bzw. zystische Fibrose.

Therapie:

1. *Allergenvermeidung.*

Medikamentöse *„Stufentherapie":*

2. *Intranasale Medikamente:* Kochsalz-Spülungen; kurzfristig abschwellende Nasentropfen bzw. -sprays wie β-adrenerge Agonisten; Cromoglycinsäure; evtl. topische Glukokortikoide wie Beclometason-Diproprionat, Flunisolid, Triamcinolon bzw. Budenosid.

3. *Orale H1-Antihistaminika;* evtl. systemische Glukokortikoide.

4. *Evtl. Immuntherapie* (= Hyposensibilisierung), (umstritten, da nicht ungefährlich; bei oraler Hyposensibilisierung unbefriedigende Therapieergebnisse).

5. *Evtl. systemische Steroidtherapie;* evtl. chirurgische (adjuvante) Therapie wie Muschelverkleinerung oder Adenotomie.

Prognose: Spontanremission bei 5–10% der Kinder.

Nichtallergische Rhinopathien

Grundlagen: Etwa 30–45% aller chronischen Rhinopathien (Tab. 32); Ätiologie nicht genau geklärt. Krankheitsentstehung beruht wahrscheinlich auf nicht-spezifischer Stimulation, Degranulation und Mediatorfreisetzung durch z. B. Neuropeptide, unspezifische Reize (Kälte) oder vermehrter Gefäßreagibilität. Bei „vasomotorischer Rhinopathie" besteht ein erhöhter Parasympathikustonus und nasale Übererregbarkeit.

Klinik: Rhinorrhö; nasale Obstruktion; schnorchelnde Atmung; Verschleimung; Mundatmung; Halsschmerzen.

Diagnostik: Anamnese; Nasenabstrich: Zytoabstrich, bakteriologischer Abstrich; Rhinoskopie. Differentialdiagnosen: s. S. 166.

Therapie: Evtl. spezifische Maßnahmen (Tab. 32); evtl. symptomatische Maßnahmen wie bei „allergischer Rhinitis"; Therapieerfolge häufig unbefriedigend.

Anatomische Veränderungen und Erkrankungen der Nasenscheidewand

Deviation und Subluxation der Nasenscheidewand

Grundlagen: Die Literatur zur Problematik der kindlichen Septumdeviation ist spärlich, die Ansichten zu Art und Notwendigkeit von Therapiemaßnahmen sind teilweise kontrovers. Verbiegungen der Nasenscheidewand bzw. Abweichungen der vorderen Septumkante werden als Septumdeviation bzw. Subluxation bezeichnet. Unterschieden werden die im vorderen Septumbereich (= Lamina quadrangularis) gelegene *knorpelige* und die weiter hinten liegende *kombiniert knorpelig-knöcherne Deviation*. Ursachen sind *Traumata* wie z. B. Geburt, erschwerte innere Wendung bei Geburt oder auch als Folge scheinbar geringfügiger Verletzungen; und *Wachstumsfolgen* bei ungleichmäßiger Entwicklung verschiedener Skelettanteile. Bei 0–4% (?) (–16%?) aller Neugeborenen liegt bereits eine (geburtstraumatische?) Septumdeviation vor, die sich wahrscheinlich nur selten spontan zurückbildet. Durch den pubertären Wachstumsschub der Nase steigt der Anteil der Deviationen auf adulte Verhältnisse von ca. 70–80% an. Mit Septumdeviationen sind häufig Gaumen- bzw. Nasenasymmetrien, Störungen der knöchernen Gesichtsausbildung und Zahnfehlstellungen assoziiert.

Nase und Nasennebenhöhlen

Tabelle 32 „Nicht-allergische" Rhinopathien des Kindesalters und spezifische Therapiemaßnahmen (modifiziert nach J. W. Georgitis)

Eosinophile Rhinitis (>10% eosinophile Zellen im Nasenabstrich)
– assoziiert mit Polyposis nasi (DD: zystische Fibrose),
– assoziiert mit Acetylsalicylsäure-Unverträglichkeit, (Pseudoallergie),
– assoziiert mit Asthma bronchiale.
Therapie: s. chronisch-allergische Rhinitis.

Neutrophile Rhinitis
(häufig assoziiert mit Sinusitis, Otitis media, Pharyngitis)
– Ursache: Pneumokokken, Haemophilus influenzae, Streptokokken, Staphylokokken, Meningokokken, Mycobacterium Hansen (= Lepra), Mycobacterium tuberculosis, Treponema pallidum.
– Mykosen.
DD: häufig systemische Grunderkrankung (z. B. Immundefekt, Gaumenspalte).
Therapie: spezifische Antibiotika.

Basophile Rhinitis (= nasale Mastozytose)

Azelluläre Rhinitis
– Vasomotorische Rhinopathie.
Therapie: Vermeidung von „Reizen", evtl. chirurgische Maßnahmen.
– Endokrine Rhinitis (z. B. Menarche-abhängig, Hypothyreose).
Therapie: evtl. endokrinologische Maßnahmen.
– Medikamentöse Rhinitis (bei Kindern meistens Nasentropfenabusus; aber auch Medikamente wie u. a. Reserpin, Antidepressiva, Phenytoin, β-Blocker).
Therapie: Absetzen der Medikamente (soweit möglich; wegen Auftreten des „Reboundeffekts" unangenehm).
– Anatomisch-bedingte obstruktive Rhinitis.
Therapie: Operation; medikamentös keine dauerhaften Erfolge.
– Atrophische Rhinitis – im Kindesalter unbekannt.

Klinik: Evtl. Nasenatmungsbehinderung; evtl. Schnarchen; bei älteren Kindern auch rezidivierende Kopfschmerzen.

Diagnostik: Rhinoskopie.

Therapie: Grundsätzlich ist nur die operative Therapie möglich; heute in der Regel Septumplastik (Cottle):

Bei Neugeborenen nach Geburtstrauma: evtl. manuelle Reposition am 2.–3. Lebenstag.

Im Kindesalter vor Ende des Nasenwachstums: *äußerst (!)* strenge Indikationsstellung bezüglich Septumkorrektur durch Spezialisten.

Indikation: *erhebliche Septumdeviation* mit ausgeprägter Nasenatmungsbehinderung, gestörter Dentition bzw. Wachstumsstörungen des Mittelgesichts. Ästhetische Korrekturen sollten erst nach Abschluß des Nasenwachstums erfolgen.

Septumperforation

Grundlagen: Defekt bzw. Loch der Nasenscheidewand, häufig verursacht durch z. B. nasotracheale Intubation, nasogastrale Sonde, Zustand nach Ätzen bei Nasenbluten bzw. auch Kokainabusus. Folgen sind eine vermehrte Verborkung und dadurch evtl. behinderte Nasenatmung, evtl. Pfeifgeräusch, evtl. vermehrtes Nasenbluten und evtl. Störung des Nasenwachstums (?).

Therapie: *Symptomatischer Therapieversuch* durch Nasenpflege mit Inhalationen und Salben. *Operative Therapie* durch Defektverschluß ist im Kindesalter in der Regel problematischer und schwieriger als beim Erwachsenen (durch Spezialisten!).

Erkrankungen durch Trauma

Nasenfremdkörper

Grundlagen: Häufig haben Kinder zwischen 2–5 Jahren Fremdkörper wie z. B. Erbsen, Papier, Kugeln oder Murmeln in der Nase.

Klinik: Einseitige, eitrige, manchmal blutig tingierte Rhinorrhö; einseitige Nasenatmungsbehinderung und Obstruktion; Kopfschmerzen; Fötor.

Diagnostik: Naseninspektion und -endoskopie.

Differentialdiagnosen: Sinusitis; Tumoren der Nase und des Nasenrachens; Choanalatresie bzw. -stenose.

Komplikationen bei unerkannten Fremdkörpern: chronische Sinusitis.

Therapie: Fremdkörperentfernung, evtl. in Narkose; bei quellenden Fremdkörpern kann Entfernung schwierig sein.

Prognose gut.

Nasentrauma

Grundlagen: Mit ca. 45% die häufigste „Mittelgesichtsverletzung" des Kindesalters. Da große Anteile der kindlichen Nase erst in der Pubertät verknöchern, besteht bei kindlichem Nasentrauma häufig eine *Grünholzfraktur ohne wesentliche Dislokation* mit Schäden im Bereich der Nasenpyramide, des Septums, z. T. mit Beteiligung von Prämaxilla und Septumverschiebungen. Die endgültigen Folgen eines Traumas werden häufig erst während bzw. nach dem Ende des pubertären Nasenwachstums sichtbar.

Das **Septumhämatom** als Komplikation eines Nasentraumas führt zur Ablösung des Mukoperichondriums vom Septumknorpel, woraus sich sehr schnell, innerhalb von 48 Stunden, irreversible, nutritiv verursachte Knorpelschäden und evtl. sogar ein Septumabszeß entwickeln können. Durch die Schädigung des Septumknorpels kann eine Sattelnase mit funktionellen und ästhetischen Beeinträchtigungen entstehen.

Klinik: Deformierung der Nase; Wundödem; Weichteilhämatom, evtl. Monokel- bzw. Brillenhämatom; Druckschmerz; evtl. Nasenbluten; Krepitation der Nase; Emphysem. *Septumhämatom:* Schleimhautvorwölbung der Nasenscheidewand, eindrückbar.

Diagnostik: Manuelle Untersuchung; Rhinoskopie bzw. Nasendoskopie: *Sehr wichtig* ist der *Ausschluß eines Septumhämatoms;* evtl. seitliche Röntgenaufnahme der Nase. Bei Verdacht auf Beteiligung anderer Knochenstrukturen: evtl. Röntgen der Nasennebenhöhlen, evtl. „Henkeltopfaufnahme" (Jochbeinbeteiligung), evtl. Computertomographie. Wichtigste Komplikationen: Mitbeteiligung anderer Nasennebenhöhlen bzw. der Orbita (Visus); Rhinoliquorrhö.

Therapie: *Nasenbluten:* meist symptomatische Maßnahmen ausreichend, evtl. konstringierende Nasentropfen, nur selten Tamponade erforderlich. – *Ausgeprägtes Wundödem bzw. Schwellung:* abschwellende Maßnahmen wie z. B. Eisbeutel oder konstringierende Nasentropfen; später evtl. erneute Untersuchung, evtl. Reposition bzw. Operation. – *Fraktur ohne Dislokation:* meistens nur symptomatische Maßnahmen. – *Fraktur mit (ausgeprägter) Dislokation, offene Fraktur:* operative Reposition; evtl. Operation in Narkose; möglichst innerhalb von 24–48(–72) Stunden. – *Septumhämatom bzw. -abszeß: sofortige* Operation!

▪ **BEACHTE:** Bei Kindern sind Verletzungen im Bereich der Nase innerhalb von 5 Tagen durch Bindegewebe und Knochenwachstum konsolidiert.

Prognose: Abhängig vom Ausmaß der Verletzung. Unbehandelte Septumhämatome bzw. -abszesse können zu ausgedehnten Knorpel- und dadurch verursachten Folgeschäden führen.

■ **BEACHTE:** Die endgültigen Folgeschäden eines Nasentraumas zeigen sich beim Kind z. T. erst am Ende des pubertären Nasenwachstums.

Hunde- und Tierbißverletzungen

Grundlagen: Häufig im Alter von 3–6 Jahren; plastisch-chirurgische Maßnahmen nach Bißverletzungen bzw. Unfällen bleiben zum Teil dem Spezialisten vorbehalten. Prinzipiell erfolgt bei Verletzungen ohne Substanzverlust in der Regel eine primäre Wundversorgung mit spannungsfreier Adaptation des vitalen Gewebes bei sparsamer Wundexzision. Bei Substanzverlusten, wie z. B. abgebissener Nase, erfolgt das operative Vorgehen meistens mehrzeitig mit primärer Wundabdeckung und sekundärem Aufbau durch z. B. Lappenplastik, Transplantat, Composite-graft etc. Bei abgebissener Nase bzw. anderen Gewebsteilen, die möglicherweise noch erhalten sind, sollte möglichst eine *Reimplantation* angestrebt werden.

■ **BEACHTE:** Erforderlich sind bei Bißverletzungen des Gesichts: großzügige Antibiotikatherapie; Tetanusimpfschutz, evtl. Simultanprophylaxe; evtl. Tollwut-(= Rabies-)prophylaxe (großzügige Indikation); Photodokumentation.

Nasenbluten (Epistaxis)

Häufig keine Erkrankung, sondern Symptom.

Grundlagen: Relativ häufig zwischen dem 2.–10. Lebensjahr: 5–10% aller Kinder haben 4–8mal Nasenbluten/Jahr; in der Pubertät und danach deutliche Abnahme der Häufigkeit. Zahlreiche Ursachen (Tab. 33), sehr *häufig* als Folge von Entzündung bzw. Trauma (80–90%); häufigste Blutungslokalisationen sind Locus Kiesselbachi im vorderen Nasenseptum und der Bereich der vorderen Muscheln. Physiologische Gründe für das häufige Nasenbluten im Kindesalter sind die sehr empfindliche Nasenschleimhaut und daß sich blutende Gefäße auf dem Nasenseptum schlecht kontrahieren können.

Klinik: Meistens einseitige und geringfügige Blutung; spontanes Sistieren nach 10–15 Minuten; häufig Blut im Rachen, bei Verschlucken: Übelkeit.

Tabelle 33 Ursachen des Nasenblutens im Kindesalter

Häufig: Entzündungen:
- Virusinfektionen obere Luftwege
- bakterielle Infektionen obere Luftwege (Sinusitis)
- chronische Rhinitis (Allergie, Rhinitis sicca, vasomotorische Rhinitis)
- „umweltbedingte Schäden" (passives Rauchen)

Verletzungen:
- „Nasenbohren"
- Nasen-/Gesichtstrauma
- Fremdkörper
- Barotrauma
- „umweltbedingt": trockene Luft

Selten: Hämorrhagische Diathese:
- Thrombozytopathie[1]
- Koagulopathie
- Vasopathie
- systemische Erkrankungen:
  Leukämien
  Lymphome
  Hepatopathien

Infektionen:
- Diphtherie
- Lues connata
- rheumatisches Fieber

Anatomisch-morphologische Ursachen:
- ausgeprägte Septumdeviation
- einseitige Choanalatresie
- Septumperforation
- Meningozele, Enzephalozele, Gliome

Medikamentös-bedingt:
- Abusus von Nasentropfen
- Acetylsalicylsäure
- Kokain
- Zytostatika (Methotrexat)

Tumoren:
- nasopharyngeales Lymphepitheliom – maligne
- Rhabdomyosarkom – maligne
- juveniles Nasenrachenfibrom – benigne (S. 186–188)
- Papillome – benigne

Gefäßanomalien: Tab. 4

Andere Ursachen:
- Begleitblutungen bei Menstruation
- arterielle Hypertension (nicht bewiesen)
- Verletzungen der Nasenschleimhaut durch Tubus/Magensonde
- Sepsis, aplastische Anämie, Speicherkrankheiten

[1] häufig Erstsymptom bei v.-Willebrand-Jürgens-Syndrom.

Diagnostik: Vorschlag zum diagnostischen Vorgehen: *Keine Diagnostik*, falls Alter 2–10 Jahre; leichte bzw. mäßige Blutung; seltenes Ereignis; Blutungslokalisation im vorderen Septum bzw. vordere Muschel; kein Hinweis für Systemerkrankung.

Diagnostik erforderlich, falls jünger als 2 Jahre bzw. nach Pubertät; schweres Nasenbluten; häufiges Nasenbluten; keine sichere Blutungslokalisation bzw. „hinteres Nasenbluten"; Hinweis für Systemerkrankung.

Diagnostik: kompletter HNO-Status, einschließlich Rhinoskopie und Nasenendoskopie; evtl. Biopsie, die bei Hämangiom bzw. juvenilem Nasenrachenfibrom wegen Blutungsgefahr nicht unproblematisch ist. Hämatologische, serologische und Gerinnungsparameter; evtl. Spezialdiagnostik (Tab. 34).

Therapie: *Meistens* ausreichend: Kompression der Nase, Eiskrawatte, halbsitzende Position und evtl. konstringierende Nasentropfen (Xylometazolin, Oxymetazolin). *Selten* sind „hohe Einlagen", evtl. „vordere" oder auch „hintere Nasentamponade" notwendig. Bei „hinterer Nasentamponade" ist stationäre Beobachtung erforderlich.

Tabelle **34** Diagnostik der „hämorrhagischen Diathese"

Anamnese:	– Familienanamnese
	– Eigenanamnese
Klinische Untersuchung:	– Petechien
	– Hämatome
	– Gelenkveränderungen
	– Ikterus
	– Hepatosplenomegalie
	– Rumpel-Leede-Test
Labor:	– Thrombozyten
	– Quick
	– Hämoglobin, Hämatokrit
	– Blutungszeit
	– evtl. Fibrinspaltprodukte
	– evtl. partielle Thromboplastinzeit
	– evtl. Thrombinzeit
	– evtl. Fibrinogen
	– evtl. Faktorenanalyse
	– Seltene Spezialuntersuchungen: Thrombozytenaggregationstest „v.-Willebrand-Faktor"-Antigen „v.-Willebrand-Faktor"-Ristocetin-Kofaktor Faktor-VIII-Antigen

■ **BEACHTE:** Ätzen mit Silbernitrat bzw. Elektrokoagulation ist bei Kindern aufgrund der kleinen anatomischen Verhältnisse, der empfindlichen Schleimhäute und des dünnen Septumknorpels schwierig und bezüglich der eventuellen Nebenwirkungen wie Septumperforation nicht unproblematisch.

Prophylaxe: Pflegende Nasensalben bzw. -emulsionen; Inhalationen, Luftanfeuchtung.

Prognose: In der Regel gut.

Einige Aspekte zu Verletzungen des (Mittel-)Gesichts

Grundlagen: Mittelgesichtsfrakturen im Kindesalter sind aufgrund der kindlichen Schädelanatomie sehr selten. Anatomische Besonderheiten des Kinderschädels sind im einzelnen: kleiner Gesichtsschädel; Rückverlagerung des Gesichtsschädels durch prominentes Stirnbein und kleine Mandibula; gering ausgeprägte Nasennebenhöhlen-Pneumatisation; Stabilisation durch relativ große Zähne bei kleinem Gesichtsschädel; relativ dicker Weichteilmantel (Abb. 19). Die vermehrte Knochenelastizität bedingt einen zusätzlich stabilisierenden Effekt; typischerweise treten bei Kindern Grünholzfrakturen auf.

■ **BEACHTE:** Aufgrund anatomischer Besonderheiten treten bei Säuglingen und Kleinkindern Frakturen bevorzugt im Bereich des Stirnbeins und der Orbita auf; bei älteren Kindern und Adoleszenten vermehrt im Bereich des Unterkiefers und Alveolarfortsatzes. Die typischen Le-Fort-Frakturen sind im Kindesalter äußerst selten.

Zu den typischen Lokalisationen kindlicher Gesichtsverletzungen s. Tab. 35; in 70–90 % Assoziation mit zusätzlichen Verletzungen von *Schädel-Hirn; Gesichtsweichteilen;* Wirbelsäule (häufig übersehen); Augen und Thorax.

■ **BEACHTE:** Bei Klein- und Schulkindern betreffen die leicht zu *übersehenden* Unterkieferfrakturen auch nach scheinbar geringfügigen Verletzungen bevorzugt die *Kiefergelenke*, die Assoziation mit weiteren Kieferfrakturen ist häufig (bis 50 %).

Ursachen für Verletzungen des Gesichtsschädels sind Verkehrsunfälle, z. B. Fahrrad, Beifahrer im Auto; Sturz; Sportunfälle und speziell bei *Kleinkindern: Kindesmißhandlungen.* Bei Kindern typischerweise kurze Heilungsdauer; hoher Anteil von Spontankorrekturen; gute Prognose aufgrund hoher osteoplastischer Akti-

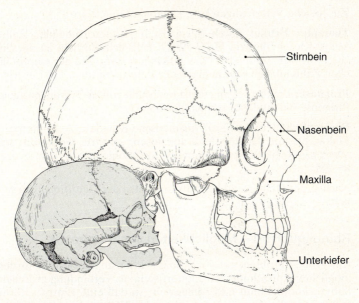

Abb. **19** Vergleich des (Gesichts-)Schädels bei einem Neugeborenen und Erwachsenen.

vität, so daß bereits nach 3–5 Tagen eine knöcherne Konsolidierung besteht.

Klinik: u. a. Weichteilverletzungen des Gesichts; periorbitales Ödem; Gesichtsasymmetrien; knöcherne Fehlstellungen; Emphysem; Krepitationen, Druckempfindlichkeit; Ekchymosen und Hämatome; Nasen- bzw. Gehörgangsblutung (Lazerationen Gehörgangsepithel, Felsenbeinverletzungen); Parästhesien und Sensibilitätsstörungen N. V_2; Enophthalmus, Doppelbilder und Augenmotilitätsstörungen; Riechstörungen; Oto- bzw. Rhinoliquorrhö; Zahnschäden bzw. -verlust, Malokklussion; Trismus (Kiefersperre).

Diagnostik: Klinik; Röntgenuntersuchungen; Computertomographie.

BEACHTE: Die Diagnostik kann bei Vorliegen von „Grünholzfrakturen" und nur wenig dislozierten Fragmenten schwierig sein. Bei Durchführung der Diagnostik sollten alle „Kopfdisziplinen", wie z. B. Neurochirurg, Kieferorthopäde, Zahn-Mund-Kiefer-Chirurg, HNO- bzw. Augenarzt, beteiligt werden.

Zusätzliche Verletzungen bzw. Komplikationen: s. o.

Therapie: Erfolgt durch Spezialisten (Kieferorthopäde, Zahn-Mund-Kiefer-Chirurg, HNO-Arzt). Falls erforderlich, ist die chirurgische Versorgung bei (Klein-)Kindern aufgrund der empfindlichen Zahnanlagen bzw. mangelnder Zahnstabilität z. T. schwierig.

Prognose: Frakturheilung meist innerhalb von ca. 3 Wochen; gute Prognose bei 80–90 % der Kinder.

Residualschäden: *häufiger:* kosmetische Schäden; Asymmetrien; Malokklussion; Kiefergelenksankylosen; gestörte Dentition; *seltener:* Liquorfistel; Spätmeningitis; Stirnhöhlenmuko- bzw. pyozele.

Nachsorge: Häufig sind Verlaufskontrollen der Dentition erforderlich.

Rhinoliquorrhö – Möglichkeiten der Diagnostik

Ein großes Problem bei Frontobasisverletzungen besteht in der möglichen Entstehung von Liquorfisteln als Verbindung zwischen Subarachnoidalraum und Außenwelt, so daß eine Eintrittspforte für bakterielle Entzündungen besteht. Während endokranielle Frühkomplikationen bzw. -rhinoliquorrhö direkte Unfallfolgen sind, sind Spätkomplikation bzw. -rhinoliquorrhö Folgen einer ungenügenden, narbig-membranösen Abheilung. Der Diagnose einer Rhinoliquorrhö kommt heute große Bedeutung zu, da es sowohl rhino- als auch neurochirurgische Methoden zum Verschluß von Rhinobasisdefekten gibt.

Tabelle **35** Bevorzugte Lokalisationen und Zahnschäden bei (Mittel-)Gesichtsverletzungen im Kindesalter

Altersgruppe	Bevorzugte Lokalisation der Frakturen	Zahnschäden/-verlust
Kleinkinder (<6 Jahre)	Stirnbein/Orbita: ca. 40 % (häufig Rhinobasisfrakturen), Unterkiefer: ca. 10 % (ca. 50 % Gelenksfrakturen!)	Häufig: ca. 50 %; unterschiedl. Daten
Schulkinder (–12 Jahre)	Unterkiefer/Alveolarfortsatz: ca. 30–40 % Stirnbein/Orbita: ca. 20 % (isolierte Orbitabodenfrakturen)	20–30 %
Jugendliche	Unterkiefer/Alveolarfortsatz: ca. 40–50 % Stirnbein/Orbita: <10 % (isolierte Orbitaboden-, Jochbeinfrakturen)	Seltener: 10–30 %; unterschiedl. Daten

Diagnostisches Vorgehen zum Nachweis einer Liquorrhö:

Glukosetest: häufig beschriebene Methode, die aufgrund ihrer geringen Spezifität wenig hilfreich ist; zu etwa 50% ergibt Nasensekret einen positiven Glukosenachweis.

Eine sichere Methode besteht im immunologischen Nachweis von β_2-*Transferrin* im Nasensekret.

Auch der Nachweis von subarachnoidal appliziertem *Fluorescein* im Nasensekret ist beweisend für das Vorliegen einer Liquorfistel.

Die Topodiagnostik eines Frontobasisdefekts kann durch *Endoskopie* oder durch den *empfindlicheren, endoskopischen Fluoresceinnachweis* (nach Messerklinger) erfolgen.

■ **BEACHTE:** Fluorescein kann zerebrale Krampfanfälle auslösen.

Auch der *nuklearmedizinische* Nachweis nach Applikation von *Indium-DTPA* in den Liquor und wiederholte Szintigraphien ist sehr empfindlich. Die Sensitivität dieser Methode läßt sich durch Einlage von Nasen„tupfern" und Nachweis von Radioaktivität in diesen Tupfern erhöhen. Die verwendete Strahlendosis ist sehr niedrig. Nachteilig bei Untersuchung von Kindern ist, daß diese während der wiederholten Szintigraphien absolut ruhig liegen müssen.

Bei Verdacht auf Otoliquorrhö und evtl. Rhinoliquorrhö via Tube entsprechendes diagnostisches Vorgehen.

Erworbene Erkrankungen der Nasennebenhöhlen

Bei den Nasennebenhöhlen handelt es sich um die Siebbeinzellen mit dem vorderen und hinteren Siebbein, Kiefer-, Stirn- und Keilbeinhöhle(n) (Abb. **17**).

Entwicklungs- und Wachstumsperioden: Siebbein und Kieferhöhle: Anlage 3.–4. Embryonalmonat; *Kieferhöhlen*-Wachstum von Geburt bis 3., 7.–10. und 14.–16. Lebensjahr. – *Stirnhöhle:* anatomischer Nachweis im 6.–12. Lebensmonat; Wachstum zwischen 8.–20. Lebensjahr. – *Keilbeinhöhle:* anatomischer Nachweis ab 3. Jahre; Wachstum wie Stirnhöhle.

Röntgenologischer Nachweis von *Siebbein und Kieferhöhle* ab Kleinkind-Alter; *Stirnhöhle* ab 3.–7. Jahr; *Keilbeinhöhle* ab 9. Jahre.

Akute Nasennebenhöhlenentzündung (akute Sinusitis)

„Die Nasennebenhöhlenentzündung ist eine der am häufigsten übersehenen und schlecht verstandenen Erkrankungen des Kindesalters. Die Kenntnisse bezüglich Diagnostik und Therapie... sind spärlich" (Rachelefsky 1989).

Grundlagen: Die Sinusitis ist eine Erkrankung *aller* Altersgruppen mit *bevorzugtem Auftreten* im *Kindesalter;* bei 5(–10?)% aller sogenannten „Luftwegsinfekte" handelt es sich um Sinusitiden; der Verlauf der Sinusitis im Kindesalter ist häufig *okkult*. Pathophysiologisch ist die bakterielle Nasennebenhöhlenentzündung Folge einer gestörten *Ventilation* und *Drainage;* bei Vorliegen von Risikofaktoren (Tab. 36) wie gestörte muköziliäre Clearance, gestörte Immunglobulinsekretion und Schleimhautveränderungen werden Infektionen durch Pneumokokken (25–30%), Haemophilus influenzae (15–20%) (β-Lactamase positiv), Moraxella (Branhamella) catarrhalis (15–20%) (β-Lactamase positiv), Staphylococcus aureus, Streptococcus pyogenes und selten auch Anaerobier begünstigt.

Bei Kindern tritt aufgrund der relativ weiten Ostien der Nasennebenhöhlen seltener eine Sekret- bzw. Eiterretention und die damit einhergehende typische Symptomatik wie z. B. Druckgefühl auf.

BEACHTE: Aufgrund der engen Nachbarschaft der Nasennebenhöhlen sind bei Entzündungen und Infektionen in der Regel alle Nebenhöhlen in unterschiedlichem Ausmaß erkrankt. Die Sinusitis des Kindes ist bis zum 13./14. Lebensjahr immer rhinogener Ätiologie, die dentogene Ursache tritt frühestens im Jugendalter auf.

Klinik: *Klein- und Schulkinder:* häufig Auftreten als Komplikation bzw. „Begleiterkrankung" bei viralen Luftwegsinfekten; häufig fluktuierender Verlauf; nasale Symptome sind meistens gering.

BEACHTE: Bei jedem länger als 10 Tage bestehenden Luftwegsinfekt sollte die Möglichkeit einer akuten Sinusitis bedacht werden.

Kleinkinder: eitrige *Rhinorrhö* (ca. 80%); behinderte Nasenatmung (= Mundatmung); häufige nächtliche, z. T. bellende Hustenanfälle (ca. 50%); Eiter„straßen" im Rachen; Fieber (ca. 50%); Halsschmerzen (ca. 20%); Mundgeruch; periorbitale Schwellung (ca. 30%); subfebrile Temperaturen; reduzierter Allgemeinzustand; Erbrechen.

Ältere Kinder: eitrige Rhinorrhö (ca. 80%); „verstopfte Nase", Mundatmung und häufige, z. T. nächtliche Hustenanfälle (ca. 50%); Eiter„straßen" im Rachen; Fieber (ca. 50%); Halsschmerzen (ca. 20%); Geruchsverlust; Geschmacksmißempfindungen; (geringe) Kopf- bzw. Gesichtsschmerzen, bevorzugt am Morgen (ca. 30%); Klopf- und Druckschmerz; Mundgeruch; periorbitale Schwellung. *Unspezifische Symptome* sind Schlafstörungen, Bauchschmerzen, Übelkeit, Unwohlsein, Unruhe, reduzierter Allgemeinzustand.

Häufig (30–50%) ist die *akute Sinusitis* mit *zusätzlichen Erkrankungen* wie Tonsillitis, Pharyngitis und Otitis assoziiert; Komplikationen sind Laryngitis, „Asthma bronchiale", Infektionen der unteren Atemwege, „sinubronchiales Syndrom", gastrointestinale Komplikationen wie Erbrechen und Diarrhö und *orbitale bzw. intrakranielle Komplikationen* (S. 182–184).

Diagnostik: Klopf- und Druckschmerz; Rhinoskopie bzw. Nasenendoskopie mit Nachweis von Schleimhautrötung und Eiter im mittleren Nasengang; Postrhinoskopie bzw. Nasenrachenendoskopie evtl. mit Nachweis vergrößerter und infizierter Adenoide; bakteriologischer Nasenabstrich ist in der Regel wenig hilfreich!; evtl. zytologischer Abstrich; Röntgenübersichtsaufnahme der Nasennebenhöhlen unterschätzen in der Regel die Erkrankung im Siebbein; evtl. Transillumination; Sonographie ist wenig hilfreich.

BEACHTE: Die genauesten diagnostischen Aussagen zum Ausmaß einer Nasennebenhöhlenentzündung erhält man durch die Computertomographie; bei Verdacht bzw. Bestehen orbitaler bzw. intrakranieller Komplikationen muß eine Computertomographie erfolgen.

Differentialdiagnosen: Chronische Tonsillitis; Adenoiditis; allergische Rhinitis; Luftwegsinfekte.

Therapie: *Konservativ-medikamentöse Therapie:* „hohe Einlagen" bzw. abschwellende Nasentropfen über 3–5 Tage; Antibiotika wie z. B. Amoxicillin ± Clavulansäure, Cotrimoxazol, Erythromycin oder Cephalosporine; evtl. Anfeuchtung der Atemluft, warme Inhalationen, lokale Wärmeapplikation (Vorsicht: Verbrennungen), Mukolytika (?). – Evtl. *chirurgisches,* sehr schmerzhaftes Absreizen der mittleren Muschel in Narkose bzw. i. v. Sedierung.

Bei Auftreten von Rezidiven: Ausschluß anderer Ursachen (Tab. **36**); evtl. zusätzliche *chirurgische Maßnahmen* wie

Adenotonsillektomie (S. 74–77): unsichere Wirkung bezüglich Sinusitis; oder

Tabelle 36 Pathophysiologische Faktoren, welche die Entstehung einer Sinusitis im Kindesalter begünstigen

Systemische Erkrankungen	Lokale Einflüsse

– Viruserkrankungen der oberen Atemwege
– Allergien
    Rhinitis
    Asthma bronchiale
– zystische Fibrose
– immotiles Ziliensyndrom
– Down-Syndrom
– Immundefekt
    Zytostase
    pharmakologische Immunsuppression
    angeborene Immundefekte
    (sekretorischer IgA-Mangel)
    HIV-Infektion
– passives Rauchen
	– Nasale Obstruktion
	    Choanalatresie
	    Septumdeviation
	    Fremdkörper
	    Polyp (z. B. Choanalpolyp)
	    Obturierende Adenoide
	    Tumor
	– Schwimmen
	– Trauma

Kieferhöhlen-Punktion: beim Kind schwierig, unsicherer Therapieerfolg.

Eine sichere chirurgische Therapie ist die *endonasale, endoskopisch-mikroskopisch kontrollierte Operation der Nase und Nasennebenhöhlen mit Muschelreduktion, Kieferhöhlenfensterung, Infundibulotomie und chirurgischer Erweiterung anatomischer Engstellen* (Messerklinger/Wigand): Über Therapieergebnisse nach endonasaler Operation von Nase und Nasennebenhöhlen im Kindesalter gibt es bislang keine größeren, kontrollierten Studien; die verschiedenen Erfahrungsberichte sind jedoch allesamt sehr positiv. – Die endonasale Operation ist bei Kindern aufgrund der kleinen anatomischen Verhältnisse schwieriger als bei Erwachsenen. Grundlegende Nachteile bei Operation im Kindesalter sind, daß möglichst keine Septumoperation erfolgen sollte und daß die schmerzhafte Nachbehandlung von jüngeren Kindern schlecht bzw. nicht toleriert wird.

■ **BEACHTE:** Die transfaziale Kieferhöhlenoperation nach Caldwell-Luc sollte wegen ihrer zahlreichen Nebenwirkungen wie z. B. gestörtes Schädelwachstum, gestörte Dentition, Neuralgien und mögliche Entstehung von Mukozelen nicht mehr erfolgen.

Prognose bei akuter Sinusitis: normalerweise gut; in der Regel Besserung 48–72 Stunden nach Beginn einer Antibiotikatherapie.

Chronische Nasennebenhöhlenentzündung (chronische Sinusitis)

Grundlagen: Die chronische Sinusitis ist eine Erkrankung aller Altersgruppen mit einer Häufigkeit von 0,02 % bis 5 %.

Als chronische Sinusitis bezeichnet man eine Erkrankung von mehr als 8 bis 12 Wochen Dauer bzw. Rezidive innerhalb von 3 Monaten.

■ **BEACHTE:** Die chronische Entzündung des Siebbeins (Ethmoiditis) wird in der Regel unterschätzt bzw. nicht erkannt.

Bei Erwachsenen ist die chronische Sinusitis zu 20–25 % mit einer Polyposis nasi et sinuum assoziiert; bei Jugendlichen ist eine solche Polyposis sehr selten (s. S. 185 f.), bei Kleinkindern tritt sie *nur* bei zystischer Fibrose auf. Erkrankungen mit vermehrtem Auftreten chronischer Sinusitiden sind *Allergien wie allergische Rhinitis oder Asthma bronchiale* (40–70 % aller chronischen Sinusitiden); zystische Fibrosen (5–40 % aller Patienten mit zystischer Fibrose haben eine chronische, z. T. polypöse Sinusitis); Immundefekte (Tab. 36); kindliche Leukämien und immotiles Ziliensyndrom.

■ **BEACHTE:** Bei Polyposis nasi im Kindesalter muß eine zystische Fibrose ausgeschlossen werden.

Klinik: *Häufig fluktuierender, okkulter Verlauf.* Symptomatik: s. „akute Sinusitis": eitrige Rhinorrhö (ca. 80 %); nächtliche, z. T. bellende Hustenanfälle (ca. 75 %); Gesichts- bzw. Kopfschmerzen (ca. 30 %). – *Zusätzliche Befunde* wie unklarer Leistungsabfall, Übelkeit, Unwohlsein, Gedeihstörungen, chronisch rezidivierende Infekte, chronischer Husten, Schlafstörungen.

Zusätzliche Erkrankungen: s. „akute Sinusitis".

Komplikationen sind chronisch-seröse Otitis (s. S. 222–224).

Diagnose: s. „akute Sinusitis".

Die Differentialdiagnose „zystische Fibrose" kann durch Iontophorese (= Schweißtest) ausgeschlossen werden.

Therapie: *Konservativ-medikamentöse Therapie:* s. S. 179. Medikamente über mindestens 2–3 Wochen, evtl. Wiederholung der Therapie; regelmäßige Kochsalzspülungen der Nase; evtl. Nasentropfen; evtl. lokale Wärmeanwendung. – Spezifische Maßnahmen bei Vorliegen einer „allergischen Rhinitis" (s. S. 166).

– *Chirurgische Therapie* durch *endonasale, endoskopisch-mikroskopisch kontrollierte Operation von Nase und Nasennebenhöhlen (s. S. 179 f.)* ist indiziert bei *ausbleibender Besserung der Beschwerden; schwerem Asthma bronchiale*, das möglicherweise medikamentös schlecht einstellbar ist, und bei *zystischer Fibrose*. Klinische Studien belegen für die genannten Erkrankungen eine deutliche Besserung der Grunderkrankung nach operativer Therapie.

Prognose: Im Einzelfall schlecht voraussagbar.

Chronische Nasennebenhöhlenentzündungen durch Pilzinfektionen

Grundlagen: Häufig bei immunsupprimierten Patienten, z. B. zytostatische bzw. immunsuppressive Therapie, HIV-Infektion oder angeborene Immunerkrankung; häufig auch bei Patienten unter Desferrioxamine-Therapie wie z. B. bei homozygoter β-Thalassämie. Die Mortalität ist durch die Häufung intrakranieller Komplikationen relativ hoch. – *Häufige* Ursachen sind Aspergillose und Candidamykose, *selten* ist die Zygomykose (Mukormykose).

BEACHTE: Die serologischen Befunde bei Zygomykose sind sehr häufig „falsch negativ" und deshalb diagnostisch wenig hilfreich.

Therapie: bei *Aspergillose, Candidamykose:* Amphotericin B, chirurgische Therapie (!); *bei Zygomykose: chirurgische Therapie;* evtl. zusätzlich hochdosiert Amphotericin B.

Komplikationen der Nasennebenhöhlenentzündung

Orbitale Komplikation

Grundlagen: Die orbitale Beteiligung ist die häufigste Komplikation der Sinusitis und tritt bei Kindern noch häufiger als bei Erwachsenen auf; besonders Typ 1, 2 und 5 (s.u.). Verursacht ist die orbitale Komplikation in der Regel durch direkte Ausbreitung des Entzündungsprozesses, seltener durch Thrombophlebitis bzw. infektiöse Mikrothrombemboli. Zu 75 % ist eine Ethmoiditis (= Siebbeinentzündung) ursächlich; auch das entzündliche Lidödem bei Luftwegsinfekten ist in der Regel Folge einer nicht erkannten Ethmoiditis. 20–30 % der orbitalen Komplikationen treten auf der röntgenologisch bzw. computertomographisch weniger erkrankten Seite auf. Klassifikation der orbitalen Komplikation (nach Chandler):

Typ 1: Entzündliches Ödem: Lid- bzw. Orbitaödem.

Typ 2: Periostitis: Proptosis, evtl. verminderte extraokuläre Motilität, evtl. Visusstörungen.

Typ 3: Subperiostaler Abszeß: ausgeprägte Proptose, verminderte extraokuläre Motilität, Visusminderung. – Notfallmäßige Operation erforderlich!

Typ 4: Orbitaphlegmone: schwere Proptose, Chemosis, Ophthalmoplegie, Visusverlust. – Notfallmäßige Operation erforderlich! Prognose bezüglich Visus nicht voraussagbar.

Typ 5: Kavernöse Sinusthrombose. – Notfallmäßige Operation.

Orbitale Komplikationen Typ 1 treten häufig bei Kindern im 1. und 2. Lebensjahr auf, die Therapie erfolgt durch Antibiotika und abschwellende Nasentropfen, die Prognose ist „gut", weniger als 1 % Progredienz.

Orbitale Komplikationen mit Notwendigkeit der chirurgischen Therapie treten in der Regel erst nach dem 5.–6. Lebensjahr auf.

Klinik: *Lid und Konjunktiva:* Rötung, Schwellung und Chemosis. – *Bulbus und Augenmuskulatur:* Doppelbilder, Motilitätsstörungen und Lageveränderungen des Bulbus; Sehstörungen.

Diagnostik: Nasenendoskopie; ophthalmologische Verlaufskontrollen; Computertomographie. Hämatologische, serologische und *Liquor*untersuchungen sind häufig *nicht hilfreich*.

Differentialdiagnosen: Furunkel; Erysipel; Konjunktivitis; allergisches Ödem; hereditär angioneurotisches Ödem; Nasenrachenfibrom; retrobulbäres Hämangiom; *Rhabdomyosarkom*; Neuroblastom, leukämisches Infiltrat.

Therapie: Kurzfristige Verlaufskontrollen!; Antibiotika; abschwellende Nasentropfen bzw. „hohe Einlagen"; großzügige Indikation zur chirurgischen Therapie durch endonasale Nasennebenhöhlen-Chirurgie (s. S. 179 f.).

BEACHTE: Obgleich immer wieder die alleinige antibiotische Therapie bei fortgeschrittenen orbitalen bzw. intrakraniellen Komplikationen empfohlen wird, sind die Therapieergebnisse insbesondere auch bezüglich des Visus eindeutig schlechter als nach endonasaler Operation der Nasennebenhöhlen.

Intrakranielle Komplikation

Grundlagen: Etwa 4 % aller Komplikationen der Sinusitis; in der Regel als Folge einer Siebbein-, seltener auch Stirnhöhlensinusitis. Manifestation intrakranieller Komplikationen in der Reihenfolge ihrer Häufigkeit: Hirnabszeß (ca. 45 %); Meningitis (ca. 30 %); subdurales Empyem bzw. Abszeß; epiduraler Abszeß und Thrombosen des Sinus cavernosus bzw. Sinus sagittalis.

Diagnostik: Im Zweifelsfall: Computertomographie. Hämatologische, serologische und *Liquor*-Untersuchungen häufig *nicht hilfreich*.

Therapie: Parenterale Antibiotika; neuro- und HNO-chirurgische Maßnahmen.

Prognose: Mortalität: ca. 10 % bei sehr unterschiedlichen Angaben.

Stirnbeinosteomyelitis

Bei Kindern äußerst seltene Komplikation einer Sinusitis; häufig mit orbitalen Komplikationen assoziiert.

Therapie: Parenterale Antibiotika: chirurgische Therapie.

Tumoren von Nase, Nasennebenhöhlen, Nasenrachen und Schädelbasis

Gut- und bösartige Tumoren von Nase, Nasennebenhöhlen und Nasenrachen, evtl. mit Beteiligung der Schädelbasis sind im Kindesalter äußerst selten; nur 1–2 % aller kindlichen Malignome befinden sich in dieser Region.

Allerdings werden Tumoren in diesem Bereich aufgrund ihrer Seltenheit und uncharakteristischen Symptomatik häufig nur verzögert diagnostiziert. Die diagnostischen Maßnahmen beinhalten: endoskopische Untersuchung zur Bestimmung der Tumormorphologie, -ausdehnung und -lokalisation; evtl. endoskopisch kontrollierte Probeexzision zur histologischen Diagnose; evtl. Röntgenaufnahmen des Schädels zum Nachweis von Knochenarrosionen; Computertomographie der Schädelbasis und der Nasennebenhöhlen (axiale und/oder koronare Schichtung); evtl. Kernspintomographie zum Nachweis von Weichteilinfiltrationen; selten sind weitere diagnostische Maßnahmen wie z. B. Angiographie erforderlich.

Gutartige Tumoren

Nasenpolypen (Polyposis nasi; Polyposis nasi et sinuum)

Grundlagen: Bei Kindern insgesamt sehr selten mit deutlicher Bevorzugung von Knaben.

Choanalpolyp: betrifft ca. 35 % der Kinder mit Nasenpolypen. Es handelt sich um einen einseitigen, gutartigen Polypen, der meistens aus der entzündlich-veränderten Schleimhaut der Kieferhöhle entsteht und in die Nasenhaupthöhle prolabiert; seltenere Entstehungsorte sind Keilbeinhöhle, Siebbein, harter bzw. weicher Gaumen und hinteres Septum. Erkrankungen ab 5. Lebensjahr, mittleres Erkrankungsalter etwa 12 Jahre; fraglich gehäuftes Auftreten bei allergischer Disposition.

Klinik: *Leitsymptome:* Nasenatmungsbehinderung bzw. -obstruktion (ca. 100 %); Rhinorrhö (30–50 %); andere Symptome: Nasenbluten; Fremdkörpergefühl; Schnarchen.

Diagnostik: Rhinoskopie; Nasenendoskopie; Computertomographie.

■ **BEACHTE:** Bei „zystischer Fibrose" und „immotilem Ziliensyndrom" bestehen typischerweise *multiple* Nasenpolypen.

Differentialdiagnosen: Muschelhyperplasie, Hämangiom, juveniles Angiofibrom, Zephalozele, Gliom, Dermoid, Nasopharynxtumor wie z. B. Rhabdomyosarkom oder Lymphom.

Therapie: Endonasale, endoskopisch-mikroskopisch-kontrollierte Operation von Nase und Nasennebenhöhlen (S. 179 f.).

■ **BEACHTE:** Keine Caldwell-Luc-Operation, da unerwünschte Nebenwirkungen.

Polyposis nasi et sinuum

(Ein- bzw.) beidseitige Polyposis nasi et sinuum bei zystischer Fibrose: betrifft ca. 30 % aller Kinder mit Polyposis; bei zystischer Fibrose Auftreten der Polyposis ab Säuglingsalter.

■ **BEACHTE:** Bei Kindern unter 10 Jahren mit Polyposis nasi et sinuum liegt *fast immer* eine zystische Fibrose vor.

(Ein- bzw.) beidseitige Polyposis nasi et sinuum bei chronischer **Sinusitis:** betrifft ca. 30 % aller Kinder mit Polyposis, zu je 50 % ein- bzw. beidseitige Erkrankung. Mittleres Erkrankungsalter: 12–14 Jahre.

Woakes-Syndrom: Hereditäre, rezidivierende Polyposis nasi des Kindesalters. Symptome: Polyposis nasi, Verbreiterung des Nasenrückens, Stirnhöhlenaplasie, Bronchiektasien. Bislang nur Einzelfälle beschrieben.

Klinik: *Leitsymptome:* Nasenatmungsbehinderung und -obstruktion; schleimige bzw. eitrige Rhinorrhö; *andere Symptome:* Rhinophonia clausa; evtl. Veränderungen des Gesichts- und Nasenskeletts; Nasenbluten; evtl. chronische Sinusitis.

Diagnostik: Rhinoskopie; Nasenendoskopie; Computertomographie. Diagnostik evtl. pulmonaler Begleiterkrankungen wie rezidivierende Pneumonien; sinubronchiales Syndrom; Asthma bronchiale o. ä.

Therapie: Bei *Vorliegen von Nasenpolypen* und *klinischen Beschwerden* und/oder *Vorliegen pulmonaler Begleiterkrankungen* ist die endonasale, endoskopisch-mikroskopisch kontrollierte Operation der Nase und Nasennebenhöhlen empfehlenswert (S. 179 f.).

Prognose: Bezüglich der Polyposis besteht Rezidivneigung; häufig *erhebliche* Besserung der pulmonalen Begleiterkrankungen nach Operation.

Bei weniger ausgeprägten Beschwerden ist *initial* ein Behandlungsversuch mit z.B. topischen Glukokortikoiden und systemischer Gabe von Antihistaminika sinnvoll.

Invertiertes Papillom: Morphologischer Aspekt wie bei Polyposis; histologisch gutartige, lokal destruierend wachsende Neoplasie, die vorwiegend einseitig wächst. Maligne Transformation ist möglich, in fortgeschrittenen Fällen mit Nasen- bzw. Nasennebenhöhlenkarzinomen assoziiert. Im Kindesalter bislang nur Einzelfälle beschrieben: ab 6 Jahren auftretend; mittleres Erkrankungsalter 10–11 Jahre.

Klinik und Diagnostik: s. Choanalpolyp.

Therapie: Radikale chirurgische Entfernung; keine Radiotherapie!

Juveniles Angiofibrom (juveniles Nasenrachenfibrom)

Grundlagen: Histologisch gutartiger, angiomatöser Tumor mit bindegewebig-schleimartigen Stroma, der klinisch destruierend wächst. Lokalisation im seitlichen Nasenrachen und im Bereich der Choanen. Ätiologie bisher ungeklärt, möglicherweise Entstehung aus Fascia basilaris, Synchondrosis sphenooccipitalis, Rachendachhypophyse, Fascia praevertebralis oder Rathke-Tasche.

Obgleich immer wieder behauptet, ist beim juvenilen Angiofibrom wissenschaftlich *bislang nicht nachgewiesen*, daß eine endokrine Wachstumssteuerung besteht und sich der Tumor am Ende der Pubertät spontan zurückbildet.

Klassifikation der Tumorausdehnung (American Joint Commitee; modifiziert nach Chandler):

Stadium I: Begrenzung auf Nasenrachen.

Stadium II: Nasenrachen, Nasenhöhle und/oder Keilbeinhöhle.

Stadium III: Nasenrachen, Nasenhöhle und/oder Keilbeinhöhle *und* Ausbreitung in einer oder mehreren der folgenden Regionen: Siebbein, Antrum mastoideum, Fossa pterygomaxillaris, Fossa infratemporalis, Orbita, Wange.

Stadium IV: zusätzlich intrakranieller, in der Regel „extradduraler" Befall (10–20 % aller Fälle).

Relativer Anteil von Patienten mit den verschiedenen Tumorstadien in verschiedenen Studien stark variierend: Stadium III und IV: 20–50 % (–70 %) aller Patienten.

Häufigkeit: häufigster gutartiger Nasopharynxtumor; ca. 0,05 % aller HNO-Tumoren. Betroffen sind nahezu ausschließlich männliche Jugendliche; mittleres Erkrankungsalter: 15–16 Jahre; Auftreten des Tumors normalerweise zwischen 10.–20. Lebensjahr; Einzelfälle bis zum 36. Lebensjahr sind beschrieben.

■ **BEACHTE:** Das Vorliegen eines juvenilen Angiofibroms beim Mädchen ist so selten, so daß in einem solchen Fall die Möglichkeit einer Fehldiagnose überprüft werden muß!

Klinik: *Leitsymptome:* Nasenatmungsbehinderung bzw. -obstruktion (75–100 %); (hinteres) Nasenbluten (50–90 %); *andere Symptome:* Rhinophonia clausa (ca. 20 %); Rhinorrhö (10–30 %); Gesichtsasymmetrie (10–15 %); Seromukotympanon bzw. Hörminderung (5–15 %); Verwölbung des Gaumens (ca. 10 %); Hirnnervenbeteiligung; chronisch rezidivierende Rhinitis bzw. Sinusitis.

Diagnostik:

■ **BEACHTE:** Die endgültige Diagnose wird sehr häufig verzögert!

Endoskopie von Nase und Nasenrachen; Kernspin- und Computertomographie, evtl. mit Gadolinium bzw. Kontrastmittel; Angiographie, Subtraktionsangiographie (für Operationsplanung sehr wichtig); evtl. Biopsie, die zu *heftigsten Blutungen* führen kann.

Therapie: *Chirurgische Therapie: Stadium I–III:* Exstirpation; – *Stadium IV:* chirurgische Tumorexstirpation, evtl. Radiotherapie intrakranieller Reste.

Genaues *operatives Vorgehen* ist abhängig von der Tumorausdehnung. Zur Senkung des sehr hohen *operativen Blutungsrisikos* wird präoperativ häufig eine selektive Tumorembolisation durchgeführt (s. S. 22); alternativ bzw. zusätzlich kann vor Tumoroperation eine Unterbindung der A. carotis externa bzw. ihrer Abgänge erfolgen.

Bei *unvollständiger Exstirpation intrakranieller Tumoranteile:* Kernspintomographische bzw. angiographische Darstellung des Resttumors nach 2 bis 3 Monaten, dann Radiotherapie (30–40 Gy). *Hormontherapie* (Östrogene, evtl. Androgene): Heute nur noch vereinzelt durchgeführt bei intrakraniellen Tumorresten. *Radiotherapie* als Alternative zur chirurgischen Therapie: deutlich höhere Rezidivrate als bei chirurgischer Therapie; erhebliche Nebenwirkungen durch maxillofaziale Wachstums- und Zahnschäden; strahleninduzierte (Spät-)Neoplasien; radiogene Hirnstammschädigung bzw. Langzeitschäden der Hirnnerven; aus diesen Gründen heute nur noch adjuvant bei chirurgisch unvollständig exstirpierten, intrakraniellen Tumoranteilen.

Komplikationen der Operation: *intraoperativ:* Blutungen. – *Postoperativ:* Verborkung der Nase; narbige Stenosen des Tränennasengangs; Proptose; Rhinophonia aperta; kosmetische Schäden mit Gesichtsasymmetrien, gestörter Mimik und N.-facialis-Schäden. – *Bei intrakraniellen Tumoranteilen:* zusätzliche Komplikationen wie bei neurochirurgischen Operationen.

Prognose: bei Stadium I–III in ca. 95 % aller Fälle kurative Therapie möglich; bei Stadium IV allerdings schlechtere Prognose. Rezidive gehen von zurückbelassenem Tumorgewebe aus, die Rezidivraten betragen 0–20 %. Unbehandelt: Tod durch Blutung bzw. intrakranielle Komplikation.

Kraniopharyngeom

s. Spezialliteratur; selten ist die Nasenhaupt- bzw. Keilbeinhöhle mitbetroffen.

Pigmenttumoren des Neuroektoderms (melanotische Progononoma, Ameloblastom, Melanoameloblastom u. a.)

Gutartige Tumoren der Neuralrohranlage; bevorzugte Lokalisation im Bereich des Oberkiefers bzw. der Kieferhöhle mit Verdrängung der Zahnanlagen; selten im Unterkiefer und übrigen Schädel lokalisiert. Auftreten in der Regel innerhalb der ersten 6 Lebensmonate.

Andere, seltene und gutartige Tumoren der Nase

Im folgenden gutartige Tumoren der Nase und des Nasenrachens, die bereits beim Neugeborenen bzw. Säugling zur Nasenatmungsbehinderung und zu tumorösen Veränderungen führen können; die angegebene Reihenfolge entspricht in etwa der Tumorhäufigkeit: Dermoide, Gliome, Fibrome, Zephalozelen, Hämangiome, Hamartome, Nasopharynxzysten. Die wichtigste Differentialdiagnose ist das *Rhabdomyosarkom* (s. S. 45).

Diagnostik: Computer- bzw. Kernspintomographie; *evtl.* Biopsien, die wegen der möglichen Folgen, wie z. B. Liquorfluß, nicht unumstritten sind.

Therapie: In der Regel chirurgische Exzision; bei Neugeborenen bzw. Säuglingen evtl. verzögerte Operation, bis anatomische Verhältnisse größer sind.

Kongenitales, infantiles Hämangioperizytom

Obligat *gutartiger* Tumor, in der Subkutis lokalisiert; Auftreten zwischen 1. und 7. Lebensmonat (Differentialdiagnosen: malignes Hämangioperizytom; trabekuläres Adenom).

Bösartige Tumoren

(s. auch Spezialliteratur)

Bösartige Tumoren bzw. Metastasen im Kopf-Hals-Bereich sind im Kindesalter sehr selten; überwiegend handelt es sich um embryonale Sarkome und maligne Lymphome; seltener um Histiozytose X oder Neuroblastome. Die klinische Symptomatik ist in der Regel geringfügig, einzig das Auftreten schnellwachsender, schmerzloser Schwellungen ist ein häufiger, allerdings uncharakteristischer Hinweis für das Vorliegen eines bösartigen Tumors.

Bösartige Tumoren des Nasenrachens

In der Reihenfolge ihrer Häufigkeit handelt es sich um Rhabdomyosarkome: ca. 30% (s. S.45); anaplastische Karzinome (= lymphoepitheliales Karzinom): 10–30% und maligne Lymphome bei Morbus Hodgkin bzw. Non-Hodgkin-Lymphomen: 10–25% (sehr unterschiedliche Angaben) (s. S. 45).

Anaplastisches Karzinom
(lymphoepithelialer Tumor, Schmincke-Regaud-Tumor)

Grundlagen: Entstehung aus dem lymphoretikulären Epithel des Nasenrachens; histologisch werden 3 Typen unterschieden, die Prozentzahlen beziehen sich auf erkrankte *Kinder* in Mitteleuropa: *Typ III:* undifferenziertes Karzinom, Häufigkeit bei Kindern **ca. 90%**. – *Typ I:* verhornendes Plattenepithelkarzinom, Häufigkeit bei Kindern **0–5%**. – *Typ II:* nicht-verhornendes Plattenepithelkarzinom: Häufigkeit bei Kindern **0–5%**. Die Ätiologie ist nicht geklärt, möglicherweise genetische Disposition, Umweltfaktoren und Infektionen durch Epstein-Barr-Virus. Häufigkeit und Krankheitsverlauf sind regional sehr unterschiedlich, in Teilen von China und Südostasien ist die Erkrankung endemisch. In Nordamerika und Europa sehr seltene Erkrankung: 65% Knaben; 1. Häufigkeitsgipfel: 9–18 Jahre. Pathognomonisch stark erhöhte IgG- und IgA-Antikörper gegen Epstein-Barr-Virus-Antigene: anti-VCA (= Virus-Capsid-Antigen), anti-EA (= „early Antigen"), anti-EBNA (= nukleäres Antigen). TNM-Klassifikation: s. UICC.

Klinik (Mitteleuropa): *Leitsymptome:* zervikale Lymphknotenschwellung (= Metastasen) bei ca. 80%; bei fast 40% der erkrankten Jugendlichen Erstmanifestation; bei mehr als 50% der Jugendlichen zum Diagnosezeitpunkt bereits bilaterale Halslymphknotenmetastasierung; behinderte Nasenatmung bzw. Obstruktion (ca. 10%); *andere Symptome:* Hörstörungen bzw. Paukenerguß; Epistaxis; Rhinorrhö; Proptose; Doppelbilder; Kopfschmerzen. *Späte Symptome:* Gesichtsschmerz; Hirnnervensymptome. *(Fern-)Metastasierung:* Lunge, Leber, Skelett.

BEACHTE: Die anfängliche Symptomatik ähnelt einem Infekt der oberen Luftwege, so daß die Diagnose häufig erst bei Vorliegen von zervikalen Lymphknotenmetastasen und weit fortgeschrittener Erkrankung erfolgt.

Diagnostik: Endoskopischer HNO-Status (wichtig: Rachendach, Rosenmüller-Grube), evtl. in Narkose; bioptischer Nachweis des Primärtumors ist häufig sehr schwierig bzw. unmöglich; Kernspin- und Computertomographie; evtl. Angiographie; evtl. histologischer Tumornachweis bzw. *Epstein-Barr-Virus-DNA-Nachweis* in exstirpierten Lymphknoten. Serologische Epstein-Barr-Virus-Diagnostik (anti-EA, anti-EBNA, anti-VCA).

BEACHTE: Häufig kann der Primärtumor trotz sorgfältiger Untersuchung nicht nachgewiesen werden, entscheidend ist dann die Lymphknotenhistologie und der evtl. Nachweis von Virus-DNA.

Wichtigste Differentialdiagnosen: (embryonales) Rhabdomyosarkom.

Therapie: Strahlentherapie (55–60 Gy); bei Kindern evtl. kombinierte Chemotherapie (Vincristin-Adriamycin-Cyclophosphamid); evtl. funktionelle, regionale Neck-dissection. Therapieversuche mit Interferon nicht ermutigend. *Verlaufsbeurteilung durch Epstein-Barr-Virusdiagnostik nicht möglich!*

Prognose: Abhängig vom Tumorstadium; bei $T_{3,\ 4}$-Tumoren 5-Jahres-Überlebensrate < 40 %; bei Vorliegen von zervikalen Lymphknotenmetastasen: weitere Verschlechterung der Prognose.

Chordome

Grundlagen: Seltener, langsam destruierend-wachsender Tumor, der sich aus nicht-zurückgebildeten Resten der Chorda dorsalis (= entlang des Rückenmarks) ableitet; zu 98 % bösartige Verlaufsform. Histologische Unterscheidung in Chordome (ca. 75 %) bzw. chondroide (= knorpelige) Chordome (ca. 25 %). Speziell bei Kindern häufige (25–35 %) Lokalisation des Tumors in der Sphenookzipitalregion; häufige Metastasierung 10–20 % (–40 %) in Lunge, Leber, Knochen und Gehirn. Erkrankung aller Altersgruppen, zu 65 % Knaben und Männer.

Klinik: Schmerzen; Hirnnervenausfälle (besonders: N. III, IV, VI); Doppelbilder; Erblindung; Kopfschmerzen; Ptosis; Tinnitus; Heiserkeit.

Diagnostik: Kernspin- und Computertomographie, Röntgendiagnostik.

Therapie: Vollständige chirurgische Exstirpation, die im Schädelbasisbereich in der Regel nicht möglich ist. *Versuch* einer Strahlentherapie (Tumor ist wenig strahlensensibel).

Prognose: Sehr lange Krankheitsverläufe, häufig über mehr als 10 Jahre; alle Patienten mit Chordomen der Schädelbasis versterben tumorabhängig.

Hämangioperizytom

Sehr seltener, fast immer maligner Blutgefäßtumor, der nur zum geringen Teil (ca. 15 %) in der Kopf-Hals-Region auftritt. Erkrankung bei Kindern sehr ungewöhnlich. Ausgeprägte Neigung zur Bildung von lokoregionären Tumorrezidiven (ca. 50 %) und Metastasen. Therapie chirurgisch, evtl. Radiotherapie; Prognose unklar.

Fibromatosen – Desmoidtumoren

Aus Bindegewebe entstehender, infiltrierend wachsender, gut differenzierter Tumor; Auftreten als schmerzlose Schwellungen zu 10–15 % in der Kopf-Hals-Region (bevorzugt: Hals); speziell die in der Kopf-Hals-Region lokalisierten Desmoide besitzen eine ausgeprägte Rezidivneigung (bis 70 %!). Therapeutisch und prognostisch entscheidend ist die vollständige, chirurgische Tumorexstirpation.

Olfaktorius-Neuroblastom (Esthesioneuroblastom)

Grundlagen: Entstehung aus dem Riechepithel, Lokalisation im oberen Nasenseptum, Siebbein und obere Nasenmuschel. (Spät-!)Metastasierung bei 30–50 % der Patienten in die zervikalen Lymphknoten, Lunge, Schilddrüse und Knochen. 2 Häufigkeitsgipfel der Erkrankung: 1. Gipfel bei ca. 15 Jahren, Erkrankung ab 4. Lebensjahr bekannt.

Klinik: Behinderte Nasenatmung bzw. Obstruktion; Nasenbluten; Anosmie; Schmerzen; Proptose.

Diagnostik: Nasenendoskopie; Kernspin- und Computertomographie.

Therapie: Entscheidend ist die *vollständige* Exstirpation; empfohlen wird derzeit die kombinierte Therapie mit chirurgischer Exstirpation und Radiotherapie.

Prognose: 25–50 % der Patienten versterben innerhalb von 5 Jahren.

Meningiome, Paragangliome (Glomustumoren), Adenokarzinome

In der Literatur bei Kindern nicht beschrieben.

Aspekte zur Chirurgie der Nase im Kindesalter

Nasenoperationen im Kindesalter wurden früher aufgrund der zahlreichen Komplikationen weitgehend abgelehnt. Durch die Weiterentwicklung „weniger-invasiver" Operationsverfahren und aufgrund der neuen Erkenntnisse zu Wachstum und Entwicklung der Nase ist diese strikt ablehnende Haltung im Abnehmen begriffen; die entsprechenden Diskussionen sind derzeit allerdings noch nicht abgeschlossen. Gut dokumentierte Langzeitverläufe nach Nasenoperation im Kindesalter sind sehr selten. Im folgenden der Versuch, einige wesentliche Aspekte zusammenzufassen:

Die Chirurgie der kindlichen Nase ist aufgrund der kleinen anatomischen Verhältnisse und der noch vorhandenen Wachstumsdynamik schwierig, so daß derartige Eingriffe *sehr streng* indiziert und dann vom Spezialisten durchgeführt werden sollten.

Die Operation der kindlichen Nase ist prinzipiell ab dem 6. oder sogar ab dem 4. Lebensjahr möglich. Vereinfacht gilt: Operationen bei sehr jungen Kindern und während der Pubertät sind mit einem erhöhten Risiko verbunden.

Derzeitiger Stand der Literatur: Sowohl die *„Akut"-Versorgung eines schweren Nasentraumas* als auch die *ausgeprägte Septumdeviation mit erheblichen Komplikationen* wie *ausgeprägte Nasenatmungsbehinderung, Störung der Dentition bzw. Wachstumsstörung des Mittelgesichts* sollten auch beim Kind operativ behandelt werden.

Kosmetisch-ästhetische Korrekturen bzw. *Septorhinoplastiken* sollten möglichst erst nach Abschluß des pubertären Nasenwachstums erfolgen.

Bei Nasenoperationen bzw. Septumkorrekturen im Kindesalter sollten die „wenig-invasiven" Operationsverfahren wie z. B. Septumplastik (Cottle) mit weitgehendem Erhalt des Septumknorpels bevorzugt werden.

Ohr

Entwicklung, Anatomie und Physiologie

Ohrmuschel, äußerer Gehörgang (= äußeres Ohr) und Mittelohr entwickeln sich als branchiogene Organe zwischen der 3. und 16. Embryonalwoche aus Anteilen des Kiemendarms (s. Abb. 2, Tab. 2). Das Innenohr entsteht zwischen dem 10. Tag und der 14. Entwicklungswoche und findet in der 9. Woche Anschluß an das bis dahin sich getrennt entwickelnde Mittelohr.

Ab der 16. Embryonalwoche verknöchert die das häutige Labyrinth umgebende Ohrkapsel, wodurch das Felsenbein ausgebildet wird. In der etwa 30. Embryonalwoche (24.–34.) entsteht dann das Antrum, welches sich bis zur Geburt pneumatisiert; die Pneumatisation des benachbarten Mastoids ist erst im ca. 10. Lebensjahr abgeschlossen.

Aktuelle Studien zeigen, daß bei etwa 15 % der Neugeborenen mit Geburtskomplikationen das Mittelohr mit mesenchymalem Gewebe und bei weiteren 80 % mit Amnionflüssigkeit gefüllt ist. Dadurch wird bei den betroffenen Kindern die Entstehung neonataler bakterieller Ohrinfektionen, Granulationsbildung und die Osteoneogenese begünstigt; die langfristigen Folgen dieser neonatalen Veränderungen für das Ohr sind derzeit noch ungeklärt.

Die Entwicklung des Hörens beim Menschen ist bislang nur in Ansätzen erforscht; erste Höreindrücke werden ab der 26. Entwicklungswoche aufgenommen. Die Hörschwelle beim Säugling und Kleinkind ist um ca. 25 dB erhöht und die zentrale Verarbeitung insgesamt verlangsamt. Als Folge davon ist eine erste Diskriminierung möglich, die „komplexe" Sprachdiskriminierung wie beim Erwachsenen wird allerdings erst im 3. bis 4. Lebensjahr erreicht.

Details zur Entwicklung (s. Abb. 2, Tab. 2)

Äußeres und Mittelohr: Entstehung der *Ohrmuschel* aus 1. und 2. Viszeralbogen in der 4. bis 20. Woche; *Koncha und äußerer Gehörgang* aus der 1. Kiementasche zwischen 28. bis 32. Woche, Wachstumsende: ca. 10. Lebensjahr; *Trommelfell* an der Kontaktstelle der 1. Kiementasche mit der 1. Schlundtasche (= tubotympanaler Raum); *Paukenhöhle und Eustachi-Röhre* aus dem tubotympanalen Raum der 1. Schlundtasche ab der 6. Woche, die Resorption des embryonalen Mesenchyms in der Paukenhöhle beginnt etwa in der 33. Woche; *Gehörknöchelchen* aus Anteilen des 1. und 2. Viszeralbogens in der 5. bis 8. Woche; die Resorption des umgebenden, mesenchymalen Bindegewebes erfolgt erst ab Ende des 1. Lebensjahrs. *Besonderheiten:* Steigbügelfußplatte entsteht aus Ohrkapsel, Hammergriffanteile entstehen z. T. aus der Trommelfellanlage.

Innenohr: *Membranöses Labyrinth* entwickelt sich ab der 3. Embryonalwoche aus der Ohrplakode (= Ausstülpung der Rautenhirnanlage und der Neuralleiste), ab der 6. Entwicklungswoche Beginn der Differenzierung in *Vorhofbogengangssystem (Vestibularapparat)* und *Schnecke (Kochlea)*; ab 8. bzw. 16. Embryonalwoche Ausbildung der knorpeligen bzw. knöchernen Labyrinth(ohr)kapsel. Die angeborenen Ohrmißbildungen sind in Tab. 37 aufgelistet.

Anatomisch werden Hör- und Gleichgewichtsorgan unterschieden in einen *peripheren Anteil* mit äußerem Ohr, Mittelohr, Innenohr, N. vestibulocochlearis (N. VIII) und einen *zentralen Anteil* mit zentraler Hörbahn, (sub)kortikalem Hörzentrum und zentralem Gleichgewichtssystem.

Tabelle **37** Angeborene Ohrmißbildungen

Agenesie:
− Fehlen der Ohrkapsel und des 8. Hirnnervs (Michel-Dysplasie)
− Fehlen des „ovalen" bzw. „runden Fensters"
− Fehlen der Gehörknöchelchen

Entwicklungshemmung:
− Persistenz der A. stapedia
− Gehörgangsatresie
− Mittelohrmißbildungen bei Mittelgesichtsmißbildungen
− Gehörknöchelchenmißbildung
− Stapesfixation
− Schläfenbeinmißbildungen bei Osteogenesis imperfecta
− Gehörknöchelchenfixation bzw. „Schnecken"-Mißbildung bei Achondroplasie
− „Schnecken"-Mißbildung mit einer „Schneckenwindung" bei Mondini-Dysplasie (normal: 2,5 Windungen)
− „Schnecken"- bzw. „Sakkulus"-Mißbildung bei Scheibe-Dysplasie
− „Vorhofbogengangs"-Mißbildung und normale „Schnecke" bei Bing-Siebenmann-Dyplasie

Anatomische Besonderheiten und Details

(Abb. 20)

Äußeres und Mittelohr: Der hintere, obere Anteil des knöchernen *Gehörgangs* ist dem *Antrum mastoideum* unmittelbar benachbart, so daß bei Mittelohrentzündungen, Cholesteatomen oder Mastoiditis eine Gehörgangsbeteiligung (Durchbruch, Senkung) möglich ist. Die vordere Gehörgangswand geht in das *Kiefergelenk* über, so daß bei Mittelgesichtsverletzungen eine Gehörgangsbeteiligung bestehen kann. Die *Paukenhöhle des Mittelohrs* (Abb. 20) ist mit Mukoperiost ausgekleidet und enthält die *Gehörknöchelchenkette* und ein *Segment des N. facialis*. Zum *Gehörgang* hin ist die Paukenhöhle mit dem *Trommelfell* (Abb. 21) verschlossen, mit dem *Antrum* bzw. *Mastoidzellsystem* und dem *Nasenrachen* kommuniziert sie über *Antrumschwelle* und *Tuba auditiva* (Eustachi-Röhre) (Abb. **22**). Die *Gehörknöchelchenkette* besteht aus (Abb. **23**) *Hammer (Malleus), Amboß (Incus)* und *Steigbügel (Stapes)*, dessen Fußplatte im „ovalen Fenster" verankert ist. Die pathophysiologisch wichtige Belüftung der Paukenhöhle erfolgt über die Tuba auditiva, wobei der M. tensor veli palatini und der M. levator veli palatini eine entscheidende Rolle bei der aktiven Tubenöffnung spielen. Bei Säuglingen und Kleinkindern besteht aufgrund anatomisch-physiologischer Gegebenheiten eine relative „Tubeninsuffizienz" (Abb. **22**).

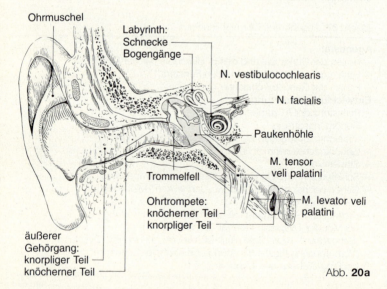

Abb. **20a**

Entwicklung, Anatomie und Physiologie 197

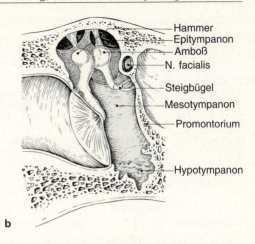

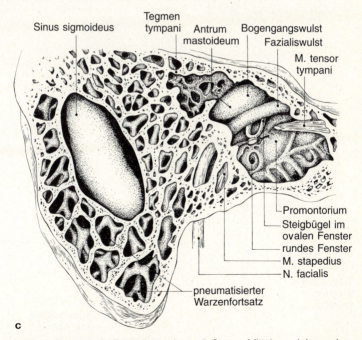

Abb. 20 Schematische Darstellung des **a** äußeren, Mittel- und Innenohrs; **b** Mittelohrs; **c** pneumatisierten Mastoids und der medialen Paukenhöhlenwand.

198 Ohr

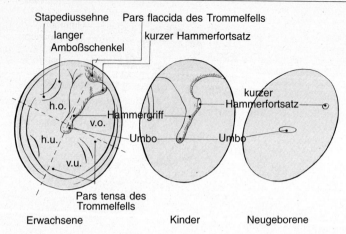

Abb. 21 Schematische „Trommelfellbefunde" bei Erwachsenen, Kindern und Neugeborenen. Quadranten: h. o. = hinten oben; v. o. = vorne oben; h. u. = hinten unten; v. u. = vorne unten.

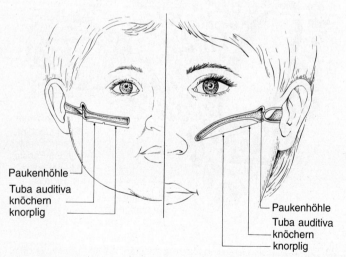

Abb. 22 Aufbau und Verlauf der Tuba auditiva (Eustachi-Röhre) beim Kind und Erwachsenen.

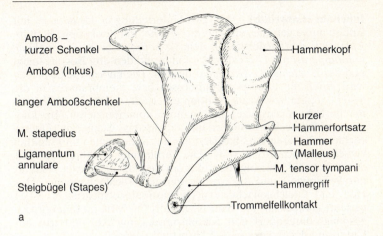

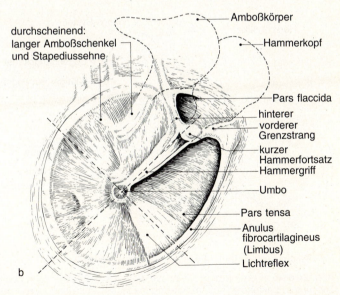

Abb. **23a–b** Beziehung der Gehörknöchelchen zueinander und ihre otoskopische Darstellung.

Ohr

Innenohr (Labyrinth) (Abb. 24): Unterteilung in das *häutige*, mit Endolymphe gefüllte, und das *knöcherne*, mit Perilymphe gefüllte *Labyrinth*, das wiederum aus dem *Vorhofbogengangssystem (Vestibularapparat)* mit Utrikulus, Sakkulus und den drei Bogengängen und der *Hörschnecke (Kochlea)* besteht. Die knöcherne Schnecke wird durch die Lamina spiralis ossea bzw. membranacea in die Scala tympani bzw. Scala vestibuli unterteilt, welche im Helicotrema (= Schneckenspitze) miteinander kommunizieren. Im knöchernen Schneckengang verläuft die häutige Schnecke (Ductus cochlearis), deren Pars basilaris das mit Sinneszellen und -epithel versehene Corti-Organ trägt. Die Verbindung des Innenohrs mit der Paukenhöhle erfolgt über das „ovale Fenster" (Scala vestibuli mit Steigbügel) und das „runde Fenster" (Scala tympani). Der Hör- und Gleichgewichtsnerv (N. vestibulocochlearis; N. VIII) verläuft gemeinsam mit dem N. facialis (N. VII) im inneren Gehörgang, durchquert den Kleinhirnbrückenwinkel und tritt am Unterrand der Brücke in den Hirnstamm ein.

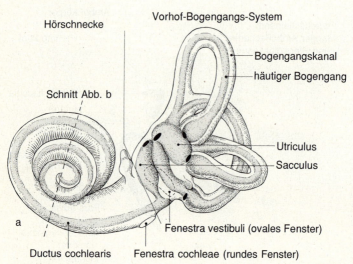

Abb. **24 a–c** Innenohr mit **a** Rekonstruktion des knöchernen und häutigen Labyrinths, bestehend aus Vorhof-Bogengangs-System und Hörschnecke; **b** Darstellung eines Schnitts durch die Hörschnecke und **c** des Ductus cochlearis mit Corti-Organ.

Entwicklung, Anatomie und Physiologie

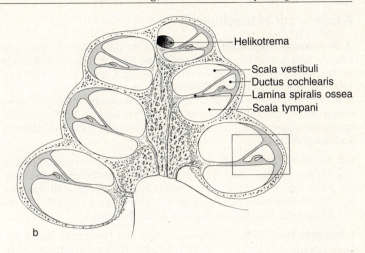

b

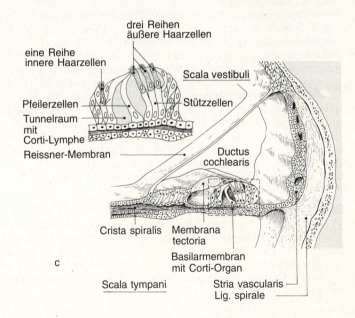

c

Aspekte zur Physiologie

Äußeres und Mittelohr: Das *äußere Ohr* dient dem Schutz von Mittel- und Innenohr, der Orientierung im Schallraum und wirkt als Resonator, so daß im Frequenzbereich zwischen 1000 und 3500 Hz eine Schallpegelerhöhung bis 20 dB am Trommelfell auftritt. Im *Mittelohr* erfolgt über die Gehörknöchelchenkette eine Übertragung des Luftschalls auf das mit Flüssigkeit gefüllte Innenohr, wobei gleichzeitig eine frequenzabhängige Empfindlichkeitsänderung eintritt.

BEACHTE: Entscheidend für die Schallübertragung vom Mittel- auf das Innenohr ist die unterschiedliche Krafteinwirkung auf das „ovale" bzw. „runde Fenster", wodurch die Perilymphverschiebung innerhalb der Hörschnecke und davon abhängig die Reiztransformation beeinflußt wird.

Innenohr: Das *Vorhofbogengangsorgan* des Innenohrs dient der Gleichgewichtsregulation durch Informationsvermittlung, z. B. über die Kopfhaltung, über die Koordination von Augenbewegungen, über Gravitationskräfte, Linear- und Winkelbeschleunigungen und Bewegungsabläufe. In der *Hörschnecke* erfolgt durch Perilymphverschiebungen die Transformation des mechanischen Schalls in neuronale Erregungen. Eine durch die Perilymphverschiebung ausgelöste Wanderwelle führt an definierten Stellen zur maximalen Auslenkung der Basilarmembran und stimuliert dort die Haarzellen. Während über die inneren Haarzellen eine Informationsübertragung zu den zentralen Hörfeldern erfolgt, spielen die äußeren Haarzellen bei der aktiven Frequenzanalyse eine wichtige Rolle. Prinzipiell erfolgt die Frequenzanalyse durch die Erregung spezifischer Neurone auf der Basilarmembran (Tonotopie), wobei die Neurone zur Wahrnehmung hoher Frequenzen in der Schneckenbasis und solche für die Wahrnehmung niedriger Frequenzen im Helicotrema lokalisiert sind. Die Kodierung der Schallintensität erfolgt durch neuronale Entladungsraten.

BEACHTE: Kindliche Hörbahnen und -zentren unterliegen nach der Geburt einer Reifung, die von der akustischen Stimulation abhängig ist. Dies ist die physiologische Ursache dafür, daß die frühzeitige Therapie hörgeschädigter Kinder und der dadurch bewirkten Hörbahnstimulation zu erheblich besseren Therapieergebnissen führt als nach verzögerter Therapieeinleitung.

Einzelne audiologische und audiometrische Grundbegriffe

Normales Hören beruht in der Regel auf *Schalleitungshören*. Wird allerdings durch den Luftschall bzw. einen Vibrator o. ä. der Schädelknochen in Schwingungen versetzt, so kann durch Vibrationen der kochleären Perilymphe unter Umgehung des äußeren und mittleren Ohrs ein *Knochenleitungshören* auftreten, das *vereinfacht* dem Innenohrhörvermögen entspricht.

> **BEACHTE:** Beim Knochenleitungshörtest können Vibrationen im Tieftonbereich bis ca. 1000 Hz gefühlt und nicht gehört werden, so daß systematische Fehler auftreten können (sog. „Fühlschwelle").

Arten von Hörstörungen

Schalleitungsstörungenen: häufig chirurgisch therapierbare Erkrankungen des äußeren und/oder des mittleren Ohres einschließlich der Gehörknöchelchen.

Schallempfindungsstörungen (= sensorineurale Hörstörung): chirurgisch nicht behandelbare Erkrankungen der Hörschnecke (= „kochleär") und/oder des Hörnervs („retrokochleär").

Kombinierte Hörstörungen: Kombination von Schalleitungs- und Schallempfindungsstörung.

Schallwahrnehmungsstörungen, bei denen der „Patient hört, aber nicht versteht", beruhen auf einer Beeinträchtigung der zentralen Hörwahrnehmung.

Untersuchungsmethoden

Anamnese: Art, Häufigkeit, jahreszeitliche Häufung und Verlauf von Infektionen; „Ohrlaufen" (= Otorrhö), Beschaffenheit und Geruch des Sekrets; Schmerzen; Begleiterkrankungen wie Sinusitis, Immunsuppression oder Adenoide; Hörvermögen, Sprachentwicklung, Verhaltensauffälligkeiten. Evtl. „Schwindel" (genaue Anamnese!); evtl. „Tinnitus (= Ohrgeräusch)", (dabei ist zu bedenken, daß Kinder nur selten über diesbezügliche Beschwerden klagen). Bei Hinweisen für Hörstörungen bzw. Sprachentwicklungsverzögerung: ausführliche Anamnese (s. Tab. 43).

> **BEACHTE:** Elterliche Angaben über das Vorliegen einer kindlichen Hörstörung werden häufig nicht ausreichend ernst genommen, so daß Diagnose und Therapie häufig unnötig verzögert werden.

Klinische Untersuchung mit Inspektion auf z. B. Ohrmuscheldysplasien, Fisteln, Rötung u. ä.;

manuelle Untersuchung des Warzenfortsatzes, der Ohrmuschel und der regionären Lymphknoten;

Otoskopie bzw. Ohrmikroskopie nach evtl. Gehörgangsreinigung: Aussehen des äußeren Gehörgangs, Sekret, Trommelfellreflex, -oberfläche, -farbe, -beweglichkeit u. ä.; evtl. Valsalva-Versuch, evtl. Prüfung pressorisches Fistelsymptom.

BEACHTE: Spülungen zur Gehörgangsreinigung sind kontraindiziert bei Trommelfellperforation und frischen Verletzungen; Ohrspülungen selbst können auch zu Verletzungen führen.

Evtl. orientierende Tonhörversuche mit Stimmgabel bei Kindern ab dem 3. bis 4. Lebensjahr (Rinne- und Weber-Versuch);

evtl. audiologische Untersuchungen (s. u.);

evtl. Untersuchung des peripher-vestibulären Systems mit vestibulospinalen Reaktionen, Spontannystagmus, Prüfung Lagefistelsymptom, evtl. Provokationsuntersuchungen nach Frenzel-Hallpike-Stenger, thermischer Erregbarkeitsprüfung, Elektronystagmographie, Drehprüfung u. a.;

Beurteilung der N. facialis (N.-VII-)Funktion;

Radiologische Untersuchungen: Schüller-Aufnahme (Pneumatisation, Zellzeichnung, Zellsepten, Sinus sigmoideus, Tegmen tympani), evtl. Stenvers-Aufnahme, evtl. (hochauflösende) Computertomographie, evtl. Kernspintomographie (NMR). Spezialuntersuchungen wie Karotis-, Vertebralis- und Subtraktionsangiographie sind bei kindlichen Ohrerkrankungen (fast) nie erforderlich.

Hörprüfungen im Kindesalter

BEACHTE: Die Hörprüfung bei Säuglingen, Kleinkindern und Kindern ist *sehr* schwierig und sollte im Zweifelsfall durch einen Experten erfolgen. Bei zahlreichen Hörprüfungsverfahren besteht bei Prüfling und Prüfer eine unterschiedlich ausgeprägte „subjektive" Komponente, die Ursache für Fehlbeurteilungen sein kann. Bei Hörstörungen im Kindesalter können die erkrankten Kinder durch vermehrte Aufmerksamkeit ihre mangelnde Hörfähigkeit im Test „kompensieren", z. B. durch Reaktion auf Blick, Bewegung u. ä. (falscher „Normalbefund"). Kinder mit erheblicher Sprachentwicklungsverzögerung bedürfen dringend einer zusätzlichen audiologischen Abklärung. Zur Erzielung möglichst guter Therapieerfolge sollte die Behandlung hörgeschädigter Kinder bereits im Säuglingsalter ab etwa dem 6. Lebensmonat erfolgen.

Audiologische Screening-Untersuchungen sind die Reflexaudiometrie bei Neugeborenen, Reaktions- und Ablenkaudiometrie ab ca. 4. Lebensmonat, BOEL-Test und Elternaudiometrie.

BEACHTE: Die Verhaltensaudiometrie erfaßt in der Regel nur hochgradig hörgeschädigte Kinder; leichte und mittlere Hörminderungen werden häufig nicht erfaßt.

Bei zweifelhaften Screening-Befunden sind weitere Untersuchungen erforderlich.

Quantitative Hörprüfungen

BEACHTE: Audiologische Untersuchungen sind psychoakustische Meßverfahren, die bereits beim Erwachsenen zur Ermüdung und systematischen Fehlern führen können. Bei Kindern ist dieser Effekt noch stärker ausgeprägt. In der Regel neigen Kleinkinder und Kinder eher zur *Dissimulation* einer Hörstörung; *Simulation* tritt in der Regel erst bei Jugendlichen auf.

Freifeldaudiometrie vom 6. bis 24. Lebensmonat; Spielaudiometrie ab Ende des 2. Lebensjahrs; Hörschwellen- bzw. überschwellige Tonaudiometrie ab 4. bis 6. Lebensjahr; *Kindersprachaudiometrie* wie der Mainzer Kindersprachtest, Göttinger Kindersprachverständigungstest oder Heidelberger CVC-Audiometrie ab dem 3. Lebensjahr. Die Kindersprachaudiometrie ist schwierig und häufig fehlerhaft, für die Festlegung der Therapiemaßnahmen ist sie häufig unverzichtbar.

„Objektive" Prüfungen

Impedanzmessung mittels Tympanographie: jedes Alter; verschiedene Tympanogramme (Typ A, B, C).

BEACHTE: Die Trommelfellimpedanz ist ein Maß für den „akustischen Widerstand" und kein Maß für die Hörfähigkeit.

Stapediusreflex (= akustikofazialer Reflex): jedes Alter.

„Objektive" Hörprüfungen

Elektrische Reaktionsaudiometrie (ERA, BERA): derzeit Referenzmethode, die in jedem Alter durchgeführt werden kann.

Otoakustische Emissionen mit spontanen sowie Click-evozierten Emissionen und Distorsionsprodukt otoakustischer Emissionen: in jedem Alter einfach durchführbare Meßmethode zur Beurteilung der Hörfähigkeit mit hoher Sensitivität und Spezifität; wird derzeit allerdings noch evaluiert!

Methodische Einschränkungen sind, daß keine Aussage bezüglich retrokochleärer Hörstörungen möglich ist, nur der Frequenzbereich zwischen 1000 und 5000 Hz erfaßt wird und eine Beeinflussung durch Tubenfunktionsstörungen möglich ist.

BEACHTE: Erste Ergebnisse deuten darauf hin, daß die Messung otoakustischer Emissionen als Screening im Neugeborenenalter gut geeignet ist, daß allerdings die elektrische Reaktionsaudiometrie-Untersuchung als genauere Meßmethode nicht ersetzt werden kann.

Erkrankungen des äußeren und Mittelohrs

Angeborene Erkrankungen

Angeborene Erkrankungen des äußeren Ohrs

Aurikularanhängsel

Grundlagen: Relativ häufiges Auftreten vereinzelter bzw. multipler Hautbürzel vor der Ohrmuschel bzw. im Gehörgangseingang, häufig mit Knorpelkern, Lokalisation im Verschmelzungsbereich des 1. und 2. Viszeralbogens (S. 8).

Therapie: Beim Neugeborenen und Säugling: Abschlingen, häufig verbleibt narbig-knorpelige Induration; chirurgische Exzision.

Ohrfistel

(s. S. 18–20)

Abstehende Ohrmuschel (Apostasis)

Grundlagen: Definitionsgemäß beträgt der normale Winkel zwischen Helix und Mastoid 20–30°, bei abstehenden Ohren nach Abschluß des Wachstums (8.–10. Jahr) mehr als 40°; Ursachen sind mangelnde Ausbildung der Anthelixfältelung bzw. hyperplastisch hervorstehender Konchaknorpel, Häufigkeit bei kaukasischer Bevölkerung ca. 5%.

Klinik: Abstehende Ohren, kosmetisch störend.

Therapie: Operative Korrektur durch Ausbildung einer Anthelixfältelung bzw. Ausdünnung und Versenkung des Konchaknorpels. Operation meist im Vorschulalter.

Prognose: Meistens gut, nicht immer kosmetisch befriedigende Ergebnisse.

Ohrmuschelmißbildungen

Grundlagen: Multifaktorielle, ungeklärte Ätiologie; möglicherweise vermehrt bei neuromuskulärer Insuffizienz bzw. infolge intrauteriner Position. Häufigkeit: 11–15/10 000 Geburten, möglicherweise häufiger.

BEACHTE: Ohrmuscheln entstehen aus Anteilen des 1. und 2. Kiemenbogens, so daß bei Mißbildungen der Ohrmuschel die Möglichkeit zusätzlicher Mittel- und (sehr selten) Innenohrmißbildungen besteht. Bei Ohrmuschelmißbildungen lassen sich durch konservativ formende Maßnahmen innerhalb der ersten 10 Lebenstage Verbesserungen des Ohrreliefs erzielen, so daß z. T. spätere, plastisch-chirurgische Maßnahmen nicht mehr erforderlich sind.

Stahl-Ohr

Anomalie mit abnormer Falte zwischen Helix und Anthelix.

Tassenohr

(Typ I, II), (Löffelohr, Katzenohr)

Klinik: Sehr unterschiedlich ausgeprägte Mißbildung der oberen und mittleren Ohrmuschel bei unauffälligen Ohrläppchen: „einwärtsgerollte, überhängende" Helix mit meistens hyperplastischen Konchaknorpel. Bei ausgeprägter Mißbildung ist das betroffene Ohr sehr klein und es besteht ein fließender Übergang zur Mikrotie.

Therapie: Evtl. ein- bzw. mehrzeitiger plastischer Aufbau durch Spezialisten.

Kryptotie (Taschenohr)

Grundlagen: Häufig bei Orientalen; gut ausgebildete Helix, die am Mastoid angewachsen ist.

Therapie: s. Tassenohr.

Mikrotie

Grundlagen: Unvollständige bzw. fehlende Ohrmuschelentwicklung. Klassifikation: *Mikrotie 1. Grades:* Diskrete Mißbildung mit Verkleinerung, Verplumpung bzw. Faltungsanomalien, evtl. tiefsitzende Ohren. – *Mikrotie 2. Grades:* Längsverlaufendes Hautbürzel mit Knorpelbestandteilen und häufig normalen Tragus. – *Mikrotie 3. Grades:* winziges, z. T. nur tastbares Rudiment. – *Mikrotie 4. Grades:* Anotie. Häufigkeit: 1/5000–20 000 Lebendgeburten; häufige Assoziation mit Mittelohr- bzw. weiteren Mißbildungen (s. S. 209), wie z. B. der Augen (75 %); Gesicht (70 %); Schädel (70 %); Genitalorgane (70 %); Kiefer, Gaumen (60 %); Haare, Nägel, Haut (55 %); Minder- bzw. Zwergwuchs (55 %); Hände (50 %) und Intelligenzdefekten (50 %).

Klinik: Ohrmuschelmißbildung.

Diagnostik: Ausschluß weiterer Mittel- bzw. Innenohrerkrankungen.

Therapie: Ohrmuscheltransposition, evtl. durch modifizierten Face-lift; chirurgischer, evtl. mehrzeitiger Ohrmuschelaufbau zwischen 6.–8. Lebensjahr (teilweise kontrovers diskutiert). Die Ohrmuschelrekonstruktion ist Aufgabe für einen Spezialisten, der von Anfang an die Planung und spätere(n) Operation(en) durchführen sollte. Statt Rekonstruktion evtl. Epithesen.

Risiko: Plastische Ohrmuschelrekonstruktion erfüllt häufig nicht die Erwartungen.

Anmerkung: Kosmetisch sind Epithesen heute sehr ansprechend, die Ansichten zur Verwendung von Epithesen im Kindesalter sind unterschiedlich.

Angeborene Erkrankungen des Mittelohrs

Isolierte bzw. mit Syndromen assoziierte (Tab. **38**) Mißbildungen des Mittelohrs und der Gehörknöchelchen sind nicht selten; Häufigkeit: 1/1500–2000 Lebendgeborenen.

Mißbildungen der Gehörknöchelchen

„Hammer"-Mißbildungen

Grundlagen: Inkomplette Hammerentwicklung; (in)komplette Hammerkopffixation ungeklärter Ätiologie.

Klinik: Nichtprogrediente Hörminderung; Schalleitungshörminderung bei *inkompletter Fixation* 10–40 dB, bei *kompletter Fixation* ca. 60 dB.

Tabelle **38** Syndrome und Erkrankungen mit assoziierten Mittelohrmißbildungen

Oto-kraniofaziale Syndrome:
– mandibulofaziale Dysostose (Treacher-Collins-Syndrom)
– hemifaziale Mikrosomie (Goldenhar-Syndrom, otomandibuläre Dysostose)
– prämature kraniofaziale Dysostose (Crouzon-Syndrom, Apert-Syndrom, Faziostenose)
– orbitaler Hypertelorismus (Gesichts- und/oder Schädelspalten)
– Gaumenspalten
– Pierre-Robin-Syndrom
– Möbius-Syndrom

Oto-zervikale Syndrome:
– Klippel-Feil-Syndrom
– Wildervanck-Syndrom
– kleidokraniale Dysostose
– otofazial-zervikales Syndrom
– Sprengel-Deformität

Oto-skeletale Syndrome:
– kraniometaphysäre Dysplasien (Pyles-Syndrom)
– frontometaphysäre Dysplasien (Gorlin-Hart-Syndrom)
– Osteogenesis imperfecta (Van-der-Hoeve-Syndrom)
– Osteopetrosis (Marmorknochenkrankheit Albers-Schönberg)
– Ostitis deformans (Morbus Paget)
– Madelung-Deformität
– Achondroplasie
– Mukopolysaccharidosen (Hurler, Hunter)
– Symphalangismus
– orofazial-digitales Syndrom (Mohr-Syndrom)
– otopalatodigitales Syndrom
– Cockayne-Syndrom (EEC-Syndrom)
– Fanconi-Anämie
– Arthrogryposis
– Engelmann-Syndrom
– Di-George-Syndrom
– okulodentodigitale Dysplasie
– Forney-Syndrom

Chromosomale Mißbildungssyndrome:
– Trisomie D_1
– Trisomie 18
– Trisomie 21
– Turner-Syndrom

Diagnostik: Ohrmikroskopie, pneumatische Otoskopie; audiologische Diagnostik; evtl. (hochauflösende) Computertomographie des Felsenbeins; Ausschluß weiterer Mittel- bzw. Innenohrmißbildungen.

Therapie: Falls Hörverlust > 20 dB evtl. Tympanoplastik.

„Amboß"-Mißbildungen

Grundlagen: Inkomplette Amboßentwicklung; komplette Aplasie; Fixation des Steigbügel-Amboß-Gelenks.

Klinik: s. „Hammer"-Mißbildung; Hörminderung bei *inkomplettem Amboß* 10–40 dB, bei *kompletter Aplasie* 50–60 dB.

Diagnostik und Therapie: s. „Hammer"-Mißbildungen.

„Steigbügel"-Mißbildungen

Grundlagen: Der Steigbügel ist das am häufigsten von Mißbildungen betroffene Ossikel. Sehr unterschiedliche Ausprägung der Mißbildungen, einschließlich Kettenunterbrechung: (In)komplette Fixation von Steigbügelschenkel bzw. -kopf; Ankylosierung der Fußplatte.

Klinik und Diagnostik: s. „Hammer"-Mißbildungen.

Therapie: Falls Hörverlust > 20 dB: evtl. Stapedektomie bzw. Stapedotomie; evtl. Bogengangsfensterung.

Risiko: Ertaubung des operierten Ohrs, deshalb keine Operation bei taubem Gegenohr.

Nervus-facialis-Mißbildungen

Grundlagen: Der N. facialis verläuft durch die Paukenhöhle (tympanales Segment) und das Mastoid (mastoidales Segment), nach Austritt des Nervs aus dem Foramen stylomastoideum Aufteilung in 5 Äste. Bei ausgeprägten Schläfenbein- bzw. Mittelohrmißbildungen häufig atypischer Verlauf bzw. Aufteilung.

Kongenitale Atresia auris

Grundlagen: In 80–85 % einseitige, sehr unterschiedlich ausgeprägte, angeborene Mißbildungskombination von Mikrotie (nicht obligat), Gehörgangsstenose bzw. -atresie und (häufiger) Mißbildungen von Paukenhöhle und Gehörknöchelchen; in der Regel keine Innenohrschädigung.

Verschiedene Klassifikationen; häufig Unterscheidung in „geringe", „mittlere" und „große" Mißbildungen; Klassifikation nach Schuknecht (s. auch N. W. Gill), (Abb. **25**): *Typ A:* Mikrotie und Gehörgangsstenose bzw. -atresia; *Typ B (ca. 15%):* Mikrotie; Gehörgangsstenose bzw. -atresie; kleines Trommelfell, das teilweise durch eine knöcherne Atresieplatte ersetzt ist, und Gehörknöchelchenmißbildungen (Dysplasien, Fixation); *Typ C (ca. 60%):* Mikrotie; Gehörgangsatresie; gut pneumatisierte Paukenhöhle; Gehörknöchelchenmißbildungen; Fazialis„mißbildungen" wie atypischer Verlauf bzw. Doppelfazialis; *Typ D (ca. 10%):* wie Typ C mit hypoplastischer Paukenhöhle, gehäuft bei Treacher-Collins-Syndrom.

Bei einseitigen Atresien erhöhte Inzidenz von Mittelohrmißbildungen auf der Gegenseite.

Häufigkeit: 1/5000–20000 Lebendgeborene, 60% Knaben; häufige Assoziation mit anderen Erkrankungen (Tab. **39**).

Klinik: Schalleitungshörminderung: bei *bindegewebiger Atresie* 30–40 dB. Bei einseitiger Atresie erfolgt die Diagnose häufig erst im Schulalter.

Komplikationen: Gehörgangs- bzw. Mittelohrcholesteatome im atretischen Ohr (ca. 10%), so daß manche Autoren bei nicht-operierten Atresien regelmäßige CT-Kontrollen in ca. 5- bis 10-Jahres-Abständen empfehlen; akute Mittelohrentzündung im atretischen Ohr (Therapie wie üblich); Mastoiditis im atretischen Ohr.

Diagnostik: Ausgedehnte audiologische Untersuchungen mit *Tonaudiometrie*, die z. T. wegen der Vertäubungsprobleme zu nicht eindeutigen Ergebnissen führen kann; *BERA-Diagnostik*; evtl. *Elektrocochleographie*; (hochauflösende) *Computertomographie* des Felsenbeins; *Vestibularisprüfung* (Befunde schwierig zu interpretieren).

■ **BEACHTE:** Bei einseitigen Atresien muß eine Mißbildung des Gegenohrs ausgeschlossen werden.

Therapie: Die Ansichten zum therapeutischen Vorgehen sind z. T. sehr unterschiedlich und werden durch die Hörgeräteentwicklung beeinflußt. Die kontinuierliche Betreuung der Patienten von der Planung bis zur Durchführung evtl. Operationen durch einen Spezialisten ist vorteilhaft. Bei beidseitiger Atresie muß von Anfang an eine pädaudiologische Betreuung erfolgen.

Einseitige Atresie mit ausreichender Kompensation des Hörverlusts durch das gesunde Ohr: Plastische Korrektur der Ohrmuschelmißbildung (S. 208; evtl. Mittelohroperation im Erwachsenenalter).

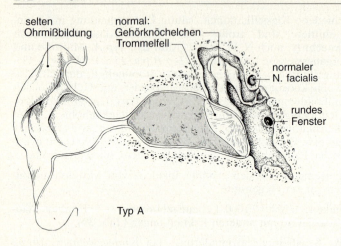
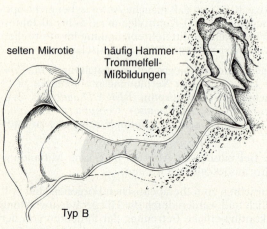

Abb. 25 Kongenitale Atresia auris:
Typ A: Gehörgangsstenose, evtl. Gehörgangscholesteatom.
Typ B: Gehörgangsmißbildung, häufig Trommelfell- und Hammermißbildungen.
Typ C: Komplette Gehörgangsatresie (Fehlen des Trommelfells), Hammer- und Amboßmißbildung, mobiler Steigbügel.
Typ D: Komplette Gehörgangsatresie, ausgeprägte Gehörknöchelchen- und N.-fazialis-Mißbildungen, fehlende Pneumatisation der Paukenhöhle.

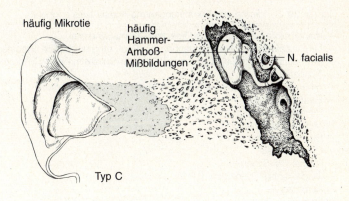

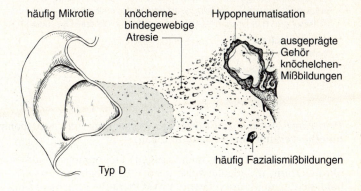

214 Ohr

Tabelle 39 Syndrome und Erkrankungen mit Atresia auris congenita

- mandibulofaziale Dysostose (Treacher-Collins-Syndrom)
- hemifaziale Mikrosomie (Goldenhar-Syndrom, otomandibuläre Dysostose)
- prämature kraniofaziale Dysostose (Crouzon-Syndrom, Apert-Syndrom, Faziostenose)
- orbitaler Hypertelorismus (Gesichts- und/oder Schädelspalten)
- Gaumenspalten
- Pierre-Robin-Syndrom
- Möbius-Syndrom
- Duane-Syndrom
- Osteopetrosis
- Klippel-Feil-Syndrom
- kleidokraniale Dysostose
- Akromegalie
- Fanconi-Anämie
- Syndaktylie

Kombinierte Mißbildungssyndrome:
- kongenitale Herzvitien
- Herzfehler + N.-fazialis-Parese
- Transposition der großen Gefäße, Megaureter + zystische Fibrose
- Nierenmißbildungen + Mißbildungen des 1. Viszeralbogens
- Mißbildungen des Urogenitalsystems + mandibulofaziale Dysostosen

Andere Ursachen:
- Wildervanck-Syndrom
- Thalidomid

Beidseitige Atresie: 1. Frühzeitige Versorgung mit Knochenleitungshörgeräten durch Pädaudiologen.

2. Versuch einer (häufig mehrzeitigen) Gehörgangs- und Mittelohroperation, die idealerweise im 6.–10. Lebensjahr erfolgt, sobald die Pneumatisation beendet ist. Operative Prinzipien sind die Anlage eines Gehörgangs, Tympanoplastik und evtl. Bogengangsfensterung bzw. Labyrinthotomie.

Vermehrte Risiken bestehen bezüglich einer N.-facialis-Schädigung (da häufig atypischer Verlauf) und sensorineuraler Hörstörung bzw. Ertaubung des operierten Ohrs. Operationsziele: günstigere Hörgeräteversorgung bzw. keine weitere Notwendigkeit für Hörgeräte.

BEACHTE: Wichtige Voraussetzungen für eine chirurgisch erfolgreiche Therapie sind *gute Mittelohrbelüftung* und *normale Funktion der Hörschnecke*.

3. Gleichzeitig bzw. nach Gehörgangs- und Mittelohroperation kann eine Ohrmuschelrekonstruktion erfolgen. Komplikationen und Prognose der operativen Therapie: bis 30 % (rezidivierende) Gehörgangsstenosen; meistens nur temporäre N.-facialis-Schäden (5–15 %); sensorineurale Hörminderung (ca. 5 %).

Prognose: Abhängig vom Ausmaß der Atresie: *Typ B/C:* 50–70 % gute Operationsergebnisse mit einer relativen Hörschwelle < 30 dB; *Typ D und bei ausgeprägten Schädelmißbildungen* (z. B. Treacher-Collins-Syndrom): operative Ergebnisse häufig unbefriedigend.

BEACHTE: Vor- und Nachteile der operativen Therapie müssen heute immer wieder gegen die Möglichkeiten der Hörgeräteversorgung abgewogen werden, da sich viele Atresien chirurgisch nicht gut versorgen lassen. Zur präoperativen Abschätzung über die Möglichkeiten der operativen Hörverbesserung eignet sich die „10-Punkte-Staging-Skala" nach Jahrsdoerfer.

Erworbene Erkrankungen

Entzündungen des äußeren Ohrs

Entzündungen der Ohrmuschel

Grundlagen: Bakterielle Entzündungen von Haut und Subkutis z. B. durch Erysipel oder Impetigo contagiosa mit Gefahr einer Ohrknorpelbeteiligung (= Perichondritis) sind häufig verursacht durch Staphylo- bzw. Streptokokken. Prädisponierende Faktoren sind z. B. Trauma, Erfrierungen, Abwehrschwäche oder Ekzem.

Klinik: Schmerzen, Rötung, Schwellung der Ohrmuschel; Eiterbläschen, Verkrustungen und Borken, evtl. Abszedierung.

Komplikation: Perichondritis mit Gefahr der Entstellung.

Differentialdiagnose: Zoster oticus; im Kindesalter Rarität, dann aber häufig mit sensorineuraler Hörstörung, peripher-vestibulärem Schwindel und evtl. Fazialisparese verbunden.

Therapie: Reinigung, lokale Pflege, evtl. Antibiotika-haltige Salben; evtl. parenterale Antibiotika; sehr selten chirurgisches Debridement erforderlich.

Zoster oticus: Abdecken der Wundfläche; parenteral Aciclovir.

Prognose: In der Regel gut; bei Zoster oticus wegen bleibender sensorineuraler Hörstörung weniger gut.

Entzündung des äußeren Gehörgangs (Otitis externa)

Grundlagen: Im Kindesalter selten; Ursache ist häufig eine bakterielle Infektion mit Pseudomonas aeruginosa bei z. B. Mazeration und ekzematösen bzw. seborrhoischen Veränderungen der Haut, Störung der bakteriellen Hautflora und/oder Veränderungen des Säuremantels.

Klinik: *Akut-exsudative Entzündung* mit Otorrhö, (starken) Schmerzen, Verlegung des Gehörgangs durch ödematöse Haut und fötiden Detritus; *(evtl.) chronische Entzündung* mit Lichenifikation der Gehörgangshaut und vermehrter Anfälligkeit gegenüber rezidivierenden Entzündungen.

Komplikationen: Evtl. Beteiligung der regionären Lymphknoten, der Ohrmuschel oder des Trommelfells (Myringitis granulomatosa).

■ **BEACHTE:** Vermehrtes Auftreten der Otitis externa bei HIV-Infektionen.

Diagnostik: Otoskopie; evtl. bakteriologischer Abstrich; evtl. audiologische Untersuchungen (in Akutphase problematisch); evtl. Röntgendiagnostik (Schüller-Aufnahme).

Differentialdiagnosen: chronische Mittelohrentzündung, Mastoiditis.

Therapie: *Gehörgangsreinigung*, evtl. Einlage eines Salbenstreifens, zum Abschwellen der Gehörgangshaut evtl. Einlage eines Gazestreifens und wiederholte Applikation von 70 %igen Alkohol, evtl. Applikation von Steroid- bzw. Antibiotika-haltigen Salben. Die Verwendung systemischer Antibiotika ist in der Regel nicht erforderlich. Evtl. Schmerzmittel.

Prognose: Gut.

Nekrotisierende Gehörgangsentzündung (Otitis externa maligna)

Grundlagen: Im Kindesalter äußerst selten, weltweit ca. 30 Fälle beschrieben. Pathogenese: In der Regel von einer schweren Otitis externa mit Vaskulitis, Gefäßthrombosen, perivaskulären Nekrosen und Hautschäden ausgehend. Im weiteren Erkrankungsverlauf durchwandern die Bakterien – meistens Pseudomonas aeruginosa – die Santorini-Spalten, breiten sich in der Fossa retromandibularis aus und führen zur *Schläfenbeinosteomyelitis*. Erkrankungsalter bei Kindern: 2 Monate bis 21 Jahre; mediales Alter: 2 Jahre. Grunderkrankungen der Kinder: 20 % mit Diabetes mellitus Typ I (im Gegensatz zu 95 % der Erwachsenen); 60 % mit systemischen Erkrankungen wie Immunsuppression bei Chemotherapie, Granulozytopathie, ausgeprägte Anämie oder Unterernährung.

Klinik: Krankheitsverlauf beim Kind *foudroyant* und *schmerzhaft* mit Trommelfellnekrose (ca. 50%) und irreversibler N.-facialis-Schädigung (ca. 50%).

Diagnostik: Otoskopie; röntgenologische bzw. computertomographische Diagnostik kann hilfreich sein, obgleich auch „Normalbefunde" vorliegen können.

Therapie: (Pseudomonas-wirksame) parenterale Antibiotika; chirurgisches Débridement. Mastoidektomie bzw. N.-facialis-Dekompression verbessert die Prognose bei den Kindern nicht.

Prognose: *Mortalität: 0% (!)*; Residualschäden: Fazialisparese, Stenosierung des äußeren Gehörganges, Ohrmuschelmißbildung, sensorineuraler Hörverlust.

Entzündungen des Mittelohrs

Mittelohrkatarrh und -entzündungen (Otitis media)

Neben den viralen Luftwegsinfekten sind die akuten Entzündungen des Mittelohrs (Otitis media) die häufigsten Erkrankungen im Kindesalter.

Tubenmittelohrkatarrh und Paukenerguß

Grundlagen: Minderbelüftung des Mittelohrs durch Obstruktion der Tuba auditiva; unterschieden werden *akute Formen* wie z. B. bei *Nasopharyngitis*, nasotrachealer Intubation oder nasogastralen Sonden bzw. *chronischen Formen* wie z. B. bei rezidivierenden Mittelohrentzündungen, möglicherweise Adenoiden (umstritten), Tubeninsuffizienz, Lippen-Kiefer-Gaumen-Spalten, Down-Syndrom oder Mißbildungen bzw. Tumoren der Nase und des Nasenrachens.

BEACHTE: Die Mittelohrbelüftung ist bei Kleinkindern und Kindern aus anatomisch-physiologischen Gründen beeinträchtigt und „normalisiert" sich in der Regel erst im Schulkinderalter.

Pathophysiologische Folgen des Tubenmittelohrkatarrhs sind mangelnde Paukenbelüftung, *evtl. seromuköser Erguß (Paukenerguß)*, evtl. virale bzw. bakterielle Superinfektion und evtl. Schleimhautmetaplasie mit Ausbildung sezernierender Becherzellen.

Klinik: Trommelfellretraktion; evtl. (seromuköser) Paukenerguß mit Schalleitungshörstörung; negativer Valsalva-Versuch.

Diagnostik: Ausschluß behandelbarer HNO-Erkrankungen, auch Untersuchung von Nase und Nasenrachen; otoskopische Verlaufskontrollen; evtl. Tympanographie.

Therapie (s. S. 223): Wiederholte Valsalva-Versuche; *bei chronischem Katarrh mit Paukenerguß:* evtl. Wärmebestrahlung, die von den Kindern nicht immer akzeptiert wird; Parazentese, evtl. Paukenröhrchen; evtl. Adenotomie.

Komplikationen und Prognose: Chronischer Tubenmittelohrkatarrh kann zu schwerwiegenden Mittelohrerkrankungen führen wie „rezidivierenden akuten" bzw. „chronisch-eitrigen Mittelohrentzündungen" oder Adhäsivprozessen.

▄▄ **BEACHTE:** Die Mittelohrbelüftung ist für die Pathogenese als auch für die Therapie zahlreicher Ohrerkrankungen von *entscheidender* Bedeutung.

Formen der Mittelohrentzündung

Myringitis: Entzündung des Trommelfells, bei Grippe isoliert mit Bläschenbildung (Grippeotitis) bzw. assoziiert mit Gehörgangs- bzw. Mittelohrentzündung.

Akute Mittelohrentzündung (Otitis media acuta): plötzlich auftretende, maximal 3 Wochen dauernde Entzündung mit eitrigem Mittelohrerguß; meistens durch Bakterien verursacht.

Chronisch sekretorische (seröse) Mittelohrentzündung (chronisch nichtinfektiöse sekretorische, seröse bzw. seromuköse Otitis media; Seromukotympanon): nichteitriger, länger bestehender Mittelohrerguß hinter intaktem Trommelfell, keine akuten Krankheitssymptome.

Chronisch eitrige Mittelohrentzündung: a) Chronische Schleimhauteiterung (chronisch mesotympanale Otitis media): Charakteristisch ist die rezidivierende Otorrhö aus dem Mittelohr bei bestehendem Trommelfelldefekt: Wechsel zwischen aktiven und inaktiven Stadien. – *b) Chronische Knocheneiterung (Cholesteatom, chronisch epitympanale Otitis media):* chronische Mittelohrentzündung mit Knochenbeteiligung.

Akute Mittelohrentzündung (Otitis media acuta)

Grundlagen: Meistens bakterielle, sehr selten virale über die Tuba auditiva aszendierende Infektion des Mittelohrs. Begünstigende Faktoren sind Veränderungen des Mittelohrmilieus durch z. B.

Minderbelüftung, Sekretretention, Schleimhautveränderungen oder gestörte Immunglobulinsekretion und vorhergehende bzw. gleichzeitig auftretende Virusinfektionen mit *Rhino-, RS- ("respiratory syncytial"-),* Parainfluenza-, Influenza- und Adenoviren. *Bakterielle Erreger der Otitis media acuta* sind *häufig: Pneumokokken* (30–45 %), *Haemophilus influenzae* (10–50 %; bei älteren Kindern seltener) und *Moraxella (Branhamella) catarrhalis* (2–15 %); – *seltener* sind Staphylococcus aureus, Streptococcus pyogenes, Streptococcus epidermidis; – *sehr selten* sind hämatogene Ursachen wie bei Masern bzw. Scharlach.

Epidemiologische Daten: häufigste Erkrankung des Kindesalters; die Prävalenz bei Säuglingen und Kleinkindern beträgt ca. 3 %, die Inzidenz bei Kindern bis zu 8 Jahren 50–75 %, danach Abnahme auf ca. 5 % (= adulte Verhältnisse). – *Erkrankungshäufigkeit: mindestens 1 mal Otitis media acuta bei 50 % bzw. 80 % der Kinder bis zum 3. bzw. 8. Lebensjahr; mehrfache Otitis media acuta* bei ca. 30 % der Kinder bis 5. Lebensjahr. Bei 20 % der Kinder besteht durch das Vorliegen von Risikofaktoren ein erhöhtes Erkrankungsrisiko: *nachgewiesene Risikofaktoren* sind männliches Geschlecht (60 %); erste Otitis media acuta innerhalb des 1. Lebensjahrs; erste Otitis media acuta im Frühjahr; Hortkinder; Geschwisterkinder mit viralen Infekten, Tonsillitis oder Otitis media acuta; *fragliche* Risikofaktoren sind Mangelernährung; sekretorische Otitis media (= Paukenerguß); passives Rauchen; Flaschenmilchernährung und allergische Rhinopathie. Eine *besondere Gefährdung* besteht bei HIV-Infektion; Lippen-Kiefer-Gaumen-Spalte; immotilem Ziliensyndrom; kraniofazialen Mißbildungen; Down-Syndrom und evtl. Malokklusion. Jahreszeitliche Häufung der Erkrankung im Herbst und Winter.

Klinik: *Phase der exsudativen Entzündung* über 1–2 Tage mit Hyperämie, ödematöser Durchtränkung und Trübung des Trommelfells (Entdifferenzierung); bei viraler Otitis media acuta auch „Bläschen" auf dem Trommelfell:

Säuglinge und Kleinkinder: häufig keine typische Symptomatik, sondern heftige Allgemeinsymptome (ca. 80 %) wie z. B. Erbrechen, Durchfall oder Fieber. – *Ältere Kinder:* hohes Fieber (ca. 50 %); einseitige Ohrschmerzen (ca. 50 %); Druckschmerzen im Mastoidbereich; Hörminderung.

■ **BEACHTE:** Je jünger die erkrankten Kinder, desto weniger typisch ist die klinische Symptomatik.

Phase der Abwehr und Demarkation vom 3.–8. Tag mit Vorwölbung des Trommelfells durch Erguß, später Spontanperforation.

Tabelle 40 Komplikationen der akuten und chronischen Mittelohrentzündung bzw. Mastoiditis

Form der Entzündung		akut-eitrig: mit Eiter	chronisch-entzündlich: mit Granulationsgewebe
		Akute Mittelohrent	**Chronische** zündung
Komplikationen der Mittelohrentzündung	**häufig**	**akute Mastoiditis Meningitis**	**chronische Mastoiditis seröse Labyrinthitis**
	selten	subduraler Abszeß, N.-facialis-Parese, sensorineurale Hörminderung	(chronische Labyrinthitis), sensorineurale Hörminderung
		Akute **Mastoiditis** bzw.	**Chronische** Petrositis (Knochendestruktion)
Komplikationen der Mastoiditis	**häufig**	**subperiostaler Abszeß, extraduraler Abszeß, Meningitis** bzw. **Enzephalitis, eitrige Labyrinthitis**	
	selten	Sinus-sigmoideus-Thrombophlebitis, otogener Hydrozephalus, Hirnabszeß	

Heilungsphase über 2–4 Wochen mit Rückbildung der Veränderungen.

■ **BEACHTE:** Jede länger als 3 Wochen bestehende Otitis media acuta ist verdächtig bezüglich der Entwicklung einer chronischen Mastoiditis.

Rezidivierende Otitis media acuta: Neuerkrankung innerhalb von 4 Wochen bzw. während der noch stattfindenden Antibiotikatherapie.

Komplikationen (Tab. **40**): insgesamt sind Komplikationen durch Verwendung von Antibiotika sehr selten geworden; betroffen sind zu 50 % Kinder jünger als 2 Jahre!

Diagnostik: Otoskopie bzw. Ohrmikroskopie; Audiometrie; bei untypischem Verlauf evtl. Parazentese und kultureller Bakteriennachweis. Bei *rezidivierender Otitis media acuta* müssen pulmonale Allergien, Nasennebenhöhlen- und immunologische Erkrankungen ausgeschlossen werden.

Therapie: *Konservativ-medikamentöse Therapie* über 7–10 (evtl. bis 14) Tage: *Antibiotika:* Amoxicillin oder evtl. Amoxicillin-Clavulansäure; alternativ: Erythromycin, Trimethoprim-Sulfamethoxazol oder evtl. Cefaclor.

BEACHTE: In den letzten Jahren nimmt die Anzahl von Therapieversagern bei Verwendung der angeführten Antibiotika zu.

Evtl. lokal-abschwellende *Rhinologika* (eindeutiger Wirkungsnachweis fehlt bislang); evtl. Analgetika; evtl. Antipyretika; evtl. lokale Wärmebehandlung.

Chirurgische Therapie mittels Parazentese und evtl. Paukenröhrcheneinlage bei ausbleibender Besserung, Immunsuppression, Verdacht bzw. Bestehen otogener Komplikationen.

Rezidivierende Otitis media acuta: Bislang kein unumstrittenes Therapiekonzept; als wirksam haben sich erwiesen:

1. *Einsetzen* von *Paukenröhrchen*.
2. Langzeit-Antibiotikaprophylaxe (– Amoxicillin 20 mg/kg KG pro 24 h als Einzeldosis oder Trimethoprim-Sulfamethoxazol 4 mg Trimethoprim/kg KG pro 24 h als Einzeldosis).
3. Kurzzeit-Sulfonamidprophylaxe bei Luftwegsinfekten.
4. Evtl. Adenotomie mit bzw. ohne Tonsillektomie.

Anmerkung: Wieweit *Pneumokokken-* und *Haemophilus-influenzae-Impfungen* die Häufigkeit der (rezidivierenden) Otitis media acuta beeinflussen werden, bleibt abzuwarten. Die derzeitige Pneumokokkenimpfungen induzieren bei Säuglingen und Kleinkindern nur eine mäßige Antikörperbildung!

Besonderheiten der neonatalen akuten Mittelohrentzündung

Häufigkeit: Aktuelle Studien deuten darauf hin, daß bislang die Häufigkeit der Otitis media acuta bei Frühgeborenen, Neugeborenen und Säuglingen unterschätzt wurde; derzeit geschätzte Inzidenz liegt zwischen 2–30 %!

Bakterielle Erreger sind *häufig* E. coli und Pseudomonas aeruginosa; *selten* Klebsiella pneumoniae, Staphylococcus aureus, Pneumokokken und Haemophilus influenzae.

Diagnostik: Sehr schwierig, da bei engem Gehörgang otoskopisch/mikroskopisch häufig ein eitriger Erguß kaum von Amnionflüssigkeit bzw. mesenchymalem Gewebe unterschieden werden kann.

Therapie: Parenterale Antiobiotika wie bei schweren neonatalen Infektionen; großzügige Indikation zu Parazentese und Paukenröhrcheneinlage.

Chronisch-seröse Mittelohrentzündung (seröse Otitis media)

Grundlagen: Eine der häufigsten Erkrankungen im Kindesalter, für deren Behandlung es trotz zahlreicher klinisch-kontrollierter Studien bislang keine eindeutigen Therapiekonzepte und -empfehlungen gibt. Pathophysiologisch handelt es sich um eine *chronische* (subakute) *Entzündung* mit *Metaplasie* des Mittelohrmukoperiosts und Paukenhöhlen*erguß*, pathogenetisch entscheidend ist die gestörte Paukenbelüftung (s. S. 217 f.,). Verschiedene Befunde deuten darauf hin, daß seröse Otitis media gehäuft bei antibiotisch unzureichend behandelter Otitis media acuta auftritt. Die Beschaffenheit des Mittelohrexsudats bei seröser Otitis media ist zu 20–30 % serös, 40–50 % mukös und 5 % eitrig; zwischen 20–70 % der Mittelohrexsudate sind überwiegend durch Haemophilus influenzae, Pneumo-, Staphylo- und Streptokokken bakteriell (super-)infiziert.

BEACHTE: Im Gegensatz zu einer weit verbreiteten Meinung ist das Mittelohrexsudat bei seröser Otitis media in der Regel nicht steril, sondern bakteriell (super)-infiziert.

Risikofaktoren für das Auftreten einer serösen Otitis media sind Adenoide, deren Bedeutung bislang wahrscheinlich überschätzt wurde; virale Luftwegsinfekte; pathogene Nasenrachenflora (speziell: Pneumokokken); Z. n. Otitis media acuta; Nasennebenhöhlenentzündungen; rhinogene und nicht-systemische Allergien (kontrovers diskutiert); Mukopolysaccharidosen (Hurler-, Hunter-Syndrom; selten mit zusätzlicher, progredienter sensorineuraler Hörstörung); Turner-Syndrom (bei 10 % der Kinder zusätzlich progrediente, sensorineurale Hörminderung); Down-Syndrom (bei 15 % der Kinder zusätzlich progrediente, sensorineurale Hörminderung); dentogene Malokklusionssyndrome, kraniofaziale Mißbildungen (Gaumenspalten 95 %); immotiles Ziliensyndrom (ca. 90 %) und intubierte Früh- bzw. Neugeborene (ca. 30 %).

Häufigkeitsgipfel der Erkrankung im Alter von 2–5 Jahren, bei Kleinkindern Prävalenz von 10–20 % (– 30 %) und Inzidenz von 50–70 %. Bei Schulkindern deutlich abnehmende Häufigkeit bis auf adulte Verhältnisse (ca. 5 %).

Krankheitsverlauf: Normalisierung bei 70–80 % der Kinder innerhalb von 8 Wochen; Persistenz bzw. langdauernd-rezidivierende Verläufe bei 20–30 % der Kinder; zu 60 % Knaben; jahreszeitliche Häufung zum Winterende und Frühling.

Klinik: (Schalleitungs-)Hörminderung im Mittel 25–30 dB (bis 50 dB) und damit die häufigste kindliche Hörstörung; evtl.

Ohr-„Druck" bzw. -„Schmerzen"; Trommelfellretraktion; evtl. Trommelfellnarben.

▎ **BEACHTE:** Folgen einer länger als 3 Monate bestehenden Hörminderung bei Kleinkindern sind Verzögerungen in der Sprach- und psychointellektuellen Entwicklung.

Komplikationen: Adhäsivprozeß; Tympano- bzw. Paukensklerose; „rezidivierend akute" und „chronisch eitrige Mittelohrentzündungen".

Diagnostik: (Pneumatische) Otoskopie bzw. Ohrmikroskopie; Tympanographie; evtl. Audiometrie.

Zusatzuntersuchungen: HNO-Status zum Ausschluß von z. B. submukösen Gaumenspalten, Polyposis nasi, Obstruktion des Nasenrachens und chronischer Nasennebenhöhlenentzündungen; zusätzlich pädiatrische, allergologische und immunologische Statuserhebung.

Therapie: 1. *Abwarten* und *otologische Verlaufskontrollen*, da bei ca. 80 % der Kinder Normalisierung innerhalb von 8 Wochen, evtl. lokale Wärmebestrahlung, evtl. wiederholte Valsalva-Versuche. – Falls *keine Besserung:* 2. Versuch einer *antibiotischen Therapie* (s. S. 221). – Falls *keine Besserung:* 3. *chirurgische Therapie* mit *Parazentese*, (möglichst) Paukenröhrcheneinlage (s. S. 218, 221) und (evtl.) *Adenotomie* . – Falls *keine Besserung* oder *Rezidiv:* 4. evtl. *wiederholte Parazentese und Paukenröhrcheneinlage* (bis Schulkindalter). – „Ultima ratio": 5. evtl. *Mastoidektomie* (sehr selten, kontrovers diskutiert).

Andere Therapiemaßnahmen wie Verwendung von Rhinologika, Antihistaminika, topische Steroide für Nase oder Mukolytika sind in der Regel wenig hilfreich.

Derzeit erneut diskutiert: positive Wirkung systemischer Steroide.

▎ **BEACHTE:** Sehr großzügige Indikationen bezüglich chirurgischer Maßnahmen wie Parazentese und evtl. Paukenröhrcheneinlage bei Auftreten folgender Risikofaktoren: Auftreten bei Säuglingen und sehr jungen Kindern; Assoziationen mit *eitrigen* Luftwegsinfekten, sensorineuraler Hörminderung oder Schwindel bzw. Tinnitus; ausgeprägte Trommelfellveränderungen wie Retraktionen bzw. Adhäsivprozesse; Dauer mehr als 3 Monate und rezidivierend auftretende Ereignisse.
Bei Kindern mit Lippen-Kiefer-Gaumen-Spalten (auch nach Operation) und evtl. mit Down-Syndrom sollte möglichst frühzeitig eine Paukenröhrcheneinlage erfolgen; bei Kindern

mit ausgeprägter zerebraler Retardierung und anderen Risikofaktoren sollten regelmäßige otologische und evtl. audiologische Verlaufskontrollen und großzügige Indikation zur Parazentese bzw. Paukenröhrcheneinlage erfolgen (s. S. 260–263).

Prognose: In der Regel gut; nach dem 6. Lebensjahr äußerst selten, da sich die Erkrankung „verwächst".

Chronisch eitrige Mittelohrentzündungen

Zahlreiche Details zur Ätiologie, aber auch zum therapeutischen Vorgehen bei chronisch-eitriger Mittelohrentzündung im Kindesalter sind ungeklärt. Die Erkrankungshäufigkeit nimmt in den Industrienationen aufgrund der frühzeitigen Verwendung von Antibiotika ab.

Chronische Schleimhauteiterung (chronisch mesotympanale Otitis media)

Grundlagen: Ursache sind chronisch-bakterielle Entzündungen des Mukoperiosts durch Bacteroides, Pseudodomonas aeruginosa, Staphylococcus aureus, Peptostreptokokken, Propionibakterien, Streptokokken oder Proteus bei Vorschädigung durch *chronisch-seröse, rezidivierende akute* bzw. *akute Mittelohrentzündungen*. Risikofaktoren sind *tubogene Mittelohrbelüftungsstörungen*, evtl. hyperplastische Adenoide, evtl. Defekte der Gaumensegelmuskulatur wie bei Lippen-Kiefer-Gaumen-Spalten und evtl. auch kraniofaziale Mißbildungen.

Zeitpunkt und Entstehung der charakteristischen, *persistierenden zentralen Trommelfellperforation* sind bisher unverstanden, möglicherweise als Folge atrophischer Trommelfellnarben. Folgen der „chronischen Schleimhauteiterung" sind Ostitis der Gehörknöchelchen (30–40%); Arrosion der Gehörknöchelchenkette (ca. 10%), überwiegend mit Befall des „Amboß"; Fibrose der Paukenschleimhaut und Adhäsivprozeß. Erkrankungsinzidenz bei Kindern: 0,2–0,9% mit einem Altersgipfel von 9–12 Jahren, vor dem 6. Lebensjahr sehr ungewöhnlich; betroffen sind zu 65% Knaben.

Klinik: Rezidivierende Otorrhö; zentrale Trommelfellperforation; narbig-entzündlich-polypös-granulierende Schleimhautveränderungen des Mittelohrs; Schalleitungshörminderung im Mittel 25–30 dB; *keine Schmerzen.*

Komplikationen: äußerst selten (s. Tab. **40**).

Diagnostik: Otoskopie bzw. Ohrmikroskopie; audiologische Diagnostik mit Nachweis einer Schalleitungsschwerhörigkeit (sehr selten Empfindungsschwerhörigkeit); Röntgendiagnostik (Nachweis gehemmter Mastoidpneumatisation durch Schüller-Aufnahmen); Ausschluß von Erkrankungen der Nase und des Nasenrachens.

Differentialdiagnosen: Cholesteatom; äußerst selten Tuberkulose.

Therapie: Definitive Therapie in der Regel nur durch chirurgische Maßnahmen: *Konservative(r) Therapie(versuch):* langdauernde Antibiose, Nasentropfen, evtl. antibiotikahaltige Ohrentropfen (Vorsicht: Ototoxizität!), evtl. Sanierung des Nasenrachens. – *Falls keine Besserung:* Tympanoplastik; evtl. Mastoidektomie (selten).

Operationsziele sind die chirurgische Sanierung des Entzündungsherdes, evtl. Rekonstruktion des Schalleitungsapparates.

■ **BEACHTE:** Die Meinungen über den günstigsten Operationszeitpunkt bei kindlicher chronischer Schleimhauteiterung sind sehr unterschiedlich.

Operationszeitpunkt: Manche Autoren empfehlen die Tympanoplastik nach Beendigung der Pneumatisation im 10.–12. Lebensjahr; überwiegend wird aufgrund der zahlreichen Vorteile nach Operation ein altersunabhängiges Vorgehen befürwortet.

Prognose: *Tympanoplastik: (diskreter) Hörgewinn* bei ca. 80 % der Kinder; *Rezidivperforation* bei 10–20 %; erhöhtes Risiko für Rezidivperforation bei *Luftwegsinfekten*, Adenoiden bzw. geringer Mastoidpneumatisation.

Schlechte chirurgische Prognose bei Adhäsivprozeß, Schädelanomalien und evtl. Malokklussion.

■ **BEACHTE:** Die Mittelohrbelüftung ist für die Prognose der Tympanoplastik von großer Bedeutung.

Chronische Knocheneiterung (chronisch epitympanale Otitis media, Cholesteatomeiterung)

Grundlagen: *Chronische Entzündung* des Mittelohrs mit *fortschreitender Zerstörung* des umliegenden *Knochengewebes* durch einwachsendes *Plattenepithel* (= Matrix); Mittelohr, Mastoid und pneumatisierte Räume des Schläfenbeins können von Cholesteatommatrix ausgefüllt sein. Die genaue Ätiologie der Cholesteatomentstehung ist ungeklärt, mögliche Ursachen sind Invagination von Plattenepithel wie bei Flakzidacholesteatom; Plattenepithelinvasion; Basalzellhyperplasie; Plattenepithelmetaplasie oder embryonale Versprengung von Epithelinseln. Häufig besteht eine bakterielle Superinfektion durch Bacteroides, Pseudomonas aeruginosa, Peptostreptokokken, Propionibakterien und/oder Pyocyaneus. Im Gegensatz zum Erwachsenen ist bei den meisten Kindern das Mastoid gut pneumatisiert; bei 30–80 % der Kinder sind die Gehörknöchelchen destruiert: 40–80 % Amboß, 40–45 % Steigbügel und ca. 30 % Hammer.

Genaue Angaben zur Häufigkeit kindlicher Cholesteatome fehlen: Häufigkeit < 1 %. Inzidenz: ca. 3/100 000 Kinder/Jahr (?), erhöhte Inzidenz bei Lippen-Kiefer-Gaumen-Spalten und Down-Syndrom; Altersgipfel zwischen 8–15 Jahren (ca. 80 %), allerdings ab Säuglingsalter auftretend; 65 % Knaben. Beidohrige Erkrankung bei ca. 5 % der Kinder.

Es existieren verschiedene Klassifikationen; z. B. nach Entstehungsort: *Primär erworbenes (genuines) Cholesteatom:* häufig ohne Trommelfellperforation. Entstehung durch papilläres Tiefenwachstum von Plattenepithel, ausgehend von Trommelfellretraktionen bzw. -adhärenzen der Pars flaccida (Flakzida- und Kuppelraumcholesteatom; fehlender Limbus im Bereich der Pars flaccida!) bzw. Pars tensa (Tensacholesteatom). Begünstigende Faktoren bei Kindern sind Mittelohrbelüftungsstörungen und chronisch seröse Mittelohrentzündung. Häufigkeit dieser Form bei Kindern: 50–60 %.

Kongenitales Cholesteatom hinter intaktem Trommelfell: Entstehung aus Plattenepithelgewebe, das während der 10.–33. Embryonalwoche versprengt wurde. Häufigkeit ca. 10–25 %.

Sekundär erworbenes Cholesteatom (Tensacholesteatom) durch Einwanderung von Plattenepithel über einen Defekt des Anulus fibrosus und des Trommelfells; diese Art der Pathogenese wird heute angezweifelt.

Traumatisches bzw. iatrogenes Cholesteatom: Seltene Entstehung durch Verlagerung von Plattenepithel als Folge einer traumatischen Trommelfellschädigung, Tympanoplastik oder Paukenröhrcheneinlage.

Cholesteatomrezidive werden formal unterschieden in „residual cholesteatoma", das von nicht vollständig entfernter Matrix ausgeht und „recurrent cholesteatoma", bei dem es sich um ein erneutes Cholesteatom handelt. Klinisch können diese beiden Formen in der Regel nicht voneinander unterschieden werden.

Erkrankungen des äußeren und Mittelohrs

Klinik:

■ **BEACHTE:** Die klinische Symptomatik bei Vorliegen eines Cholesteatoms im Kindesalter kann sehr stark variieren:

Keine Symptome (ca. 50–60 %); Hörminderung bzw. -verlust (25–75 %); eitrig-fötide Otorrhö (40–70 %); Ohrenschmerzen (10–30 %); selten Tinnitus; äußerst selten Schwindel durch Labyrinthitis bzw. Bogengangsfistel.

Komplikationen: (Tab. 40): Im Kindesalter sind Komplikationen sehr selten im Vergleich zu Erwachsenen: Fazialisparese durch Destruktion des Fazialiskanals; Sinusthrombose durch Einbruch in den Sinus sigmoideus; endokranielle Komplikationen durch Einbruch in das Schädelinnere.

Diagnostik: *Ohrmikroskopie:* Retraktionstaschen und Zerstörung der lateralen Attikwand (= Gehörgangswand): ca. 55 %; Trommelfell-Perforation, z. T. hinter Borken und Krusten versteckt: 25–30 %; Granulationen bzw. Gehörgangspolypen *(Signalpolyp):* ca. 30 %; Gewebe hinter intaktem, unauffälligen Trommelfell: ca. 30 %. – *Röntgen-Diagnostik:* Schüller-Aufnahme zur Beurteilung der Pneumatisation und der Sinusschale. – *Evtl. (hochauflösende) Computertomographie* bei *Verdacht auf endokranielle Komplikationen* bzw. kongenitalem Cholesteatom. – *Audiogramm:* (nicht obligate) Schalleitungs- bzw. kombinierte Schwerhörigkeit; Schalleitungskomponente bei mehr als 50 % der Kinder > 30 dB. – *Funktionsprüfung des N. facialis, Vestibularisfunktion.*

Therapie:

■ **BEACHTE:** Die einzige Therapie eines Cholesteatoms besteht in der vollständigen, operativen Entfernung der Cholesteatommatrix. Aufgrund der hohen Rezidivraten kindlicher Cholesteatome sind die Ansichten zum operativen Vorgehen sehr unterschiedlich.

Operative Möglichkeiten sind entweder die **offene Technik** mit Bildung einer Warzenfortsatzhöhle und *Entfernung* der *hinteren Gehörgangswand* oder die **geschlossene bzw. kombinierte Technik** mit *Erhalt bzw. Rekonstruktion der Gehörgangswand*, **Schaffung** einer belüfteten, **abgeschlossenen Kammer**, um zumindest eine Schallprotektion des „runden Fensters" zu erreichen und häufig die **Rekonstruktion des Schallleitungsapparates** (Tympanoplastik); evtl. zusätzlich transkortikale Mastoidektomie.

Vor- und **Nachteile:** *Offene Technik:* Vorteile sind sichere Entfernung der Cholesteatommatrix und unproblematische, otologische Verlaufskontrollen; Nachteile sind ungenügende Selbstreinigung der Operationshöhle; Auftreten rezidivierender, bakterieller Infektionen und Notwendigkeit regelmäßiger, instrumenteller Pflege. – Außerdem besteht eine erhöhte kalorische Empfindlichkeit des Labyrinths, so daß die Kinder nicht schwimmen dürfen. – *Geschlossene bzw. kombinierte Technik:* Vorteile sind normale Selbstreinigung des Gehörgangs und keinerlei postoperative Beeinträchtigung von Aktivitäten (auch Schwimmen). Nachteile sind schwierige, häufig unvollständige Matrixentfernung; aufgrund der nicht vollständig überschaubaren Operationshöhle schwierige otologische Verlaufskontrollen und sehr häufig die Notwendigkeit weiterer Operationen bzw. Kontrolloperationen („Second-look").

■ **BEACHTE:** „Offene Technik" sollte immer dann großzügig indiziert werden, wenn die Möglichkeiten zur regelmäßigen Verlaufskontrolle einschließlich der Möglichkeit zur Nachoperation nicht bestehen bzw. schlecht sind.

Prognose: *„Offene Technik":* Rezidivrate 5–35%, im Mittel ca. 10%. – *„Geschlossene bzw. kombinierte Technik":* Rezidivrate: 10–70%, im Mittel: ca. 40%. In der Regel bei beiden Operationsverfahren kein wesentlicher Hörgewinn.

■ **BEACHTE:** Cholesteatomrezidive können auch noch nach vielen Jahren auftreten.

Komplikationen der Mittelohrentzündung

(Tab. 40)

Komplikationen der akuten Mittelohrentzündung

Seit der Verwendung von Antibiotika bei der Therapie der Otitis media acuta sind Komplikationen sehr selten geworden; die geschätzte Häufigkeit beträgt weniger als 0,02%, bei Kindern noch seltener.

Akute Antritis bzw. Mastoiditis

Grundlagen: Häufigste Komplikationen der Otitis media acuta. Durch Verwendung von Antibiotika in den letzten Jahren Abnahme der typischen „akuten Erkrankungsformen" und Zunahme der untypischen „subakut-chronischen Formen". Die *akute* Entzündung von Antrum bzw. Mastoid mit typischerweise destruierten Knochensepten entsteht durch eine fortgeleitete Entzündung bei akuter bzw. chronisch-eitriger Mittelohrentzündung, gehäuft bei protrahiert verlaufender Otitis media acuta. Bakterielle Erreger sind *häufig Pneumokokken*, Streptococcus pyogenes, Staphylokokken und *sehr selten* Haemophilus influenzae; bei 50–60 % der Erkrankten ist ein Erregernachweis nicht möglich.

Häufigkeit: Altersgipfel der Erkrankung 2–4 Jahre, Auftreten bereits ab 4. Lebensmonat, nach dem 7. Lebensjahr sehr selten.

Klinik: *Leitsymptome* sind retroaurikuläre Schwellung, Rötung oder Schmerzen (ca. 65 %); abstehendes Ohr (ca. 45 %); Ohrschmerzen (ca. 30 %); hohes Fieber (> 39 °C; ca. 20 %) und Hörverlust.

■ **BEACHTE:** Etwa 30 % der Kinder mit akuter Mastoiditis sind *nicht* schwer krank, und der Allgemeinzustand ist gut!

Komplikationen (Tab. **40**): Labyrinthitis; subperiostaler Abszeß, evtl. mit Durchbruch durch Planum mastoideum; *sehr selten* sind chronische Mastoiditis; endokranielle Komplikationen; Bezold-Mastoiditis mit Durchbruch in Warzenfortsatzspitze; Zygomaticitis mit Durchbruch in Jochbogenansatz und Petrositis mit Durchbruch in Pyramidenspitze.

Diagnostik: *Klinischer Befund und Allgemeinzustand;* Otoskopie bzw. Ohrmikroskopie: pathologischer Trommelfellbefund (50 %) und Senkung der hinteren Gehörgangswand; Röntgendiagnostik, evtl. Computertomographie; Untersuchung von Nase und Nasenrachen. Blutbild mit Leukozytose und beschleunigte BSG für Diagnostik nicht hilfreich.

Differentialdiagnosen: abszedierende Lymphadenitis colli; chronische Mastoiditis.

Therapie: *Früher:* sofortige *Antro- bzw. Mastoidektomie.* – *Heute:* Ausheilung bei 60 % der Kinder durch *parenterale Antibiotika* und *Einlage* von *Paukenröhrchen;* deshalb heute vermehrt folgendes und Konzept: erst *24–48 Stunden nach Beginn einer antibiotischen Therapie* und *ausbleibender Besserung* sollte die *Antro- bzw. Mastoidektomie* erfolgen; evtl. zusätzlich Adenotomie. Bei Verdacht auf Komplikationen: sofortige Antro- bzw. Mastoidektomie.

Prognose: In der Regel gut.

Chronische Mastoiditis

Grundlagen: In der Regel verursacht durch nicht ausreichend therapierte Otitis media acuta bzw. (selten) seröse Otitis media und Fortschreiten der Entzündung in das Mastoid. Bei chronischer Entzündung ist das Mastoid mit entzündlich-eitrigen Granulationen ausgefüllt, teilweise Abschottung einzelner Zellen, Osteolyse und reaktive Osteoneogenese. Bevorzugt betroffen sind ältere Kinder.

Klinik: *Symptome können ähnlich* wie bei *akuter Mastoiditis* sein, *häufig* aber auch *unspezifische Symptome* wie subfebrile Temperaturen, Kopfschmerzen, Leistungsminderung, rezidivierende Otorrhö, rezidivierende Hörstörungen. Das *Trommelfell ist häufig unauffällig*, evtl. „nur" Rötung und Vorwölbung. Laborparameter wie BSG, CRP oder Blutbild können Veränderungen wie bei chronischer Entzündung zeigen.

Komplikationen (Tab. **40**; s. S. 229).

Diagnostik: Krankengeschichte; Otoskopie bzw. Ohrmikroskopie; Laborparameter; Röntgen-Diagnostik, Computertomographie; Untersuchung von Nase und Nasenrachen.

BEACHTE: Das Vorliegen einer Otitis media acuta über mehr als 3 Wochen ist verdächtig für das Bestehen einer chronischen Mastoiditis. Röntgen- und *Computertomographie-Befund* sind für die Diagnose „chronische Mastoiditis" *sehr* bedeutungsvoll.

Therapie: Heute in der Regel: langdauernde, parenterale Antibiotikatherapie; Paukenröhrcheneinlage; evtl. regelmäßige Mittelohrspülungen über das Paukenröhrchen mit Glukokortikoiden und Antibiotika; evtl. Adenotomie.

Bei ausbleibender Besserung: Antrotomie bzw. Mastoidektomie.

Petrositis (Pyramidenspitzenentzündung)

Grundlagen: Äußerst seltene Komplikation; Verlauf ähnlich wie bei Mastoiditis und häufig mit Osteomyelitis bzw. endokraniellen Komplikationen assoziiert.

Klinik: „Tiefe" Kopfschmerzen, „Retroorbitalschmerzen"; Trigeminusneuralgie; Abduzensparese; Okulomotoriusparese (Kombination dieser Hirnnervenschäden: Gradenigo-Syndrom); Labyrinthausfall. Auch Beteiligung der Hirnnerven IX, X und XII.

Diagnostik: (sehr schwierig): Klinik; Röntgendiagnostik; Computertomographie (kann unauffällig sein).

Therapie: Langdauernde antibiotische Therapie; Operation.

Labyrinthitis

Erkrankung von Hörschnecke und Vestibularapparat (s. S. 255 f.).

Komplikationen der chronisch-serösen Mittelohrentzündung

Evtl. chronische Mastoiditis; sehr selten.

Trommelfellretraktion, -atelektase und Adhäsivprozeß

Grundlagen: Seltene Komplikationen bei langwährender seröser Otitis media. Aufgrund des Unterdrucks im Mittelohr retrahiert sich das sehr dünne und atropische Trommelfell und legt sich an die Gehörknöchelchen und evtl. auch an die mediale Paukenwand an. Die Mittelohrschleimhaut ist unauffällig. Wichtige Faktoren in der Pathogenese sind gestörte Mittelohrbelüftung, verminderte Trommelfellelastizität aufgrund vorhergehender seröser Otitis media und kleines Volumen der Paukenhöhle. Klassifikation nach Sade/Berco (Abb. 26): *Typ 1:* Trommelfellretraktion. – *Typ 2:* Trommelfellretraktion mit Kontakt zum Amboß. – *Typ 3:* Trommelfellretraktion mit Kontakt zu Gehörknöchelchen und Anlagerung an mediale Paukenwand. – *Typ 4 (= Adhäsivprozeß):* Verwachsen des Trommelfells mit Gehörknöchelchen und medialer Paukenwand, *eine Mittelohrschleimhaut existiert nicht* mehr. – *Typ 5:* Adhäsivprozeß mit defektem Trommelfell. Der Krankheitsverlauf ist im Einzelfall nicht voraussagbar, das Risiko bezüglich Cholesteatombildung ist groß, im Kindesalter bevorzugtes Auftreten der Trommelfellatelektase bzw. Adhäsivprozeß in der 2. Lebensdekade.

Klinik: In der Regel keine Beschwerden (ca. 60 %); evtl. Hörminderung.

Komplikation: Cholesteatomentwicklung.

Diagnose: Otoskopie bzw. Ohrmikroskopie; Tympanoskopie; audiologische Diagnostik.

Therapie: Subtile instrumentelle Reinigung des atelektatischen Trommelfells zur „Cholesteatomprophylaxe"; (evtl.) Paukenröhrcheneinlage zur Verbesserung der Mittelohrventilation, evtl. wiederholen; bei Adhäsivprozeß evtl. Tympanoplastik und dann *erneute*, evtl. auch wiederholte *Paukenröhrcheneinlage*.

Prognose: Nicht gut, da das Grundproblem der gestörten Mittelohrventilation nicht gelöst werden kann; lebenslängliche otologische Verlaufskontrollen.

Tympano- bzw. Paukensklerose

Grundlagen: Entstehung der *Tympanosklerose* durch avaskuläre, hyaline Bindegewebsnarben des Trommelfells, häufig mit Kalkeinlagerungen. Bei der *Paukensklerose* dehnt sich das Narbengewebe auf das Mittelohr aus und führt evtl. sogar zu Ummauerung der

normale Verhältnisse

Trommelfell-Retraktion/-Atelektase

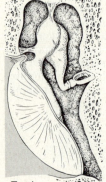 Typ I

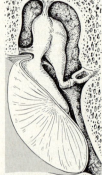 Typ II

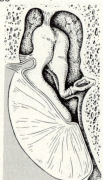 Typ III

Adhäsivprozeß

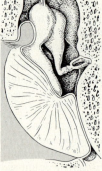 Typ IV

Abb. **26** Stadien der Trommelfellretraktion bzw. Atelektase und Adhäsivprozeß (nach Sade u. Berco).

Gehörknöchelchen. Ursache der Erkrankung sind chronisch-rezidivierende Mittelohrentzündungen, die genaue Ätiologie ist unbekannt, möglicherweise endogene Faktoren?

Klinik: Schalleitungsschwerhörigkeit.

Diagnostik: Otoskopie bzw. Ohrmikroskopie; Audiometrie mit Nachweis einer Schalleitungshörminderung; Stapediusreflex.

Differentialdiagnosen: Otosklerose; Stapesfixation; angeborene Mittelohrmißbildungen.

Therapie: Evtl. Versuch einer Tympanoplastik.

Prognose: Die Angaben bezüglich operativer Erfolge sind unterschiedlich; die Patienten neigen auch nach Operationen zur Ausbildung entsprechender Gewebsveränderungen.

Andere Mittelohrerkrankungen

Otosklerose

Grundlagen: Autoimmunerkrankung der Labyrinthkapsel mit Freisetzung proteolytischer Enzyme, die sekundär zu Knochenumbau, knöcherner Fixation der Steigbügelfußplatte und Haarzellschäden führen. Erkrankung wird autosomal, dominant vererbt, Penetranz: 25–40%. Inzidenz: ca. 5/1000, keine Geschlechtsbevorzugung, Erkrankungsbeginn in der Regel zwischen 15.–45. Lebensjahr, sehr selten ab dem 5. Lebensjahr. Die Erkrankungsverläufe bei Kindern sind in der Regel schwer und prognostisch ungünstig.

Klinik: Progrediente ein- bzw. beidseitige Hörminderung (Schalleitungs-, sensorineurale bzw. kombinierte Hörminderung); Tinnitus; äußerst selten Schwindel.

Diagnostik: Otoskopie bzw. Ohrmikroskopie (Erguß?, Hammerbeweglichkeit); Tympanographie (Normalbefund mit Ausfall Stapediusreflex); Reinton-Audiometrie (Schalleitungshörminderung bevorzugt im Bereich der tiefen Frequenzen, maximal 50–60 dB; häufig zusätzliche Innenohrhörminderung).

Die typische „Innenohrhörminderung" bei 2000 Hz (= Carhart-Senke) ist keine echte Hörminderung, sondern ein „Meßphänomen" durch unterschiedlichen osteotympanalen Knochenschall.

Bei unklaren Befunden evtl. Computertomographie.

Differentialdiagnosen: Hammerkopffixation; seröse Otitis media, Kettenfixation bzw. -unterbrechung; Mittelohrmißbildungen; Paukensklerose; Mittelohrbeteiligung bei Osteogenesis imperfecta Typ 1–3.

Therapie: *Operative Therapie* durch Stapedektomie bzw. Stapedotomie; Indikation ist bei einer Schalleitungskomponente von mehr als 20 dB und regelrechtem Gegenohr gegeben; manchmal sogar Verbesserung des Innenohrhörvermögens nach Operation.

Operationskomplikationen: Otitis media acuta (Risiko bei Kindern erhöht); Perilymphfistel (Risiko bei Kindern erhöht); Granulationen; akut bzw. verzögert auftretender sensorineuraler Hörverlust.

Medikamentöse Therapie: Bei Kindern keine Verbesserung der Symptomatik durch Natriumfluorid-Gabe.

Prognose: Bei Kindern schlechter als bei Erwachsenen, da Krankheitsverlauf häufig foudroyanter und knöcherne Stapesfixation häufig sehr ausgeprägt.

Stapesfixation bei Osteogenesis imperfecta (Typ I–III)

Grundlagen: Die Osteogenesis imperfecta ist eine hereditäre Erkrankung der Osteogenese; die unterschiedlich exprimiert wird und bei 50 % der Kinder mit Schalleitungs- bzw. kombinierter Schwerhörigkeit assoziiert ist; typischerweise mit Stapesfixation wie bei Otosklerose. Zu 65 % sind Mädchen betroffen; Erkrankungsbeginn bei 30–50 % der Patienten zwischen 16. und 19. Lebensjahr.

Klinik: s. Otosklerose.

Diagnostik: s. Otosklerose; im Gegensatz zur Otosklerose ist Stapediusreflex häufig vorhanden.

Therapie: Aufgrund von Knochenbeschaffenheit und bindegewebig-knöchernen Veränderungen des „Steigbügels" ist Operationsergebnis häufig unbefriedigend (30–50 %!). Bei vielen Patienten tritt operationsunabhängig ein sensorineuraler Hörverlust auf; möglicherweise auch gehäuftes Auftreten verzögert eintretender sensorineuraler Hörverluste nach Operationen.

Prognose: Bei Vorliegen audiologischer Probleme schlecht.

Erkrankungen durch Trauma

Verletzungen der Ohrmuschel und des äußeren Gehörgangs

■ **BEACHTE:** Schädigung bzw. Verlust der Ohrmuschel ist *kosmetisch stark entstellend;* ein plastischer Ohrmuschelaufbau ist äußerst schwierig, die Ergebnisse sind häufig unbefriedigend. Deshalb: soweit als möglich einen Erhalt, Rekonstruktion bzw. Reimplantation der geschädigten Ohrmuschel anstreben. Die Versorgung mit Epithesen (= Prothesen) gerade bei jungen Patienten wird sehr unterschiedlich beurteilt.

Grundlagen: Ursachen (Tab. 41): prognostisch von großer Bedeutung ist die Versorgung des Ohrknorpels durch das Perichondrium; Knorpelinfektionen (Perichondritis) können zu irreversiblen Schäden führen.

■ **BEACHTE:** Abgerissene Ohrmuschelanteile können in eisgekühlten physiologischen Lösungen aufbewahrt werden; ein Kontakt zwischen Eis und Gewebe muß verhindert werden; unter günstigen Bedingungen ist eine Reimplantation bis zu 6 Stunden nach Abriß möglich.

Klinik: Tab. 41.

Diagnostik: Festlegung des Verletzungsausmaßes; evtl. Ausschluß von Mittel- bzw. Innenohrschäden durch Otoskopie bzw. Ohrmikroskopie; Audiometrie; evtl. Tetanusprophylaxe; Photodokumentation.

Tabelle **41** Formen der Ohrmuschelverletzung

Thermische Verletzungen:	– Erfrierungen
	– Verbrennungen
Mechanische Verletzungen:	– Ekchymosen, Othämatom (= serös-blutiges Hämatom unterhalb des Perichondriums)
	– Ohrmuscheleinriß (Haut; Knorpel)
	– Ohrmuschelabriß (komplett, inkomplett)
	– Bißverletzungen
Infektionen:	– Perichondritis
	– Chondritis

Therapie:

■ **BEACHTE:** Soweit als möglich, sollten Ohrmuschelverletzungen umgehend chirurgisch versorgt werden.

Chirurgische Therapie: Reinigung und sterile Abdeckung zur Vermeidung von Infektionen; großzügig Antibiotika zur Vermeidung von (Sekundär-)Infektionen; Sicherung der Ohrknorpelversorgung durch z. B. Entlastung eines Othämatoms, Reimplantation oder Hautdeckung freier Knorpelanteile; die „Aufbewahrung" des Knorpelgerüsts in einer Hauttasche mit sekundärem Ohrmuschelaufbau wird unterschiedlich beurteilt; bei Verbrennungen evtl. vorsichtiges Débridement und subkutane Instillation von Antibiotika durch Spezialisten; evtl. rheologisch wirksame Infusionen zur Verbesserung der Ohrperfusion; bei Erfrierungen: *schnelles* Aufwärmen mit 38 °C–42 °C warmen Tüchern, keine Wärmelampe.

Othämatom

Grundlagen: Traumatisch verursachtes Hämatom zwischen Ohrknorpel und vorderem Perichondrium; eine Gefährdung des Ohres besteht bei Entstehung von Drucknekrosen des Knorpels, bei Perichondritis bzw. bei Abszedierung.

Klinik: Prallelastische, schmerzfreie Schwellung im Bereich der vorderen Ohrmuschel.

Therapie: Chirurgische Drainage, evtl. Ausräumung älterer Hämatome.

Gehörgangsfremdkörper

Grundlagen: Meistens bei Kindern; organische Fremdkörper, wie z. B. Erbsen, können quellen!

Klinik: Otoskopischer Befund, häufig als Zufallsbefund.

Therapie: Chirurgische Entfernung; CAVE: bei ungeeigneter Ausrüstung besteht die Gefahr eines „Hineinschiebens" des Fremdkörpers; quellende Fremdkörper müssen manchmal in i. v. Sedierung bzw. Narkose entfernt werden.

Gehörgangsverletzungen bei Schädel-Hirn-Trauma

(s. S. 196)

Verletzungen des Mittelohrs und Schläfenbeins

BEACHTE: Bei Schädel-Hirn-Ohr-Verletzungen ist die Erhebung eines otorhinolaryngologischen Status selbstverständlich; folgende Punkte sind bedeutungsvoll: Oto- bzw. Rhinoliquorrhö; Zahnstatus, Mittelgesichts- bzw. Unterkieferverletzungen; Hörstörungen bzw. Tinnitus (orientierend: Stimmgabelversuch); Schwindel (orientierend: Nystagmus); N.-facialis-Funktion (bei narkotisierten bzw. relaxierten Patienten nicht beurteilbar); evtl. Gehörgangs- und Trommelfellbefund.

Trommelfellverletzungen

Grundlagen: Direkte Verletzung durch z. B. Streichhölzer, Stricknadeln o. ä.; indirekte Verletzungen infolge plötzlicher Druckänderungen wie z. B. Ohrfeige, Sprung in Schwimmbecken o. ä.

Klinik: Stechende Schmerzen; häufig Hörminderung oder Tinnitus; meist wenig Blut aus Gehörgang. Bei direkten Verletzungen: N.-facialis- und Innenohr-Schäden möglich.

Diagnostik: Otoskopie bzw. Ohrmikroskopie; Audiometrie; evtl. Zusatzuntersuchungen zum Ausschluß weiterer Schäden von Mittel- und Innenohr bzw. N. facialis.

BEACHTE: Bei Verdacht auf Ohrtrauma sind Gehörgangsspülungen zu unterlassen.

Komplikationen: Mittelohrentzündungen; Mittel- und Innenohrschäden; N.-facialis-Schäden.

Therapie: Abhängig vom Ausmaß der Trommelfellschädigung: Reinigung, steriles Abdecken des Ohrs und Nasentropfen; evtl. Auskrempeln der Perforationsränder und Trommelfellschienung, Nasentropfen; bei nicht heilenden bzw. sehr großen Defekten, Schäden des Mittel- und Innenohrs und N.-facialis-Schäden: Tympanoplastik, evtl. spezielle chirurgische Maßnahmen.

Prognose: Meistens gut; Spontanheilung.

Gehörknöchelchenverletzungen

Grundlagen: Schädel-Hirn-Verletzungen können selten, in der Regel auf der traumatisierten Seite mit Verletzungen der Gehörknöchelchen einhergehen; dabei handelt es sich um *„Kettenluxa-*

tionen" (bei Stapesluxation häufig sofortige Ertaubung) bzw. um *„Kettenunterbrechungen"* mit Schalleitungshörminderung von ca. 50 dB.

Klinik: Schmerzen; Blutungen; erhebliche Hörminderung; Ohrgeräusche; evtl. Schwindel; evtl. Gesichtsnervenlähmung (N. facialis).

Diagnostik: Otoskopie bzw. Ohrmikroskopie; audiologische Untersuchung einschließlich Stapediusreflex; Röntgendiagnostik, evtl. Computertomographie.

Eine Innenohr- bzw. N.-facialis-Beteiligung muß ausgeschlossen sein.

Therapie: Bei Innenohr- bzw. N.-facialis-Beteiligung evtl. sofortige Operation in Abhängigkeit von Art und Ausmaß der Schädigung, evtl. durchblutungsfördernde Infusionen; bei Schalleitungsschwerhörigkeit evtl. Tympanoplastik.

Schläfenbeinfrakturen

Grundlagen: Bei ca. 5 % aller Kinder mit geschlossenen Schädel-Hirn-Verletzungen besteht eine Schläfenbeinfraktur (= laterobasale oder Otobasisfraktur), deren Diagnose häufig schwierig ist. Zu 80–90 % handelt es sich dabei um eine *Pyramidenlängsfraktur,* die durch das Mittelohr, Mastoid, Tegmen tympani, Gehörgang, Tube und auch Anteile des Fazialiskanals verläuft. Neuere Studien zeigen, daß es sich sehr häufig um sogenannte „oblique fractures" handelt, die computertomographisch meistens nicht nachgewiesen werden und bei denen der Frakturverlauf das Mittelohr häufig ausspart und nur den Gehörgang beschädigt. Etwa 20 % der Frakturen sind mit N.-facialis-Schäden, etwa 65 % mit Schalleitungshörverlust durch Hämatotympanon (sehr selten: Amboßluxation, Fraktur der Steigbügelschenkel) und etwa 35 % mit kombinierter bzw. sensorineuraler Hörminderung assoziiert. Insgesamt sind die Schäden bei kindlichen Pyramiden-„Längsfrakturen" erheblich weniger schwer als bei Erwachsenen, so daß auch die Prognose besser ist.

Bei 10–20 % der Kinder mit Schläfenbeinfraktur besteht eine Pyramidenquerfraktur durch den inneren Gehörgang, das Labyrinth und evtl. den Fazialiskanal, so daß in der Regel ein sofortiger Labyrinthausfall eintritt (Abb. 27). *Kombinierte (Pyramiden-) Felsenbeinfrakturen* sind sehr selten.

BEACHTE: Bei Pyramidenquerfrakturen erfolgt die Heilung enchondral, so daß bei den betroffenen Patienten lebenslänglich die Möglichkeit aszendierender Infektionen bzw. Meningitiden besteht.

Fazialisparese: (s. S. 257–260).

Klinik: *Pyramidenlängsfraktur:* Gehörgangsblutung; Hörminderung; evtl. (in)komplette N.-facialis-Parese; selten, meist spontan sistierende Otoliquorrhö. *Pyramidenquerfraktur:* Taubheit; Schwindel; evtl. N.-facialis-Parese; evtl. „via Tube" Rhinoliquorrhö.

Komplikationen: Meningitis; Sinusblutungen; persistierende Liquorrhö; posttraumatische Schalleitungs-, Empfindungs- bzw. kombinierte Schwerhörigkeit; evtl. Cholesteatom.

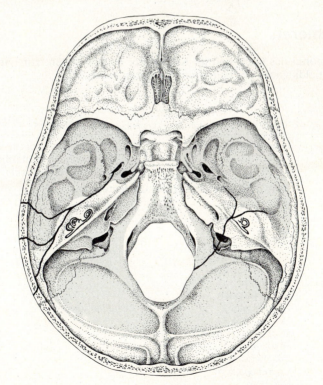

Abb. **27** Frakturverlauf bei Pyramidenfrakturen: links: Längsfraktur; rechts: Querfraktur.

Diagnostik: *Pyramidenlängsfraktur:* Otoskopie bzw. Ohrmikroskopie: Hämatotympanon, Trommelfellzerreißungen, Stufenbildung im Gehörgang; Reintonaudiometrie: *Schalleitungs-*, Empfindungs- bzw. kombinierte Hörminderung. Vestibularisdiagnostik; evtl. „Fazialisdiagnostik". *Pyramidenquerfraktur:* Hämatotympanon, Trommelfellzerreißung, Labyrinthausfall mit Taubheit des betroffenen Ohrs und Ausfallnystagmus in das gesunde Ohr.

Röntgendiagnostik: Computertomographie; Röntgenaufnahmen des Schädels.

Therapie: (in Absprache mit den mitbehandelnden „Kopf"disziplinen): Parenterale Antibiotika, Rhinologika. Bei Komplikationen oder auch akut auftretender (Früh-)Fazialisparese: evtl. weitere ohr- bzw. neurochirurgische Maßnahmen.

Tumoren

Tumoren des Ohrs sind im Kindesalter äußerst selten, zur Differentialdiagnose der Gehörgangstumoren s. Tab. **42**.

Tabelle **42** Ätiologie unklarer Tumoren des äußeren und Mittelohrs

Häufig	Granulationspolypen	häufig vom Mukoperiost infolge von chronischen Mittelohrentzündungen ausgehend
	BEACHTE: Signalpolyp bei Cholesteatom	
Sehr selten	Hämangiome	gutartige Tumoren
	Lymphangiome	
	Fibrome	
	Osteome	
	solitäre Kochenzysten	
	fibröse Dysplasie	
	Dermoide	
	Enzephalozelen	
	Neuroblastom	bösartige Tumoren
	Histiozytosis X	
	Rhabdomyosarkom	
	Fibrosarkom	
	Knochensarkom	
	Chondrosarkom	
	Chordom	
	Chlorom (bei akuter myeloischer Leukämie)	

Gutartige Tumoren

Granulationspolyp

Häufigster Tumor im Gehörgang; klinisch sehr wichtig, da häufig **„Signalpolyp"** bei chronischer Mittelohrentzündung bzw. Cholesteatom!

Osteome

Entstehung an Schädelnähten der vorderen und hinteren Gehörgangswand; bevorzugt bei Schwimmern, Paddlern etc.

Therapie: Chirurgische Entfernung.

Fibröse Dysplasie

Gutartige Erkrankung mit polyostotisch auftretenden Knochentumoren, evtl. mit Pigmentstörungen und vorzeitiger Pubertätsentwicklung; die Erkrankung tendiert zur Spontanheilung nach der Pubertät. Die lokal begrenzten Tumoren bestehen aus bindegewebig-knöchernen Anteilen und Faserknochen und treten gehäuft im Mastoid und in der Schläfenbeinschuppe (= Pars squamosa) auf. Radiologische und punktionszytologische Diagnostik; auch nach chirurgischer Entfernung sehr häufig Rezidive.

Hämangiome, Dermoidzysten und Enzephalozelen

Diese Tumoren manifestieren sich *sehr* selten im Ohrbereich.

Bösartige Tumoren

Details s. onkologische Spezialliteratur.

Histiocytosis X

Häufiger Tumor bei Kleinkindern jünger als 2 Jahre; z. T. Zufallsbefund bei Mastoidektomie.

Klinik: Häufig Symptome wie bei chronisch-eitriger Mittelohrentzündung.

Diagnostik anhand radiologischer Untersuchungen; chirurgische Drainage von Osteonekrosen sinnvoll.

Rhabdomyosarkome

Klinisches Auftreten als blutender Gehörgangstumor; z. T. mit Knochenarrosion (s. S. 45).

Erkrankungen des Innenohrs und des Gesichtsnerven

Hörminderung und -verlust

Ursachen für Hörminderung bzw. -verlust im Kindesalter sind *häufig* Schalleitungsschwerhörigkeit, *seltener* sensorineurale Hörminderung und *sehr selten* kombinierte Hörstörungen. Die Häufigkeit aller Hörstörungen beträgt bei Schulkindern 2–4 %.

Schalleitungsschwerhörigkeit

Grundlagen: Die häufigste Ursache der meist passageren, eher *geringgradigen Schalleitungsschwerhörigkeit* bis zu ca. 20 dB sind erworbene Paukenergüsse (s. S. 217 f.; 222–224). Bei manchen Erkrankungen ist das Risiko bezüglich der Entwicklung solcher Mittelohrergüsse erhöht.

Die *ausgeprägte Schalleitungsschwerhörigkeit*, die eine Hörgeräteversorgung erfordert, ist bei 65 % der Kinder angeboren. Es handelt sich dabei entweder um Mißbildungen des äußeren bzw. des Mittelohrs (s. S. 206–215) oder aber um kraniofaziale Mißbildungen wie Treacher-Collins-Syndrom, Goldenhar-Syndrom, Van-der-Hoeve-Syndrom, Fourman-Fourman-Syndrom oder Apert-Syndrom (s. Tab. **38** u. **39**). Die Häufigkeit beträgt ca. 0,6/1000 Lebendgeborene.

Erkrankungen des Labyrinths

Erkrankungen des Labyrinths betreffen in unterschiedlicher Ausprägung sowohl die Hörschnecke (Kochlea) als auch das Vorhof-Bogengangs-System (Vestibularapparat).

Sensorineurale Hörminderungen und Erkrankungen der Hörschnecke

Grundlagen: Die Häufigkeit der mäßig bis schwer ausgeprägten, bilateralen sensorineuralen Hörminderung mit einem Hörverlust von mindestens 50 dB beträgt in den Industrienationen 1–2/1000 Kinder; bei 50 % der Kinder liegt eine schwere bilaterale sensorineurale Hörminderung mit einer Hörminderung von mindestens 75 dB vor. Bei etwa 20 % der Kinder bestehen zusätzliche, schwere Erkrankungen wie Zerebralparesen, kardiale Erkrankungen und psychomotorische Entwicklungsstörungen. Die Ursachen der bilateralen sensorineuralen Hörminderung sind zu ca. 40 % unbekannt, ca. 40 % angeboren mit sofortiger oder verzögerter Symptomausprägung, ca. 15 % verursacht durch perinatale Komplikationen (Tab. **43**) und weitere 5 % verursacht durch postnatale Erkrankungen wie Meningitiden oder Septikämien.

Angeborene sensorineurale Hörminderungen

Grundlagen: Angeborene sensorineurale Hörminderungen sind zu etwa 40 % hereditär bedingt: bezogen auf 100 % der hereditären Erkrankungen handelt es sich bei ca. 20 % um das Pendred-Syndrom, Waardenburg-Syndrom, Usher-Syndrom oder Jervell-Lange-Nielsen-Syndrom, während die übrigen 80 % nicht klassifizierbar sind. Die Vererbung erfolgt zu 65–80 % autosomal rezessiv, 25–30 % autosomal dominant und bei ca. 2 % X-chromosomal rezessiv (Tab. **44** u. **45**).

Weitere 40 % der angeborenen, sensorineuralen Hörstörungen sind Folge konnataler Infektionen:

Röteln: Bei 40–50 % der erkrankten Neugeborenen besteht eine meistens bilaterale sensorineurale Hörminderung, häufig als einziges Symptom. Nach systematischer Rötelnimpfung bei Kindern und jungen Frauen ist die Erkrankung im Abnehmen begriffen, die geschätzte Häufigkeit der konnatalen Rötelninfektion in Deutschland beträgt derzeit ca. 1/10 000 Lebendgeborene.

Zytomegalie: Bei ca. 20 % der symptomatisch erkrankten Neugeborenen besteht eine uni- bzw. bilaterale sensorineurale Hörminderung mit progredientem Verlauf auch nach Geburt.

Tabelle **43** Risikofaktoren für das Auftreten von Hörstörungen*

A	– perinatale **A**sphyxie: pH bei Geburt < 7,1
	– **A**pgar: < 4 nach 10 Minuten
	– **A**ufenthalt auf Neugeborenen-Intensivstation (> 48 Std.)
B	– **b**akterielle Meningitis
C	– **c**onnatale Infektionen: **Zytomegalie, Röteln**, Toxoplasmose, Herpes, Syphilis
D	– **D**efekte/Mißbildungen Kopf/Hals: kleine Ohren, Ohrmißbildungen, Gesichtsmißbildungen u. a.
E	– **e**rhöhtes Serumbilirubin: > 20,0 mg/dl, Austauschtransfusion; Rh-Inkompatibilität
F	– **F**amilienanamnese: Hinweise für Vorliegen familiärer Hörstörungen
G	– **G**eburtsgewicht: < 1500 g

* Nur 50 % der erkrankten Kinder werden anhand von Risikofaktoren erkannt.

Konnatale Toxoplasmose: In weniger als 15 % mit sensorineuraler Hörminderung assoziiert.

Syphilis: In 30–40 % mit sensorineuraler Hörminderung assoziiert, die sich häufig erst verzögert manifestiert; insgesamt sehr selten.

Bei 5–10 % der Kinder mit angeborener sensorineuraler Hörminderung besteht ein *Mißbildungssyndrom* (Tab. 46 u. 47), das mit einer nicht-hereditären Form der sensorineuralen Hörstörung bzw. Taubheit assoziiert ist.

Tabelle 44 Hereditäre, sensorineurale Hörstörungen ohne zusätzliche Anomalien (nach Holmes)

Erkrankung	Vererbung	Beginn	Progredienz	Schweregrad
Dominante, angeborene schwere Taubheit	AD	angeboren		++++
Dominante, progrediente sensorineurale Hörminderung	AD	Kindheit	langsam	+/++++
Dominante, einseitige Taubheit	AD	angeboren		++++
Dominanter Tieftonhörverlust	AD	Kindheit	langsam	+/++++
Dominanter Mittelfrequenzhörverlust	AD	Kindheit	langsam	+/++++
Rezessive angeborene Taubheit	AR	angeboren		++++
Rezessive, frühzeitig auftretende neurale Taubheit	AR	Kleinkind/Kindheit	sehr rasch	++++
Rezessive, angeborene mäßiggradige sensorineurale Hörminderung	AR	angeboren	nicht	+++
X-chromosomale angeborene Taubheit	X-chr.	angeboren		++++
X-chromosomale frühzeitige Ertaubung	X-chr.	angeboren	sehr rasch	+/++++
X-chromosomale mäßiggradige sensorineurale Hörminderung	X-chr.	Kindheit	langsam	+/+++

Abkürzungen: AD: autosomal dominant; AR: autosomal rezessiv; X-chr.: X-chromosomal rezessiv.

Tabelle **45** Symptomatik und Diagnostik der wichtigsten angeborenen Hörstörungen

Erkrankung	Hörstörung	Andere klinische Befunde	Diagnostische Methoden	Anmerkungen
Kongenitale Röteln	meistens bilateral ausgeprägt	Katarakt, Mikrophthalmie, persistierender Ductus arteriosus, Ventrikelseptumdefekt, Mikrozephalie, psychosomatische Retardierung u. a.	in den ersten Lebensmonaten: spezif. IgM; spätere Diagnose unsicher	deutliche Abnahme nach Einführung der Rötelnimpfung
Kongenitale Zytomegalie	uni-/bilateral; mäßig bis schwer	intrakranielle Verkalkungen, Chorioretinitis, Thrombozytopenie, Dystrophie	postnatal spezif. IgM; Titerverlauf	häufig ist Hörstörung einziges Symptom
Pendred-Syndrom	meist bilateral, fluktuierende SH; Remissionen, Progredienz	Struma, Hypothyreose, Jodfehlverwertung (häufig nur diskret ausgebildet)	Schilddrüsendiagnostik, ^{123}Jod-Depletionstest	Häufigkeit: ca. 10 % der hereditären Syndrome; autosomal-rezessiv
Usher-Syndrom	meist bilateral, unterschiedl. Ausprägung	Entwicklung einer Retinitis pigmentosa, Visusverschlechterung	Funduskopie im Alter von ca. 6 Jahren, Elektroretinographie	2,5 % der hereditären Syndrome; autosomal-rezessiv
Jervell-Lange-Nielsen-Syndrom	meist bilateral; mäßig bis schwer	Synkopen; Symptome auch erst während Adoleszenz	EKG: QT-Verlängerung, ST-Verlängerung	1 % der hereditären Syndrome; autosomal-rezessiv
Waardenburg-Syndrom (Typ I, II)	(uni-/)bilateral; unterschiedliche Ausprägung	weiter Abstand medialer Kanthi, Hypertrichiose der konfluierenden Augenbrauen, Pigmentanomalien, Heterochromie der Iris		ca. 8 % der hereditären Syndrome; autosomal-dominant, wechselnde Expressivität und Penetranz

Tabelle **46** Syndrome mit assoziierter sensorineuraler Hörminderung

Syndrom	Ursache	Ohrmißbildung
Charge-Syndrom	?	++
kleidokraniale Dysostose	AD	
Cockayne-Syndrom	AR	
kraniometaphysäre Dysplasie	AD	
fazieoaurikulovertebrale Dysplasie	?	++
fetale Iodmangel-Syndrome	ST	
Flynn-Aird-Syndrom	AR	
frontometaphysäre Dysplasie	?	
Hunter-Syndrom	ST, X-chr.	
Hurler-Syndrom	ST, AR	
Hyperprolinämie Typ I	ST, AR	
Herrman-Syndrom	AD	
Jervell-Lange-Nielsen-Syndrom	AR	
Kartagener-Syndrom		
Kilian/Teschler-Nicola-Syndrom		
Stickler-Syndrom		
Trisomie 13	CH	++
18q-Syndrom	CH	++
Levy-Hollister-Syndrom		
Marshall-Syndrom	AD	
Melnick-Fraser-Syndrom	AD	++
Mohr-Syndrom	AR	
Morquio-Syndrom	ST, AR	
Norrie-Syndrom	X-chr.	
konnatale Röteln	IN	(+)
Leopard-Syndrom	AR	++
multiples Synostosen-Syndrom	AD	
Nager-Syndrom	AD	++
Oto-palato-digitales Syndrom (Typ I, II)	AR, X-chr.	
Osteosklerose	AR/AD	
Senter-Syndrom	?	(+)
Shprintzen-Syndrom	AD, X-chr.	++
Small-Syndrom	AR	
Treacher-Collins-Syndrom	AD	
Waardenburg-Syndrom	AD	
Maroteaux-Lamy-Syndrom	ST, AR	
Pendred-Syndrom	AR	
Usher-Syndrom	AR	
Unverricht-Syndrom		
Waardenburg-Syndrom (Typ I, II)	AD	
Wilson-Erkrankung	ST, AR	
Turner-Syndrom	CH	

ST: Stoffwechselerkrankung
IN: Infektiöse Erkrankung
CH: Chromosomenaberrationen
AR: autosomal-rezessiver Erbgang
AD: autosomal-dominanter Erbgang
X-chr.: X-chromosomaler Erbgang

Tabelle 47 Leitfaden zur Differentialdiagnose der wichtigsten angeborenen sensorineuralen Hörstörungen

Isolierter Hörverlust ohne weitere Abnormitäten:
Hörverlust bei Geburt:
− Michel-Dysplasie
− Mondini-Dysplasie
− Scheibe-Dysplasie
− Alexander-Aplasie
Verzögert eintretender Hörverlust:
− familiär progredienter sensorineuraler Hörverlust
Hörverlust und zusätzliche Stigmata:
Hörverlust bei Geburt:
− Waardenburg-Syndrom
− Pendred-Syndrom
− Jervell-Lange-Nielsen-Syndrom
− Usher-Syndrom
− Trisomien (Trisomie 21; Trisomie 18)
Verzögert eintretender Hörverlust:
− Crouzon-Syndrom
− Klippel-Feil-Syndrom
− Alport-Syndrom
− Refsum-Syndrom
− Neurofibromatose

Andere Gründe für pränatal erworbene sensorineurale Hörminderung sind:

Alkoholembryopathie: Bei ca. 20 % der betroffenen Kinder besteht eine sensorineurale Hörminderung; betroffen sind auch Schwachformen der Erkrankung; insgesamt im Zunehmen begriffen.

Einnahme ototoxischer Medikamente wie z. B. Streptomycin oder Kanamycin *während der Schwangerschaft* durch die Mutter; *mütterliche Hypothyreose* durch ausgeprägten Iodmangel bzw. thyreostatische Therapie während der Schwangerschaft.

Perinatal erworbene sensorineurale Hörminderungen

Ca. 15 % aller sensorineuralen Hörminderungen im Kindesalter sind verursacht durch perinatale Komplikationen; betroffen sind etwa 2–4 % aller Kinder von neonatologischen Intensivstationen. Häufigkeit der bilateralen sensorineuralen Hörminderung bei Kindern von neonatologischen Intensivstationen ca. 1:250; normalerweise etwa 1:2000. In Tab. **43** sind Risikofaktoren aufgeführt, bei deren Vorliegen systematische Höruntersuchungen und Verlaufskontrollen bei den betroffenen Kindern erfolgen sollten.

> **BEACHTE:** Durch Verbesserungen der neonatologischen Intensivmedizin und zunehmende Anzahl überlebender, sehr unreifer Frühgeborener wird der Anteil hörgeschädigter bzw. tauber Kinder in den nächsten Jahren möglicherweise zunehmen.

Pathophysiologisch besteht bei den betroffenen Kindern sowohl eine *kochleäre* als auch *retrokochleäre* Hörschädigung.

> **BEACHTE:** Anhand von „Risikofaktoren" (s. Tab. **43**) wird maximal nur die Hälfte(!) aller hörgeschädigten Kinder erkannt.

Postnatal erworbene sensorineurale Hörminderungen

Als Folge *bakterieller Meningitiden*, besonders nach Haemophilus-influenzae-Meningitis, kommt es bei 5–20 % (–40 %?) der Kinder zu ausgeprägter uni- bzw. bilateraler Hörschädigung; in der Regel als Folge einer eitrigen Labyrinthitis. Dauer und Verlauf der Meningitiserkrankung als auch der Therapiebeginn haben keinen Einfluß auf die Entwicklung der normalerweise irreversiblen sensorineuralen Hörminderung, die sich z. T. erst verzögert nach einigen Monaten einstellen kann. Derzeit wird die Möglichkeit einer positiven Beeinflussung durch Steroid-Gaben während der akuten Meningitiserkrankung diskutiert.

Virale Meningitiden führen in der Regel nicht zur ausgeprägten sensorineuralen Hörminderung. – Die seltene, bilaterale sensorineurale Hörminderung nach Masern ist meistens geringgradig und betrifft vorwiegend den Hochtonbereich, während die häufige sensorineurale Hörminderung nach Mumps fast nur unilateral auftritt. In letzter Zeit vermehrt Berichte über eine teilweise reversible sensorineurale Hörminderung bei Kawasaki-Syndrom.

Die ausgeprägte sensorineurale Hörminderung als Folge einer akuten Mittelohrentzündung ist in den Industrienationen durch Verwendung von Antibiotika heute äußerst selten geworden. Nicht so selten ist allerdings die geringgradige sensorineurale Hörminderung im Hochtonbereich, die wahrscheinlich bereits zu diskreten psychomotorischen und Sprachentwicklungsverzögerungen führen kann. Der Nachweis einer Hörminderung im Hochtonbereich ist mittels der üblichen Tonschwellenaudiometrie nicht möglich.

Andere, erworbene Formen der bilateralen sensorineuralen Hörminderung

Verschiedene Erkrankungen wie chronisch-eitrige Mittelohrentzündung, Hypothyreose, dialysepflichtige Nierenerkrankungen, Z. n. Transplantation, Alport-Syndrom (Manifestation der sensorineuralen Hörminderung meistens erst im Erwachsenenalter), Diabetes mellitus Typ I und evtl. Hyperlipidämien sind häufiger mit sensorineuraler Hörminderung assoziiert; selten dagegen ist die Assoziation mit Sichelzellanämie.

BEACHTE: Sensorineurale und auch Schalleitungshörstörungen, die in der Regel diagnostisch und therapeutisch nicht ausreichend berücksichtigt werden, findet man häufig bei angeborenen Syndromen und Stoffwechselerkrankungen (Tab. 48). – Die Ausprägung einer sensorineuralen Hörminderung hängt in der Regel von der Dauer und dem Schweregrad der Grunderkrankung ab und betrifft anfänglich bevorzugt den Hochtonbereich, wo der audiologische Nachweis schwierig ist.

Äußerst selten sind im Kindesalter die uni- bzw. noch selteneren bilateralen sensorineuralen Hörminderungen durch „Hörsturz"

Tabelle 48 Angeborene Stoffwechselerkrankungen mit Hörstörungen*

Störungen des **Aminosäure**stoffwechsels:
 – Tyrosinämie
 – Histidinämie
 – Hyperprolinämie Typ I
Speicherkrankheiten (Thesaurismosen)
Mukopolysaccharidosen:
 – Typ I: Pfaundler-Hurler
 – Typ II: Hunter
Oligosaccharidosen:
 – Mukolipidose II, III
 – Aspartylglukosaminurie
 – Mukosulfatidose
Sphingolipidosen:
 – metachromatische Leukodystrophie
 – Globoidzell-Leukodystrophie (Morbus Krabbe)
 – Phytansäure-Thesaurismose
Andere Speicherkrankheiten:
 – Wilson-Erkrankung (hepatolentikuläre Degeneration)

* Wahrscheinlich bei vielen Stoffwechselerkrankungen unbekannt bzw. unterschätzt.

oder Morbus Menière. Dagegen sind die uni- bzw. bilateralen lärmbedingten Hörstörungen bei älteren Kindern im Zunehmen begriffen, Lärmquellen sind u. a. Spielzeuge, Walkman, Diskotheken etc. (Tab. 49).

Akustikusneurinom und Neurofibromatose Typ 2

Das sporadische, solitäre *Akustikusneurinom* spielt im Kindesalter keine Rolle.

Bei der autosomal-dominant vererbten Neurofibromatose Typ 2 (NF2; = bilaterale Akustikusneurofibromatose) (Penetranz: 95%) treten im Jugendalter die ersten Symptome einer einseitigen Hörminderung ähnlich wie bei einem „Akustikusneurinom" auf. Häufigkeit der Erkrankung: ca. 1:100 000; bei Vorliegen von Risikofaktoren sind regelmäßige „Screening"-Untersuchungen durch Computer- bzw. Kernspintomographie erforderlich, um möglichst frühzeitig operieren zu können. Risikofaktoren sind Verwandte 1. Grades mit NF2 und einseitigem Akustikusneurinom bzw. mit mindestens zwei der folgenden Erkrankungen: Neurofibrom, Meningiom, Gliom, Schwannom oder Linsentrübung (juveniler subkapsulärer Katarakt), (Tab. 49).

Klinik, Diagnostik, Therapie und Prognose sensorineuraler Hörstörungen

Klinik:

> **BEACHTE:** Auch bei ausgeprägten Hörstörungen ist die Symptomatik, insbesondere bei (Klein-)Kindern so wenig typisch, so daß eine audiologische Diagnostik großzügig indiziert werden sollte.

Elterlicher Verdacht auf Vorliegen einer Hörstörung *(sehr wichtiges Kriterium, das häufig nicht ausreichend berücksichtigt wird);* fehlende kindliche Reaktionen auf Geräusche bzw. Lärm; Weiterschlafen des Kindes bei plötzlichen Geräuschen bzw. Lärm; verzögerte Sprachentwicklung; verzögerte psychosoziale Entwicklung; mäßige Schulleistungen.

Ältere Kinder berichten über Hörstörungen und Ohrgeräusche.

Diagnostik:

> **BEACHTE:** Wichtiges Ziel ist die frühzeitige (!) Diagnose der kindlichen Hörstörung, damit therapeutisch die Hörbahnreifung stimuliert und irreversible Schäden bezüglich der Sprach- und psychomotorischen Entwicklung möglichst vermieden werden können. Deshalb bereits bei Verdacht auf kindliche

Erkrankungen des Innenohrs und des Gesichtsnerven

Hörstörungen bzw. Vorliegen „audiologischer" Risikofaktoren (Tab. **43**) eine pädaudiologische Untersuchung veranlassen.

Diagnostische Kriterien:

1. Anamnese: *Familienanamnese; Perinatalanamnese:* Risikofaktoren? *Entwicklungsanamnese:* verzögerte psychosoziale Entwicklung? Fehlende Reaktionen auf Geräusche? Verhalten in Kindergarten bzw. Schule?

Tabelle **49** Seltene ein- und beidseitige Hörstörungen im Kindesalter: Ursachen, Klinik und Therapie

Ursache	Symptome	Häufigkeit	Therapie
Akustikusneurinom	progrediente Hörminderung, Tinnitus, vestibuläre Störungen	s. S. 250	Operation
Bei Neurofibromatose Typ 2:	häufig bilaterale Akustikusneurinome		
Labyrinthfistel	plötzliche Hörminderung, Tinnitus, vestibuläre Störungen; kaum Besserungstendenz	sehr selten	evtl. Tympanoskopie und Verschluß (in Literatur kontrovers diskutiert)
„Hörsturz"	plötzliche Hörminderung, Tinnitus, vestibuläre Störungen, Besserungstendenz	sehr selten	evtl. Infusionstherapie (Rheologika, Glukokortikoide), evtl. Diuretika
Menière-Erkrankung	rezidivierender vestibulärer Schwindel, Hörminderung, Tinnitus, Besserungstendenz	sehr selten	evtl. Infusionstherapie (Rheologika, Glukokortikoide), evtl. Diuretika
Akustisches Trauma (akut, chronisch)	Hörminderung, Tinnitus, (vestibulärer Schwindel), Besserungstendenz, ein- und beidohrig	zunehmend häufiger	bei akutem Trauma: Infusionstherapie (Rheologika, Glukokortikoide); bei chronischem Trauma: Lärmschutz bzw. -vermeidung
Ototoxische Medikamente	Hörminderung (bilateral), meistens dosisabhängig; Tinnitus	abhängig von Art der Dosierung, evtl. bestehende Hepato- bzw. Nephropathie	

■ **BEACHTE:** Erst ältere Kinder ab 8. bis 10. Lebensjahr klagen von sich aus über eine eventuell neu aufgetretene Hörminderung bzw. Tinnitus (z. B. bei Pendred-Syndrom oder Hörsturz).

2. HNO-Untersuchung: z. B. Ohrmuscheldysmorphien, Gehörgangsstenosen, präaurikuläre Fisteln, Gaumenspalten.

3. Pädiatrische Untersuchung: Hinweise für Syndrome oder Stoffwechselerkrankung (Tab. **46** u. **48**).

4. Audiologische Untersuchungen: Verhaltens- (BOEL-Test, MIRA – Multichannel Infant Reflex Audiometry, Neugeborenenaudiometrie, Konditionierung, Reaktionsschwelle), Spiel-, Hörschwellen- und Sprachaudiometrie; BERA-Untersuchung (Brainstem Evoked Response Audiometry); evtl. Messung „otoakustischer Emissionen"; evtl. Elektrokochleographie.

■ **BEACHTE:** Die übliche Hörschwellenaudiometrie ist für die Diagnostik von Hörstörungen im Hochtonbereich über ca. 10 kHz nicht geeignet.

5. Evtl. röntgenologische Untersuchungen; evtl. hochauflösende Computertomographie des Felsenbeins.

6. Hämatologisch-serologische Untersuchungen: Blutbild, Schilddrüsenparameter, Lipidstatus, Nierenfunktionsparameter.

Differentialdiagnosen: Mutismus; Autismus; psychogene Hörstörung (Auftreten nur bei Jugendlichen).

Therapie: *Sensorineurale Hörminderung:* Bei bilateraler mäßiger bis schwerer Hörminderung in der Regel *frühzeitige* Hörgeräteversorgung; möglichst ab dem 6. Lebensmonat beidohrige Hörgeräteversorgung und logopädische Therapie, ständige Verlaufskontrollen. Evtl. Versorgung mit Kochlearimplantat, auch bei Kindern mit angeborener, prälingualer Taubheit möglich. Die Diagnostik und Therapie hochgradiger Hörstörungen im Kindesalter sollte in der Regel spezialisierten Zentren vorbehalten bleiben.

Schalleitungsschwerhörigkeit: Therapie in Abhängigkeit von Grunderkrankung (S. 208–210, 222–230, 231–234); bei schweren Erkrankungen initial häufig auch Hörgeräteversorgung und logopädische Therapie; später evtl. hörverbessernde Operation.

■ **BEACHTE:** Die Therapie hörgeschädigter Kinder sollte unbedingt in Zusammenarbeit mit einem Pädaudiologen erfolgen.

Prognose: Abhängig von Grunderkrankung: bei rechtzeitiger Therapie und Hörgeräteversorgung häufig „gute" Ergebnisse; bei spät einsetzender Therapie: schwere und schwerste Störungen der psychosozialen, intellektuellen und Sprachentwicklung.

■ **BEACHTE:** Auch Kinder mit Syndromen bzw. Stoffwechselerkrankungen können durch Hörgeräteversorgung erheblich gefördert werden, was bislang zu selten geschieht.

Ohrgeräusche (Tinnitus)

Grundlagen: Vereinfacht unterscheidet man „objektive", d. h. physikalisch meßbare und „subjektive", physikalisch nicht meßbare Ohrgeräusche, die als „Klingeln", „Pfeifen", „Zischen", „Rauschen" o. ä. wahrgenommen werden. Ohrgeräusche können sowohl ein Symptom als auch eine eigenständige Erkrankung sein. Mögliche Ursachen für die Entstehung von Ohrgeräuschen sind z. B. Mittelohrerkrankungen, Lärm, Fieber, Medikamenteneinnahme, Myarthropathie des Kiefergelenks, Stoffwechselstörungen wie Diabetes oder Speicherkrankheiten, sensorineurale Hörstörungen, Nierenerkrankungen, Z. n. Schädel-Hirn-Trauma u. ä. Passager auftretende Ohrgeräusche sind nicht selten und werden vom Patienten in der Regel gut akzeptiert; chronische, sehr ausgeprägte Ohrgeräusche können zur erheblichen Minderung der Lebensqualität führen. In der Regel manifestieren sich chronische Ohrgeräusche in der Lebensmitte, bei etwa 10 % der Patienten beginnt die Erkrankung aber im Kindes- bzw. Jugendalter.

Diagnostik: Da Ohrgeräusche häufig ein Symptom sind, sind eine allgemein-ärztliche Untersuchung und evtl. weitere HNO-, kieferorthopädische, orthopädische bzw. neurologische Untersuchungen erforderlich (s. auch Spezialliteratur).

Therapie und Prognose: Abhängig von Grunderkrankung; s. Spezialliteratur.

■ **BEACHTE:** Es ist zu wenig bekannt, daß Ohrgeräusche verschiedenster Ursachen häufig bereits im Kindesalter auftreten!

Erkrankungen des peripher-vestibulären Systems (Vestibularapparat)

Erkrankungen des Vestibularapparates sind im Kindesalter wahrscheinlich genauso häufig wie beim Erwachsenen, werden allerdings viel seltener erkannt. Eine der Ursachen dafür ist die klinisch gering ausgeprägte vestibuläre Symptomatik aufgrund der Unreife und der größeren Plastizität bzw. Kompensationsfähigkeit des kindlichen Gehirns. Die Literatur zu dieser Problematik ist spärlich.

Angeborene und frühkindlich erworbene Erkrankungen

Nach Ansicht einzelner Autoren sind angeborene bzw. frühkindlich erworbene Hörstörungen häufig mit Erkrankungen des Vestibularapparates assoziiert; Risikofaktoren für Erkrankungen des Vestibularapparates im Kindesalter sind bislang nicht bekannt. Der akute Vestibularisausfall macht sich bei Säuglingen und Kleinkindern nicht bemerkbar, im Verlaufe der weiteren motorischen Entwicklung soll bei den betroffenen Kindern allerdings eine vorübergehende Entwicklungsverzögerung z. B. bezüglich „Sitzen", „Stehen" oder „Laufen" auftreten. Bis zum Erwachsenenalter haben sich diese neurologischen „Auffälligkeiten" in der Regel normalisiert.

Perilymphfistel

Grundlagen: Bei Kindern nicht seltene Erkrankung durch Ruptur des „ovalen" bzw. „runden Fensters". Auslöser für die Fensterruptur sind *häufig* Traumata, körperliche Belastung bzw. Streß und nur *selten* spontanes Auftreten. Häufig findet sich eine Assoziation der Fensterruptur mit anatomischen Besonderheiten, Z. n. akustischem Trauma, rezidivierenden Meningitiden, Z. n. Schädel-Hirn-Trauma, rezidivierenden Schwindelanfällen und zerebralen Anfallsleiden.

Klinik: Kurzfristiger, heftiger Schwindel; Schwindelverstärkung durch Provokation bzw. Körperhaltungen; Tinnitus; sensorineurale Hörstörung; Spontannystagmus (nicht regelmäßig); nach Trauma: evtl. heftige Ohrschmerzen. Symptomatik kann rezidivierend auftreten.

Diagnostik: Krankengeschichte; (neuro-)otologische Untersuchung: evtl. Spontannystagmus (Reiznystagmus), evtl. vestibulospinale Abweichreaktionen, Ataxie, einseitig verminderte kalorische Erregbarkeit des Labyrinths; positives Fistelzeichen; audiologische Untersuchung: evtl. einseitige (plötzliche) sensorineurale Hörstörung. Evtl. hochauflösende Computertomographie zum Ausschluß von Innenohrmißbildungen!

(Wichtige) Differentialdiagnosen sind Hörsturz; Menière-Erkrankung; zerebrales Anfallsleiden.

Therapie: Evtl. explorative Tympanoskopie und Fistelverschluß (nicht unumstritten, da häufig erfolglos).

■ **BEACHTE:** Trotz typischer klinischer Befunde findet man bei der Tympanoskopie häufig keine Fisteln.

Erworbene Erkrankungen

Infektiöse Neuropathia vestibularis

Grundlagen: Entzündliche, meist viral verursachte Schädigung des N. vestibularis mit evtl. zusätzlicher, diskreter Schädigung auch anderer Nerven, bevorzugt N. cochlearis und N. facialis. Wichtige Erreger sind Influenza-, Parainfluenza-, Coxsackie-, Adeno-, RS-Viren, Toxoplasma gondii und evtl. (= umstritten) Myxovirus parotidis.

Klinik: Plötzlicher Drehschwindel; Übelkeit; Erbrechen; regelrechtes Hörvermögen.

Diagnostik: (Neuro-)otologische Untersuchungen: Spontannystagmus, Un- bzw. Mindererregbarkeit des betroffenen Labyrinths, vestibulospinale Abweichreaktion; audiologische Untersuchung.

Differentialdiagnose: Ausschluß Erstmanifestation „multiple Sklerose", zerebrales Anfallsleiden.

Therapie: (Versuchsweise) antivertiginöse, durchblutungsverbessernde Infusionstherapie; evtl. zusätzlich Glukokortikoide.

Prognose: gut.

Labyrinthitis bei akuter bzw. chronischer Mittelohrentzündung und Meningitis

Grundlagen: In der Regel gleichzeitige Erkrankung von Vestibularapparat und Hörschnecke. Bei akuter bzw. chronischer Mittelohrentzündung können Toxine über das runde Fenster in das Innenohr gelangen und dadurch eine *toxisch-seröse Labyrinthitis* verursachen. Bei Cholesteatomen kann eine *Arrosion* und nachfolgend evtl. eine bakterielle Superinfektion des Labyrinths erfolgen. Die Mastoiditis bzw. Meningitis ist häufig mit einer *eitrigen Labyrinthitis* assoziiert.

Klinik: *Toxisch-seröse Labyrinthitis:* s. Akute bzw. chronisch-seröse Mittelohrentzündung, S. 218–224; Schwindelbeschwerden, Reiznystagmus, Übelkeit, Unsicherheit. – *Labyrintharrosion:* s. Cholesteatom, S. 225–228; Schwindel, Unsicherheit beim Gehen, Lateropulsion. – *Eitrige Labyrinthitis* (häufig Ausfallsymptomatik): s. Mastoiditis, S. 228–230; heftiger Schwindel, Ausfallnystagmus, Ertaubung.

Diagnostik: s. Grunderkrankungen; großzügige Indikation zur Lumbalpunktion.

Therapie: *Toxisch-seröse Labyrinthitis:* parenterale Antibiotika; Parazentese, Paukenröhrcheneinlage; evtl. „rheologische" Infusionstherapie, evtl. Glukokortikoide. – *Labyrintharrosion:* Operation. – *Eitrige Labyrinthitis:* Therapie wie bei Meningitis; Parazentese, Paukenröhrcheneinlage; großzügige Indikation zur Mastoidektomie; bezüglich Labyrinthektomie raten die meisten Autoren zur Zürückhaltung; *Kontrolle bezüglich endokranieller Komplikationen.*

Prognose: *Seröse Labyrinthitis:* In der Regel gut. – *Labyrintharrosion:* s. Cholesteatom. – *Eitrige Labyrinthitis:* Labyrinthausfall; CAVE: endokranielle Komplikationen!

Labyrinthkontusion

Grundlagen: Verursacht durch stumpfes Schädel-Hirn-Trauma.

Klinik: Posttraumatischer Schwindel; sensorineurale Hörminderung; Tinnitus.

Prognose: Bei Kindern *sehr gute* Rückbildungsfähigkeit.

Menière-Erkrankung

Grundlagen: Ätiologisch ungeklärter Hydrops endolymphaticus; tritt bereits bei Kleinkindern auf, insgesamt im Kindesalter sehr selten.

Klinik: Anfallsartiges Auftreten von (Dreh-)Schwindel; sensorineuraler Hörverlust (bevorzugt: Tieftonbereich); Tinnitus. Zusammenbrechen der vestibulospinalen Regulation mit Gehunfähigkeit bzw. -unsicherheit, Erbrechen und Übelkeit.

Diagnostik: Anamnese; (Neuro-)otologische Untersuchungen: horizontaler Spontannystagmus zum gesunden Ohr, Hörminderung, evtl. Glycerintest, (neuro-)pädiatrischer Ausschluß anderer Erkrankungen.

Therapie: Evtl. Versuch einer antivertiginösen, durchblutungsfördernden Infusionstherapie; keine chirurgischen Maßnahmen.

Prognose: Bei Erstmanifestation im Kindesalter Tendenz zu schweren Erkrankungsverläufen im Erwachsenenalter.

Benigner, paroxysmaler Schwindel

Grundlagen: Höchstwahrscheinlich vom Labyrinth ausgehende, rezidivierende, plötzliche Schwindelanfälle unklarer Ätiologie (evtl. Migräneäquivalent). Anfallsdauer nur wenige Sekunden bis Minuten; Altersgipfel bei 1–4 Jahren (bis 12 Jahre).

Klinik: Erbrechen, Schwindel; Kopf- und Bauchschmerzen; vegetative Symptome; keine Hörminderung bzw. Tinnitus.

Diagnostik: Ausschlußdiagnose; manchmal: horizontaler Spontannystagmus während des Anfalls; kalorische Unter- bzw. Unerregbarkeit des Vestibularapparates.

Differentialdiagnose: zerebrales Anfallsleiden.

■ **BEACHTE:** Viele Kinder mit benignem, paroxysmalem Schwindel werden unter der Diagnose eines zerebralen Anfallsleidens antikonvulsiv behandelt.

Prognose: gut; spontane „Ausheilung" nach 2 bis 3 Jahren.

Fazialisparese

Die *(in-)komplette, periphere* oder seltener *zentrale* Lähmung des 7. *Hirnnervs* wird als *Fazialisparese* bezeichnet.

Periphere Fazialisparese (p FP)

Grundlagen: (In-)komplette Lähmung eines, selten beider Gesichtsnerven, wobei charakteristischerweise der Stirnast mitbetroffen ist.

Häufige Formen der peripheren Fazialisparese

Bell-Parese

Ca. 35 % aller kindlichen peripheren Fazialisparesen; Ätiologie ist unklar, möglicherweise verursacht durch Virusinfektion, Mikrozirkulationsstörungen o. ä.

Lyme-Borreliose

Ca. 25 % aller kindlichen peripheren Fazialisparesen; verursacht durch Borrelia burgdorferi, das durch infizierte Zecken (Ixodes ricinus) übertragen wird. Die Erkrankung tritt in der Regel innerhalb von 4 Wochen nach Zeckenbiß auf, wobei Biß und periphere Fazialisparese häufig ipsilateral lokalisiert sind; evtl. zusätzliche radikuläre bzw. periphere Nervenausfälle (Neuroborreliose). Häufung in den Sommermonaten.

Serokonversion nach Zeckenbiß bei ca. 10% der Kinder; Erkrankungsrate 1,5–5%.

Virale periphere Fazialisparese

Ca. 15% aller kindlichen peripheren Fazialisparesen; *häufig* verursacht durch Coxsackie-, Echo- und Poliomyelitisviren; sehr *selten* durch Herpes-, Varizella-zoster-, Retroviren und Myxovirus parotidis.

Anmerkung: Bell-Parese, Borreliose und „virale periphere Fazialisparese" werden häufig vereinfacht als *„idiopathische periphere Fazialisparese"* bezeichnet.

Häufigkeit der „idiopathischen peripheren Fazialisparese" beträgt ca. 5–7/100000 Kinder/Jahr mit gehäuftem Auftreten zwischen 1.–14. Lebensjahr.

Seltene Formen der peripheren Fazialisparese

Paresen bei akuter Mittelohrentzündung, Cholesteatom oder Mastoiditis

Bis ca. 10%; am *häufigsten* ist das Auftreten als „toxische" Begleitparese bei akuter Mittelohrentzündung, z.T. auch bei Mastoiditis; *sehr selten* ist die Arrosion des N.-facialis-Kanals und Nervenschädigung bei Cholesteatom.

Traumatische Paresen

Ca. 10%; durch tiefe Schnittverletzungen im Bereich der Parotisdrüse und *Felsenbeinfrakturen* mit ca. 10–20% peripheren Fazialisparesen bei Längsfrakturen und etwa 50% Früh- bzw. Spätparesen bei Querfrakturen.

Konnatal bzw. perinatal erworbene periphere Fazialisparesen

Ca. 5%; konnatale periphere Fazialisparesen mit bzw. ohne Ohrmißbildungen; bei angeborenen peripheren Fazialisparesen ohne Ohrmißbildungen beschränkt sich die häufig inkomplette Parese auf den R. marginalis. Perinatal erworbene periphere Fazialisparesen sind verursacht u.a. durch Geburtstrauma wie Forzeps oder intrauterine Lage.

Einzelfälle

Als Folgen einer Enzephalitis, Hirn-, Parotis- oder anderen Tumoren.

Klinik: *„Idiopathische Fazialisparese":* plötzlich auftretende, meistens einseitige, bei 50 % der Patienten komplette (bzw. inkomplette) periphere Fazialisparese mit aufgehobener (bzw. verminderter) Willkürmotorik des Gesichts, Störung der Salivation, Parästhesien, Geschmacksstörungen. Evtl. Hinweis für „seröse Meningitis".

Lyme-Borreliose: häufig mit *zusätzlichen* Symptomen wie Nackensteife und Fieber als Hinweis für „seröse" Meningitis bzw. Enzephalitis, teilweise EEG-Veränderungen (Stadium 2 der Lyme-Borreliose).

Akute Mittelohrentzündung, Cholesteatom, Mastoiditis: S. 218 bis 230.

Komplikation der peripheren Fazialisparese: Austrocknungskeratitis der Augenhornhaut (Keratitis e lagophtalmo).

Diagnostik: *Allgemein:* neurologische Untersuchung mit Festlegung, ob zentrale bzw. periphere, komplette bzw. inkomplette Parese: u. a. Stirnrunzeln, Lidschluß, Spitzen des Mundes, Nasenrümpfen, Pfeifen. Topodiagnostik mittels Schirmer-Test, Geschmacksprüfung, Stapediusreflex. Elektrodiagnostik und evtl. Pareseindex (Stennert) zur Festlegung von Schweregrad und Prognose.

Lyme-Borreliose: Krankheitsgeschichte: Erythema migrans; meningoenzephalitische Symptome, schmerzhafte Arthralgien, Nieren- oder Leberbeteiligung. Lumbalpunktion: im Liquor spezifische IgG- und **IgM**-Antikörper (ELISA); häufig Liquorpleozytose.

■ **BEACHTE:** Die alleinige Serum-Untersuchung ist bei pFP durch Borrelien in der Regel nicht ausreichend, eine Liquoruntersuchung sollte erfolgen.

Therapie: *Bell-Parese:* keine spezifische Therapie, evtl. Glukokortikoide, evtl. durchblutungsverbessernde Infusionstherapie.

Lyme-Borreliose: initial parenterale Therapie mit Penicillin (alternativ: Erythromycin), evtl. Cefotaxim, Ceftriaxon. Später Fortführung als orale Therapie mit Amoxicillin (bzw. Tetrazyklin: bei Kindern > 7 Jahre).

■ **BEACHTE:** Nach Penicillingabe kann bei Borreliose eine Herxheimer-Jarisch-ähnliche Reaktion auftreten.

Virale periphere Fazialisparese: s. Bell-Parese.

Periphere Fazialisparese bei akuter Mittelohrentzündung: Parazentese; evtl. Paukenröhrchen; Antibiotika.

Periphere Fazialisparese bei Cholesteatom bzw. Mastoiditis: Operation (S. 225–230).

Periphere Fazialisparese nach Trauma: bei Frühparese evtl. *sofortige* Operation zur Dekompression (umstritten), z. B. zur Entfernung von Knochenfragmenten, evtl. „Rerouting", evtl. Nervennaht. *Später:* evtl. Nervenplastiken bzw. -transplantate, evtl. Zügelplastiken.

Prognose: *Bell-Parese, virale periphere Fazialisparese:* bei 90–100% der Kinder Heilung, Dauer bis 6 Monate.

Lyme-Borreliose: gut; Heilung 90–100%.

Periphere Fazialisparese bei akuter Mittelohrentzündung: gut.

Periphere Fazialisparese bei Cholesteatom: häufig Defektheilung; später evtl. Synkinesien.

Traumatische periphere Fazialisparese: abhängig vom Ausmaß der Schädigung; später evtl. Synkinesien.

Zentrale Fazialisparese

Im Kindesalter sehr selten, charakteristischerweise ist Stirnast bei einseitigen Formen nicht betroffen.

Kongenitale Fazialis-Abduzens-Parese, häufige Kombination mit zusätzlichen Mißbildungen (Möbius-Syndrom).

Chirurgisch-plastische Maßnahmen nicht sinnvoll.

Hirntumoren, kortikobulbäre Läsionen.

Aspekte zur Parazentese und Paukenröhrcheneinlage

Parazentese (= Trommelfellschnitt) und **Paukenröhrcheneinlage** sind weltweit die am häufigsten durchgeführten Operationen, in den USA jährlich 500 000–2 000 000 Operationen. Viele Fragen sowohl bezüglich des Nutzens als auch der Risiken sind bislang noch ungeklärt, da es nur wenige kontrollierte Studien gibt. Die Diskussionen werden häufig sehr emotional und kontrovers geführt; selbst die Ansichten von Experten gehen weit auseinander.

Grundlagen: Das Paukenröhrchen soll die Funktion der Eustachi-Röhre übernehmen und sowohl den Druckausgleich zwischen Mittelohrmastoid und der Umgebung als auch die Belüftung des Mittelohrs verbessern. Für diese Funktion ist die Form der Paukenröhrchens von untergeordneter Bedeutung.

Die Einlage des Paukenröhrchens erfolgt typischerweise im unteren Trommelfellquadranten in Lokalanästhesie bzw. bei Kindern in Narkose, die spontane Abstoßung erfolgt 6 bis 9 Monate später. Etwa 90 % der Paukenröhrchen werden bei Kindern eingelegt, die zu 60 % zwischen 2 und 7 Jahren und zu 25 % zwischen 7 und 12 Jahren alt sind.

Indikationen, die auf einer Nutzen/Risiko-Abwägung basieren, sind: a) *verminderte Schalleitungs-Hörfähigkeit* bei chronischen bzw. chronisch-rezidivierenden Mittelohrergüssen; b) chronisch *gestörte Mittelohrventilation* mit der Gefahr chronisch rezidivierender, akuter Mittelohrentzündungen; Adhäsivprozesse; chronischer Mittelohrentzündungen und Cholesteatomentwicklung.

Aufgrund der bekannten Mittelohrprobleme sollte die Indikation zur Paukenröhrcheneinlage bei Lippen-Kiefer-Gaumen-Spalten, Down-Syndrom und bei ausgeprägter zerebraler Retardierung sehr großzügig erfolgen.

Bei den verschiedenen Indikationen (Tab. 50) handelt es sich mehr oder weniger um „relative" (= Wahl-)Indikationen, da es

Tabelle **50** Indikationen zur Paukenröhrcheneinlage

Verbesserung des *Hörvermögens* und der *Paukenbelüftung* bei **chronischer Mittelohrentzündung** mit **Erguß:**
– chronisch seröse Mittelohrentzündung (länger als 2–3 Monate),
– rezidivierende akute Mittelohrentzündungen (> 4 Episoden/Jahr; vergebliche Antibiotikaprophylaxe);
– chronisch seröse Mittelohrentzündung und sensorineurale Hörstörung

Verbesserung der *Paukenbelüftung* bei **chronischem Tubenmittelohrkatarrh:**
– Trommelfellatrophie,
– Trommelfellatelektase,
– Adhäsivprozeß.

Verbesserung der *Mittelohrbelüftung* bei **Mißbildungssyndromen** und Kindern mit erheblicher psychosomatischer Retardierung:
– Lippen-Kiefer-Gaumen-Spalten,
– Down-Syndrom,
(– zerebrale Retardierung)[*]

---

[*] Danish Consensus Conference Copenhagen, 1987.

keine „absoluten" (= zwingenden) Indikationen zur Paukenröhrcheneinlage gibt. Bei entsprechenden Nutzen/Risiko-Abwägungen (Tab. 50 f.) sollte man allerdings bedenken: daß eine verzögerte bzw. gestörte Sprach-, Psycho- und Intelligenzentwicklung als Folge einer Schalleitungshörstörung häufig nicht ausreichend erkannt und langfristig auch nicht adäquat kontrolliert bzw. therapiert wird; daß es sich bei otologischen Komplikationen wie Adhäsivprozeß, chronischer Mittelohrentzündung oder Cholesteatom vorwiegend um *Langzeit*komplikationen handelt, die häufig erst im Jugend- bzw. Erwachsenenalter chirurgisch behandlungsbedürftig werden. Kontrollierte Studien ergaben unter verschiedenen Aspekten eine Überlegenheit der Paukenröhrcheneinlage nach Parazentese im Vergleich zur alleinigen Parazentese; untersuchte Kriterien waren Dauer und Häufigkeit von Mittelohrergüssen, Häufigkeit medikamentöser Maßnahmen wegen Mittelohrerkrankungen, Häufigkeit wiederholter Parazentesen, Zeiträume mit ergußbedingter Hörminderung.

Kontraindikationen gibt es keine; bei „akuter Otitis media" bzw. „akuter Otitis externa" sollte man die Paukenröhrcheneinlage verschieben.

Komplikationen: Tab. 51.

Tabelle 51 Komplikationen durch Paukenröhrcheneinlage

Komplikation	Häufigkeit	Anmerkung
(einmalige) Otorrhö	10–15 % (5–35 %)	meistens als Spätkomplikation (Wasser im Mittelohr)
Tympanosklerose (häufig nur Verkalkungen des Trommelfells)	5–10 %	möglicherweise häufig nicht Folge der PR-Einlage, sondern Folge einer chronischen Otitis
persistierende Trommelfellperforation	1–2 % (bis 5 %)	vermehrt bei großen Paukenröhrchen; vermehrt bei langdauernder Paukenröhrcheneinlage; häufig Spontanverschluß nach einigen Monaten
atrophische Trommelfellnarben	ca. 15 %	
Cholesteatome	< 1 %	sehr selten!

Äußerst seltene Komplikationen:
Schäden der Gehörknöchelchenkette; sensorineurale Hörminderung bzw. -verlust; Adhäsivprozeß

Verhaltenshinweise: Bei Patienten mit Paukenröhrchen ist das Mittelohr eröffnet, so daß prinzipiell eindringendes Wasser zu Komplikationen führen kann: In der Regel bestehen allerdings keine Einwendungen gegen Schwimmen (evtl. mit Stopfen bzw. Watte im Gehörgang), Tauchen ist jedoch verboten.

Toxische Labyrinthschädigung durch Medikamente

Grundlagen: Bei den medikamentös-toxischen Schäden des Labyrinths handelt es sich um „unerwünschte Arzneimittel-Nebenwirkungen", die auch als „Ototoxizität" bezeichnet werden. Die Häufigkeit medikamentös-toxischer Labyrinthschäden im Kindesalter ist unbekannt.

Häufig verursachen ototoxische Medikamente (Tab. **52**) relativ gut reversible, seltener irreversible Haarzellschäden im Labyrinth. In der Regel ist das Ausmaß der Schädigung dosisabhängig, die Latenzzeit zwischen Arzneimittelgabe und Auftreten der Symptome sehr kurz, und die Schäden treten in der Regel (aber nicht immer!) bilateral-symmetrisch auf.

Klinik: *Kochleäre Symptome* sind subjektiv häufig sehr beeinträchtigend: Ohrgeräusche (= Tinnitus); Gefühlsmißempfindungen im Bereich des Ohres („Druck"); sensorineuraler Hörverlust, besonders im Hochtonbereich, der bei der konventionellen Audiometrie unterschätzt wird. – *Vestibuläre Symptome* sind subjektiv meistens weniger störend und werden wahrscheinlich z. T. zentral kompensiert. Bei ausgeprägten Schäden: Schwindel; Übelkeit; Erbrechen; evtl. Dandy-Syndrom (= Blickfelddestabilisierung).

Diagnostik: Ausschluß anderer otologischer Erkrankungen; audiologisch-vestibuläre Diagnostik; Ausschluß einer gestörten Arzneimittelelimination durch Leber- bzw. Nierenfunktionsstörungen.

Therapie: Evtl. Absetzen des Medikaments; evtl. Dosiskorrektur; wie bei jeder Arzneimitteltherapie muß auch bei Auftreten von „ototoxischen Nebenwirkungen" eine patientenorientierte Nutzen/Risiko-Abwägung erfolgen. Bei ausgeprägten Schäden versuchsweise Infusionstherapie mit Rheologika und Steroiden.

Prognose: Normalerweise gute Rückbildungsfähigkeit ototoxischer Schäden; bei zusätzlichen Noxen Verschlechterung der Prognose.

Tabelle 52 Auswahl verschiedener im Kindesalter verwendeter Medikamente, die zu ototoxischen Schäden führen können

Antibiotika	Aminoglykosid-Antibiotika	häufig (ca. 2 % [–20 %]), reversibel
	Polypeptid-Antibiotika	häufig reversibel
	Metronidazol	
	Tetrazykline	selten reversibel
	Erythromycin (hohe Dosierung)	selten reversibel
	Chloramphenicol	
	Ampicillin/Sulbactam	
	Vancomycin	
Antirheumatika/ schwache Analgetika	Phenylbutazon Indometacin Proprionsäurederivate (z. B. Ibuprofen; Naproxen) Acetylsalicylsäure	in der Regel reversibel
Antidepressiva	Doxepin Imipramin Amitryptilin Nortriptylin Lithium	
Alphablocker	Phentolamin	
Benzodiazepine	Chlordiazepoxid Diazepam	
Zytostatika	Cisplatin (ausgeprägt) Carboplatin Methotrexat	häufig reversibel
Andere Chemotherapeutika	Chloroquin Quinine	häufig reversibel
Diuretika	Furosemid Ethacrynsäure	bereits die schnelle Applikation der 1. Dosis kann zur irreversiblen Ertaubung führen
Andere	Deferoxamin Danazol Propylthiouracil	
Impfungen (selten)	Mumps-Vakzine Tetanus-Toxoid	

Aspekte zur Medikamententherapie im Kindesalter

(Unter Ausschluß der Neugeborenenperiode.)

Abhängig vom Alter und Entwicklungsstadium unterscheidet sich sowohl die Kinetik als auch die Wirkung von Medikamenten bei Kindern im Vergleich zu Erwachsenen. Die interindividuellen Unterschiede im Kindesalter sind stark ausgeprägt.

Grundsätzlich besteht sowohl beim Kind als auch beim Erwachsenen ein enger Zusammenhang zwischen Arzneimittelkonzentration und -Wirkung, die sogenannte Dosis-Wirkungs-Beziehung. Unterschiedlich ist bei Kindern und Erwachsenen allerdings die Pharmakokinetik, d. h. die zeitliche Konzentrationsänderung im Organismus. Die Kinetik eines Pharmakons ist durch die folgenden pharmakokinetischen Kenngrößen charakterisiert: Bioverfügbarkeit, Verteilungsvolumen, Proteinbindung, Plasma-Halbwertszeit und Elimination. Im einzelnen:

Bioverfügbarkeit (0–100 %) bezeichnet den Teil eines Wirkstoffs, der die systemische Zirkulation erreicht. Bei hoher Bioverfügbarkeit (z. B. > 80 %) wird der größte Anteil des Wirkstoffs absorbiert und ist zum überwiegenden Teil systemisch verfügbar; d. h. die initiale Extraktion durch „First-pass-Effekt" von Leber und Dünndarm ist gering. Bei Neugeborenen und Säuglingen ist im Vergleich zum Erwachsenen die Bioverfügbarkeit besonders häufig bei oraler Gabe vermindert.

Verteilungsvolumen (l/kg) ist eine rechnerische Größe und gibt das Verhältnis des Wirkstoffs im Organismus zur Konzentration des Wirkstoffs im Plasma an. Große Verteilungsvolumina (> 1 l/kg) deuten darauf hin, daß die Arzneisubstanz in bestimmten Geweben wie z. B. Gehirn kumuliert. Aufgrund physiologischer Unterschiede, wie z. B. Plasma-Eiweiß-Bindung, Blut-Hirn-Schranke und Flüssigkeitshaushalt, unterscheidet sich die Bioverfügbarkeit des Neugeborenen bzw. Säuglings häufig erheblich von der des Erwachsenen.

Proteinbindung (0–100 %) bezeichnet den Anteil der an Plasmaprotein gebundenen Arzneimittelfraktion im Gegensatz zur „freien Fraktion". Physiologisch wichtig ist die *Proteinbindung* für den Arzneimitteltransport, für die *Arzneimittelwirkung* ist allerdings der *freie Anteil* am Wirkort entscheidend. Die Unterschiede zwischen Neugeborenen bzw. Säuglingen und Erwachsenen sind groß.

Plasma-Halbwertszeit (Stunden) bezeichnet den Zeitraum, während dessen die Konzentration einer Arzneimittelsubstanz um 50 % abgefallen ist. Die meisten Medikamente folgen einer Kinetik 1. Ordnung, d. h. die Elimination des Pharmakons ist proportional zur jeweils aktuellen Konzentration. Bei der Medikamentendosierung sind folgende Aspekte bedeutsam: Falls die Halbwertszeit eines Medikaments wesentlich kürzer ist als das Dosierungsintervall, so können Perioden der verminderten Wirksamkeit auftreten. Zur Intensivierung einer Therapie sollte in der Regel nicht die Einzeldosis erhöht, sondern das Dosierungsintervall verkürzt werden. Bei Säuglingen und Kindern – z. T. bis in das Pubertätsalter – ist die Halbwertszeit zahlreicher Arzneimittel im Vergleich zum Erwachsenen erheblich verkürzt.

Elimination bezeichnet die renale bzw. extrarenale (= hepatische) Clearance eines Medikaments. Bei Neugeborenen und Säuglingen ist im Vergleich zum Erwachsenen die renale als auch die extrarenale Elimination unreif, der Wasserumsatz allerdings erheblich erhöht. Später, im Schulkindalter, ist die extrarenale (= hepatische) Elimination für zahlreiche Arzneimittelsubstanzen im Vergleich zum Erwachsenen erhöht, und als Folge davon ist die Halbwertszeit vieler Medikamente vermindert.

Arzneimitteldosierung: Die Dosierung erfolgt im Kindesalter in der Regel anhand des Körpergewichts (mg/kg KG) und hat sich bewährt.

BEACHTE: Bei Medikamenten mit kurzer Halbwertszeit ist es sinnvoll, die Dosierungsintervalle zu verkürzen; eine Erhöhung der Einzeldosen ist in der Regel weniger wirkungsvoll. Aufgrund der unterschiedlichen Pharmakokinetik und -dynamik sollten neuentwickelte Medikamente bei (Klein-)Kindern zurückhaltend verordnet werden. Häufig haben neue Medikamente auch noch keine Zulassung für das Kindesalter.

Antibiotikatherapie

Einige Aspekte zur Antibiotikatherapie im Kindesalter:
- Ist ein Antibiotikum überhaupt indiziert?
- Ist das mutmaßliche bzw. nachgewiesene Erregerspektrum empfindlich gegenüber dem vorgesehenen Antibiotikum?

■ **BEACHTE:** Insbesondere bei Kleinkindern liegt bei zahlreichen Erkrankungen ein anderes bakterielles Erregerspektrum als bei Erwachsenen vor.

- Können wirksame Antibiotikakonzentrationen am Infektionsherd erzielt werden? Häufig ein kritisches Problem!
- Besteht ein sinnvolles Verhältnis zwischen dem mutmaßlichen Nutzen und den möglichen Nebenwirkungen?
- Auch bei Kindern gilt: Falls Antibiotika notwendig sind, sollten diese ausreichend hoch dosiert werden.

In Tab. 53 sind Dosierungsrichtlinien und -intervalle bei Antibiotikatherapien im Kindesalter aufgelistet.

Schmerztherapie

Es ist heute zweifelsfrei, daß auch Neugeborene und Säuglinge heftigste Schmerzen empfinden können. Die Äußerungen bei Neugeborenen, Säuglingen und kleinen Kindern sind allerdings sehr oft so unspezifisch, daß recht häufig die Schmerzen nicht als solche erkannt werden. Aufgrund der geringen pathophysiologischen Kenntnisse zum „kindlichen Schmerz" und seiner Therapie und einer gewissen „ärztlichen Vorsicht" erfolgt die Schmerztherapie speziell bei kleineren Kindern häufig sehr zurückhaltend und teilweise unzureichend. So ist die Verwendung von Schmerzmitteln bei Kindern im Vorschulalter bei vergleichbaren Krankheitsbildern im Vergleich zu Jugendlichen und Erwachsenen deutlich vermindert und wahrscheinlich in der Regel ungenügend. Dies gilt auch dann, wenn man für Erwachsene z. T. eine Übermedikation annimmt.

Die folgenden Ausführungen sollen sich weniger auf die seltenen *chronisch*-rezidivierenden *Leitungsschmerzen* des Kindesalters (häufig bei Vorliegen einer Tumorerkrankung) beziehen, sondern vielmehr auf den *akuten Rezeptorschmerz*. Im HNO-Bereich handelt es sich dabei um Schmerzen wie z. B. bei Otitis, Sinusitis, Lymphadenitis, Aphthosis, Pharyngotonsillitis oder auch nach operativen Eingriffen.

Pathophysiologie: Die Schmerzwahrnehmung erfolgt über die Nozirezeptoren, welche den entsprechenden Schmerzreiz über schnell-leitende A-δ-Fasern (= „heller" Schmerz) bzw. über langsam-leitende C-Fasern (= „dumpfer" Tiefenschmerz) zum Rückenmark, Hirnstamm (Formatio reticularis), Thalamus und evtl. Neokortex fortleiten. Im Rückenmark bzw. zentralen Nerven-

Aspekte zur Medikamententherapie im Kindesalter

53 Dosierung verschiedener Antibiotika und Antimykotika im Kindesalter (unter Ausschluß der Neugeborenenperiode)

Arzneimittelsubstanz	per os Tageshöchstdosis/kg KG Anzahl der Einzeldosen	parenteral Tageshöchstdosis/kg KG Anzahl der Einzeldosen
Amikacin		15–22,5 mg/3 ED
Amoxicillin	50–100 mg/3 ED	50–400 mg/3–4 ED
Amoxicillin/ Clavulansäure	30–60 mg/3 ED	50–80 mg/3 ED
Amphotericin B		0,25–1 mg/1 ED
Ampicillin	100–150 mg/3–4 ED	100–400 mg/3–4 ED
Azidocillin	60–90 mg/3 ED	
Azlocillin		120–300 mg/3 ED
Cefacetril		50–200 mg/3–4 ED
Cefaclor	30–90 mg/3 ED	
Cefadroxil	45–90 mg/2 ED	
Cefalexin	60–120 mg/3 ED	
Cefalotin		50–200 mg/3–4 ED
Cefamandol		75–150 mg/3 ED
Cefapirin		50–200 mg/3–4 ED
Cefazedon		60–100 mg/3–4 ED
Cefazolin		60–100 mg/3–4 ED
Cefixin	8 mg/2 ED	
Cefmenoxim		75–125 mg/3–4 ED
Cefoperazon		50–100 mg/2–3 ED
Cefotaxim		50–200 mg/2–3 ED
Cefotiam		75–150 mg/3 ED
Cefoxitin		75–150 mg/3 ED
Cefradin		60–120 mg/3 ED
Cefsulodin		50–100 mg/2–3 ED
Ceftazidim		50–200 mg/2–3 ED
Ceftriaxon		20–80 mg/1 ED
Cefuroxim		75–250 mg/3 ED
Cefuroxim-Axetil	20–30 mg/2 ED	
Chloramphenicol	40–60 mg/4 ED	40–60 mg/4 ED
Clarithromycin	10 mg/2 ED	
Clindamycin	12–24 mg/4 ED	12–24–36 mg/3 ED
Colistin	0,25 Mio. E/4 ED	
Cotrimoxazol	4–6 mg TMP/2 ED	4–6 mg TMP/2 ED
Dicloxacillin	60–80 mg/4 ED	60–100 mg/4 ED
Doxycyclin[1]	2–4 mg/1 ED	2–4 mg/1 ED
Erythromycin	40 mg/4 ED	30–50 mg/4 ED
Ethambutol	initial: 25 mg/1 ED später: 15 mg/1 ED	
Flucloxacillin	60–100 mg/4 ED	80–150 mg/4 ED
Fluconazol	3–6 mg/1 ED	3–6 mg/1 ED

Tabelle **53** (Fortsetzung)

Flucytosin	50–150 mg/4 ED	50–150 mg/4 ED
Fosfomycin		200 mg/2–3 ED
Gentamicin		3–5 mg/3 ED
Griseofulvin	10 mg/3–4 ED	
Imipenem		50 mg/3–4 ED
Isoniazid	5–10 (–20) mg/1–2 ED	
Itraconazol	1,5–3 mg/1 ED	
Josamycin	30–50 mg/3–4 ED	
Ketoconazol	3–5–10 mg/1–2 ED	
Lincomycin	40 mg/4 ED	20–40 mg/2 ED
Metronidazol	30 mg/4 ED	30 mg/4 ED
Mezlocillin		120–300 mg/3 ED
Miconazol		15–20 mg/1–2 ED
Minocyclin[1]	2–4 mg/1 ED	2–4 mg/1 ED
Moxalactam		50–100–150 mg/2–3 ED
Netilmicin		4–7 mg/3 ED
Nystatin	100 000 IE/3–4 ED	
Oxacillin	100–150 mg/4 ED	80–120 mg/4 ED
Oxytetracyclin[1]	20–50 mg/4 ED	10 mg/2 ED
Penicillin G		0,06–0,5 Mio. IE/ 3–4 ED
Penicillin V	40 000–80 000 IE/4 ED	
Piperacillin		120–240 mg/3 ED
Propicillin	40 000–80 000 IE/4 ED	
Rifampicin	20 mg/2 ED (max. ED: 600 mg)	
Roxithromycin	5 mg/1–2 ED	
Sulbactam[2]		50 (–80) mg/3–4 ED
Teicoplanin		10 mg/1 ED
Tobramycin		2,5–5 mg/3 ED
Vancomycin	30 mg/4 ED	30–50 mg/2–4 ED

[1] Nur bei strengster Indikation bei Kindern unter 8 Jahren.
[2] Betalactamase-Inhibitor: Gabe nur in Kombination mit β-Lactam-Antibiotika (Mezlocillin, Piperacillin, Cefotaxim) sinnvoll.

system erfolgt dann eine entsprechende Schmerzverarbeitung. Prinzipiell besteht der Schmerz aus einer sensorischen, einer affektiven, einer vegetativen und einer motorisch-reflektorischen Komponente.

Die *sensorische Komponente* ist vom Vorliegen eines Körperschemas abhängig, das sich beim Kind erst zwischen dem 4. und 10. Lebensjahr entwickelt. Aus diesem Grund ist z. B. beim Kleinkind die Schmerzlokalisation in der Regel sehr ungenau, z. B. geben Kleinkinder fast immer „Bauchschmerzen" an.

fektive Komponente – das Schmerzerleben – des Kindes ist alters- und entwicklungsabhängig: *Kleinkinder bzw. jüngere Kinder* empfinden Schmerzen häufig als kürzer, außerdem ist die Schmerzschwelle wahrscheinlich erhöht. Da kleinere Kinder den Zusammenhang zwischen Erkrankung, Operation und Schmerz nicht verstehen, geht bei ihnen in der Regel der Schmerz mit einem zusätzlichen „emotionalen Gehalt" wie z. B. Streß oder Angst einher; insgesamt sind kleine Kinder leichter ablenkbar. Das *geäußerte Schmerzerleben* durch z. B. Schreien, Weinen oder angstvollem Verkriechen ist wesentlich vom Alter, zusätzlich aber auch von anderen Erfahrungen und Gefühlen des Kindes abhängig und somit häufig nur ein *schlechter Maßstab* für das *tatsächliche Schmerzerlebnis*.

Schmerzen können das *vegetative* Nervensystem und die davon kontrollierten *Organe neuronal bzw. neurohumoral beeinflussen*.

Einige pharmakologische Aspekte zur Wirkung von Analgetika:

Unterschieden werden *peripher-* und *zentralnervös-wirkende Analgetika*. Die Wirkung der *peripheren Analgetika* beruht vorwiegend auf einer Synthesehemmung von Prostaglandin und seinen Vorstufen im geschädigten Gewebe, die *zentralnervös-wirkenden* Analgetika hemmen dagegen die Verarbeitung des Schmerzerlebnisses. Mehr noch als die orale Gabe führt die parenterale Applikation von Analgetika zum schnellen Wirkungseintritt und kann gut gesteuert werden, so daß bei heftigen Schmerzen die parenterale Schmerztherapie angestrebt werden sollte. Die intramuskuläre bzw. subkutane Applikation ist aus pharmakologischen und physiologischen Gründen abzulehnen.

Analog der Situation beim Erwachsenen muß die Schmerzmedikation beim Kind möglichst frühzeitig, d. h. am Ende der Operation bzw. im Aufwachraum und dann in ausreichender Dosierung erfolgen. Bei von Anfang an wirksamer Schmerztherapie bessert sich der Patientenzustand schneller, und insgesamt nimmt der Bedarf an Analgetika ab.

Das Problem der Suchtentstehung nach kurzzeitiger Schmerzmedikation mit Opiaten ist klinisch nicht relevant.

Vorschlag für eine abgestufte *Therapie des „Akutschmerzes"* im Kindesalter (Tab. **54**):

1. Stufe: Applikation peripher-wirkender Analgetika, wobei Metamizol in der Akuttherapie aufgrund seiner parenteralen Applizierbarkeit trotz seiner Nebenwirkungen wichtig ist.

Tabelle 54 Klinisch-pharmakologische Charakteristika einiger wichtiger Schmerzmittel

Arzneisubstanz	Applikation	Dosierung	Nebenwirkungen
Periphere Analgetika:			
Actylsalicylsäure	i.v. Gabe, per os, rektal	10–15 mg/kg KG/4–6 h	gastrointestinale Komplikationen, allergische Reaktion, Auslösung Asthmaanfall, verlängerte Prothrombinzeit, Störung der Thrombozytenfunktion, „Salizylismus". Evtl. vermehrtes Risiko bezüglich Reye-Syndrom
Paracetamol	per os, rektal	15–30 mg/kg KG/4–6 h	sehr sicheres Analgetikum; Verschlechterung eines Asthmaanfalls, Leberschäden, Myelodepression, allergische Reaktion
Metamizol	i.v. Gabe, per os, rektal	Einzeldosis: 10–20 mg/kg KG, maximale Tagesdosis: ca. 60 mg/kg KG	Agranulozytose (sehr selten), allergische Reaktion, Transaminasenerhöhung (Medikament sollte möglichst vermieden werden)
Diclofenac	per os, rektal	Kinder bis 6 Jahre: 0,2–1 mg/kg KG/8–12 h Kinder über 6 Jahre: 0,7–1 mg/kg KG/8–12 h	gastrointestinale Komplikationen, ZNS-Symptome, Auslösung Asthmaanfall, Myelodepression (sehr selten), Transaminasenerhöhung
Indometacin	per os, rektal	0,7–1 mg/kg KG/8–12 h	gastrointestinale Komplikationen, ZNS-Symptome, Ototoxizität, Auslösung Asthmaanfall, Myelodepression (sehr selten), Transaminasenerhöhung
Zentrale Analgetika:			
Tramadol	i.v. Gabe, per os, rektal	Einzeldosis: 1,5 (–2) mg/kg KG; Tageshöchstdosis?	Sedierung, allergische Reaktion (selten), bei therapeutischer Dosierung: (in der Regel) keine Atemdepression

2. Stufe: Gabe von Tramadol (nahezu keine Atemdepression).

3. Stufe: Gabe eines peripheren Analgetikums und Tramadol.

4. Stufe: Gabe von Opioiden, die allesamt unterschiedlich ausgeprägt sedierend bzw. atemdepressiv wirken, so daß prinzipiell die Möglichkeit zur Beatmung bzw. Intubation bestehen muß.

Rechtliche Aspekte
bei der Behandlung von Kindern
und Jugendlichen

Aufklärungspflicht

Aufgrund eines Urteils des Bundesverfassungsgerichts ist seit 1979 zweifelsfrei festgelegt, daß auch der indizierte und „lege artis" durchgeführte Heileingriff eine Körperverletzung darstellt. Zu diesem Eingriff *muß* der *informierte Patient* (= Aufklärungspflicht) seine *Einwilligung* erteilen. Die Aufklärung des Patienten muß seinen Fähigkeiten und seiner Situation entsprechend individuell erfolgen, eine pauschale bzw. formelhafte Aufklärung ist nicht ausreichend! Nur bei Notfällen und der Unmöglichkeit einer Einwilligung kann der Arzt von einer „mutmaßlichen Einwilligung" ausgehen.

Diese Rechtsgrundsätze „Aufklärungspflicht" und „Patienteneinwilligung" gelten prinzipiell auch bei Kindern und Jugendlichen, wobei die juristische Situation durch das eingeschränkte Selbstbestimmungsrecht einerseits und das elterliche Sorgerecht andererseits kompliziert wird. Die Literatur zu dieser Problematik ist spärlich, und höchstrichterliche Entscheidungen sind selten. Da juristische Ansichten und Entscheidungen dem gesellschaftlichen Wertewandel unterliegen, können die folgenden Ausführungen nur zur „Orientierung" dienen.

Aspekte zur Einsichts- und Einwilligungsfähigkeit

Aufgrund ihrer begrenzten Einsichts- und Einwilligungsfähigkeit ist das Selbstbestimmungsrecht von Kindern und Jugendlichen eingeschränkt und wird in unterschiedlichem Ausmaß durch das elterliche Sorgerecht ersetzt. Dieses elterliche Sorgerecht verliert allerdings mit zunehmender Urteils- und Einsichtsfähigkeit des Jugendlichen an Bedeutung. Die Beurteilung der Einsichtsfähigkeit soll danach erfolgen, wieweit rational nachvollziehbare Entscheidungen unter Berücksichtigung von Folgerisiken getroffen werden. Bei eingeschränktem Selbstbestimmungsrecht besteht die

Aufklärungspflicht gegenüber den „*Personensorgeberechtigten*" (meistens Eltern).

Vereinfacht gelten folgende Annahmen:

Vollendetes 14. Lebensjahr: Der Wille des Kindes hat bis zu diesem Alter *niemals* rechtliche Bedeutung, so daß eine elterliche Einwilligung erfolgen muß. Aufgrund des Persönlichkeitsrechts ist bei Kindern ab etwa 12 Jahren eine Verlaufs- und Sicherungsaufklärung erforderlich.

14. bis 16. Lebensjahr: Nach entsprechender Prüfung kann *im Einzelfall* von einer ausreichenden Einsichtsfähigkeit des Jugendlichen ausgegangen werden, so daß die Einwilligung des Sorgeberechtigten entbehrlich ist.

Ab 16. Lebensjahr: Eine ausreichende Einsichtsfähigkeit kann vermutet werden.

Ab 18. Lebensjahr: Teile der juristischen Literatur fordern speziell für *operative Eingriffe*, daß die *Einwilligungsfähigkeit* mit der *Volljährigkeit* einhergehen sollte.

Anmerkungen: Außer dem Alter ist bei Beurteilung der Einsichtsfähigkeit auch das Ausmaß des Eingriffs und seine Folgerisiken von Bedeutung, so daß die Kriterien bezüglich „Einsichtsfähigkeit" bei „großen" Eingriffen strenger ausgelegt werden müssen als bei „kleineren" Eingriffen.

Zur Beurteilung der „Einsichtsfähigkeit" reicht in der Regel die subjektive Beurteilung durch den Arzt.

Aufgrund unterschiedlicher juristischer Ansichten besteht für den Arzt letztendlich immer ein „Restrisiko" bei der Aufklärung von Jugendlichen.

Aspekte zum elterlichen Sorgerecht

Eltern üben ihr Sorgerecht (= elterliche Personenfürsorge) grundsätzlich gemeinsam aus, so daß die Einwilligung zum ärztlichen Eingriff einvernehmlich erfolgen muß. Bei unehelichen Kindern übt in der Regel die Mutter das Sorgerecht aus.

In *Einzelfällen* bzw. für *abgegrenzte Bereiche* können sich Eltern gegenseitig *ermächtigen, füreinander mitzuhandeln*. Diese Ermächtigung kann sowohl durch *ausdrückliche Erklärung* als auch *schlüssiges Handeln* erfolgen. Der Arzt darf allerdings *nicht darauf vertrauen*, daß ein Elternteil grundsätzlich ermächtigt ist, für den anderen mitzuhandeln.

Vereinfacht gelten folgende Annahmen:

Bei *Eil- und Notmaßnahmen*, bei Geschäften des Alltags und bei *Besorgungen minderer Bedeutung* kann das Sorgerecht ausnahmsweise von einem *einzelnen Elternteil* wahrgenommen werden. Für den medizinischen Bereich versteht man darunter alltägliche, nichtinvasive Diagnose- und Behandlungsmaßnahmen. Der Arzt kann darauf vertrauen, daß die Einwilligung eines Elternteils mit Wissen und Billigung des anderen Sorgeberechtigten erfolgt (Anscheinsvollmacht).

Bei *mittleren Eingriffen mit Risiken* hat der Arzt den anwesenden Elternteil nach dem Einverständnis des abwesenden Elternteils zu befragen; auf die Richtigkeit der gegebenen Antwort darf er vertrauen (Vertrauensgrundsatz).

Bei *sehr großen, risikoreichen, evtl. lebensgefährlichen und planbaren Eingriffen muß ausdrücklich die Einwilligung beider Eltern eingeholt werden* (BGH, Urteil, v. 28. 6. 1988 – VI ZR 288/87).

Aspekte zum elterlichen Sorgerecht und zur ärztlichen Behandlungsentscheidung

Grundsätzlich steht das elterliche Sorgerecht *über* der ärztlichen Behandlungsentscheidung. Falls Eltern allerdings mißbräuchlich eine Einwilligung verweigern, die mit einer erheblichen Gefährdung des Kindes verbunden ist, so steht in diesem Fall das elterliche Sorgerecht nicht über der ärztlichen Behandlungsentscheidung. Daraus folgt, daß sich der Arzt ohne Hinzuziehen des Vormundschaftsgerichts über den Elternwillen hinwegsetzen kann, falls für das Kind unmittelbare Gefahr besteht bzw. bei aufschiebbaren Maßnahmen die fehlende Einwilligung der Eltern durch die Einwilligung eines Vormundschaftsgerichts ersetzt werden kann.

Anmerkungen: Typischer Fall ist die verweigerte Blutübertragung bei Zeugen Jehovas (OLG Hamm, Urteil v. 10. 10. 67; NJW 1968, S. 212–215): Das Gericht stufte das Recht des Kindes auf Schutz höherwertig ein als das Recht der Eltern auf ihre religiös motivierte Gewissensentscheidung.

Aspekte zur ärztlichen Schweigepflicht

Der Arzt ist in allen Fällen, in denen die Einwilligung des Jugendlichen ausreiche, auch gegenüber den Eltern an die Schweige-

276 Rechtliche Aspekte

pflicht gebunden, so daß die Eltern nicht gegen den Willen des Jugendlichen informiert werden dürfen.

Anmerkungen: Bei Kindern unter 14 Jahren besteht in der Regel keine Bindung an die ärztliche Schweigepflicht.

Man kann davon ausgehen, daß nach Vollendung des 16. Lebensjahrs die Schweigepflicht gilt.

Entsprechend der Situation beim Erwachsenen kann es Konstellationen geben, in denen sich der Arzt aufgrund anderer Rechtsgüter über die prinzipiell bestehende Schweigepflicht hinwegsetzen kann bzw. muß (Offenbarungsrecht).

Bei Mißachtung eines ärztlichen Rates durch einen Jugendlichen und dem Bestehen einer gefährlichen Bedrohung (für Leib und Leben) müssen die Eltern informiert werden (Offenbarungspflicht).

Literatur

Allgemeine Literatur

Balkany, Th.J., N.R.T. Pashley: Clinical Pediatric Otolaryngology. Mosby, St. Louis 1986
Becker, W., u. Mitarb.: Hals-Nasen-Ohren-Heilkunde, 4. Aufl. Thieme, Stuttgart 1989
Behrman, R.E., V.C. Vaughan: Nelson – Textbook of Pediatrics, 14th ed. Saunders, Philadelphia 1991
Berendes, J., u. Mitarb.: Hals-Nasen-Ohren-Heilkunde in Praxis und Klinik, 2. Aufl. Thieme, Stuttgart 1977–1983
Berry, C.L.: Pediatric Pathology. 2nd ed. Springer, Berlin 1981
Biesalski, P., D. Collo: HNO-Krankheiten im Kindesalter, 2. Aufl. Thieme, Stuttgart 1991
Böhme, G., K. Welzl-Müller: Audiometrie. Huber, Bern 1988
Bösel, B., K. Hartung: Praktikum des Infektions- und Impfschutzes. Hoffmann, Berlin 1989
Cummings, Ch.W., et al.: Otolaryngology – Head and Neck Surgery, Vol. I–IV. Mosby, St. Louis 1986
Ganz, H.: Hals-Nasen-Ohren-Heilkunde mit Repetitorium. De Gruyter, New York 1991
v. Harnack, G.A.: Therapie der Krankheiten des Kindesalters, 3. Aufl. Springer, Berlin 1985
v. Harnack, G.A.: Pädiatrische Dosistabellen, 9. Aufl. Apotheker, Stuttgart 1989
Jaffe, B.F.: Hearing Loss in Children. A Comprehensive Text. University Park, Baltimore 1977
Kittel, G.: Phoniatrie und Pädaudiologie. Dtsch. Ärzte, Köln 1989
Lang, E.: Antibiotika-Tabellen, 9. Aufl. Bayer, Leverkusen 1987
Lebenthal, E.: Textbook of Gastroenterology and Nutrition in Infancy, 2nd ed. Raven, New York 1983
Lehnhardt, E.: Praxis der Audiometrie, 6. Aufl. Thieme, Stuttgart 1987
Oehme, J., P. Gutjahr: Krebs bei Kindern und Jugendlichen. Dtsch. Ärzte, Köln 1981
Rossi, E.: Pädiatrie, 2. Aufl. Thieme, Stuttgart 1989
Roy, C.C., et al.: Pediatric Clinical Gastroenterology. Mosby, St. Louis 1975
Starck, D.: Embryologie. Thieme, Stuttgart 1975
Theissing, J.: Mund-, Hals- und Nasenoperationen, 2. Aufl. Thieme, Stuttgart 1988
Waldeyer, A.: Anatomie des Menschen, Teil II, 10. Aufl. De Gruyter, Berlin 1974
Wullstein, H.L., S. R. Wullstein: Tympanoplastik. Thieme, Stuttgart 1986

Anamnese und Untersuchung

Benjamin, B.: The role of the paediatric endoscopist. J. Laryngol. Otol. 100 (1986) 1397
Mörl, M.: Die endoskopisch-bioptische Untersuchung. perimed, Erlangen 1986
Steiner, W., et al.: Minimally invasive therapy in otorhinolaryngology and head and neck surgery. Min. Invas. Ther. 1 (1991) 57

Hals

Allen, S.W., et al.: Maximal voluntary work and cardiorespiratory fitness in patients who have had Kawasaki syndrome. J. Pediat. (St. Louis) 121 (1992) 221

Bamji, M., et al.: Palpable lymp nodes in newborns and infants. Pediatrics 78 (1986) 573

Barnes, P.F., et al.: Tuberculosis in patients with human immunodeficiency virus infection. New Engl. J. Med. 324 (1991) 1644

Barney, Ph.L.: Pathology of thyroid cancer: Summary and update. Laryngoscope 94 (1984) 525

Barratt, G.E., et al.: Retropharyngeal abscess – a ten-year experience. Laryngoscope 94 (1984) 455

Barron, K.S., et al.: Treatment of Kawasaki syndrome: A comparison of two dosage regimens of intravenously administered immune globuline. J Pediat. (St. Louis) 117 (1990) 638

Barton, L.L., R.D. Feigin: Childhood cervical lymphadenitis: A reappraisal. Pediatrics 84 (1974) 846

Batsakis, J.G., N. Sneige: Parapharyngeal and retropharyngeal space diseases. Ann. Otol. 98 (1989) 320

Bhaskar, S.N., J.L. Bernier: Histogenesis of branchial cysts – a report of 468 cases. Amer. J. Pathol. 35 (1958) 407

Black, B.G., J.S. Chapman: Cervical adenitis in children due to human and unclassified mycobacteria. Pediatrics 33 (1964) 887

Bluestone, C.D., et al.: Workshop on the role of anaerobic bacteria in infections of the upper respiratory tract – head and neck. Ann. Otol., Suppl. 154 (1991)

Boven, K., et al.: Atypical Kawasaki disease: An often missed diagnosis. Europ. J. Pediat. 151 (1992) 577

Bredenkamp, J.K., D.R. Maceri: Inflammatory torticollis in children. Arch. Otolaryngol. 116 (1990) 310

Brodsky, L., et al.: A clinical prospective study of peritonsillar abscess in children. Laryngoscope 98 (1988) 780

Brook, A.H., G.B. Winter: Staphylococcal cervico-facial lymphadenitis in children. Lancet 1972/II, 660

Brook, I.: Microbiology of abscesses of the head and neck in children. Ann. Otol. 96 (1987a) 429

Brook, I.: Microbiology of retropharyngeal abscesses in children. Amer. J. Dis. Child. 141 (1987b) 202

Brook, I., et al.: Aerobic and anaerobic microbiology of peritonsillar abscess. Laryngoscope 101 (1991) 289

Burns, J.C., et al.: Clinical and epidemiologic characteristics of patients referred for evaluation of possible Kawasaki disease. J. Pediat. (St. Louis) 118 (1991) 680

Carithers, H.A.: Cat-scratch disease. An overview on a study of 1200 patients. Amer. J. Dis. Child. 139 (1985) 1124

Case Records of the Massachusetts General Hospital: Case 43–1990. New Engl. J. Med. 323 (1990) 1189

Cantani, A.: Das erworbene Immunmangelsyndrom (AIDS) im Kindesalter. Mschr. Kinderheilk. 135 (1987) 610

Coerdt, I.: Intrakutane und subkutane kavernöse Hämangiome. Münch. med. Wschr. 122 (1980) 1301

Cohen, S.R., J.W. Thompson: Lymphangiomas of the larynx in infants and children. A survey of pediatric lymphangiomas. Ann. Otol., Suppl. 1 (1987)

Cotton, P.: Cofactor question divides co-discoverers of HIV. J. Amer. Med. Ass. 264 (1990) 3111

Cremer, H.: Das Kawasaki-Syndrom (Mukokutanes Lymphknoten-Syndrom). Dtsch. Ärztebl. 87 (1990) 2164

Crist, W.M., L.E. Kun: Common solid tumors of childhood. New Engl. J. Med. 324 (1991) 461

Cunningham, H., et al.: Malignant tumors of the head and neck in children: A twenty year review. Int. J. Pediat. Otorhinolaryngol. 13 (1987) 279

Debatin, K.M.: Die symptomatische HIV-Infektion. Mschr. Kinderheilk. 138 (1990) 249

DiNardo, L.J., et al.: Nodular fasciitis of the head and neck in children. Arch. Otolaryngol. 117 (1991) 1001

Dodds, B., A. Maniglia: Peritonsillar and neck abscesses in the pediatric age group. Laryngoscope 98 (1988) 956

Ehrnst, A., et al.: HIV in pregnant woman and their offspring: Evidence for late transmission. Lancet 338 (1991) 203

Falloon, J., et al.: Human immunodeficiency virus infection in children. J. Pediat. (St. Louis) 114 (1989) 1

Fine, P.E., L.C. Rodrigues: Modern vaccines. Mycobacterial diseases. Lancet 335 (1990) 1016

Friedberg, J.: Pharyngeal cleft sinuses and cysts, and other benign neck lesions. Pediat. Clin. N. Amer. 36 (1989) 1451
Gates, G.A.: Current issues in ENT infectious disease. Ann. Otol., Suppl. 155 (1992)
Gonzales, J., et al.: Congenital torticollis: Evaluation by fine-needle aspiration biopsy. Laryngoscope 99 (1989) 651
Hawkins, D.B., J. R. Austin: Abscesses of the neck in infants and young children: A review of 112 cases. Ann. Otol. 100 (1991) 361
Hayoz, D., et al.: X-linked lymphoproliferative syndrome. Identification of a large family in Switzerland. Amer. J. Med. 84 (1988) 529
Healey, G.B., et al.: The role of surgery in rhabdomyosarcoma of the head and neck in children. Arch. Otolaryngol. 117 (1991) 1185
Hegedus, L., et al.: Influence of thyroxine treatment on thyroid size and antithyroid peroxidase antibodies in Hashimoto's thyroiditis. Clin. Endocrinol. 35 (1991) 235
Hehrmann, R.: Medikamentöse Therapie der Jodmangelstruma bei Kindern, Jugendlichen, jungen Erwachsenen und Schwangeren. Sozialpädiatrie 12 (1990) 92
Herbild, O., P. Bonding: Peritonsillar abscess – recurrence rate and treatment. Arch. Otolaryngol. 107 (1981) 540
Herzog, L.W.: Prevalence of lymphadenopathy of the head and neck in infants and children. Clin. Pediat. (St. Louis) 22 (1983) 485
Herzon, F.S.: Management of nonperitonsillar abscesses of the head and neck with needle aspiration. Laryngoscope 95 (1985) 780
Heymer, B.: Pathologie der Schilddrüsenerkrankung im Kindesalter. Mschr. Kinderheilk. 138 (1990) 108
Hieber, J.P., A.T. Davies: Staphylococcal cervical adenitis in young infants. Pediatrics 57 (1976) 424
Ho, M., et al.: The frequency of EBV infection and associated lymphoproliferative syndrome after transplantation in children. Transplantation 45 (1988) 719
Holt, G.R., P.P. Tinsley: Peritonsillar abscesses in children. Laryngoscope 91 (1981) 1226

Homoki, J., W.M. Teller: Konservative Strategien in der Therapie von Schilddrüsenerkrankungen im Kindesalter. Mschr. Kinderheilk. 138 (1990) 115
Husson, R.N., et al.: Diagnosis of human immunodeficiency virus infection in infants and children. Pediatrics 86 (1990) 1
Ilicki, A., A. Larsson: Psychological development at 7 years of age in children with congenital hypothyroidism. Timing and dosage of initial treatment. Acta Paediat. Scand. 80 (1991) 199
Katz, B.Z., et al.: Serologic evidence of active Epstein-Barr virus infection in Epstein-Barr virus-associated lymphoproliferative disorders of children with acquired immunodeficiency syndrome. J. Pediat. (St. Louis) 120 (1992) 228
Kine, M.W., W.T. Shearer: A national survey on the care of infants and children with human immunodeficiency virus infection. J. Pediat. (St. Louis) 118 (1991) 817
Klietmann, W.: AIDS – Forschung, Klinik, Praxis, soziokulturelle Aspekte, 2. Aufl. Schattauer, Stuttgart 1990
Knight, Ph.J., et al.: Clinical review: The diagnosis and treatment of midline neck masses in children. Surgery 93 (1983) 603
Knight, P.J., et al.: When is lymph node biopsy indicated in children with enlarged nodes? Pediatrics 69 (1982) 391
Köbberling, J., G. Hintze: Therapie der endemischen Struma. Internist 29 (1988) 550
Lake, A.M., F.A. Oski: Periphereal lymphadenitis. Amer. J. Dis. Child. 132 (1978) 357
Lau, S.K., et al.: Source of tubercle bacilli in cervical lymph nodes: A prospective study. J. Laryngol. Otol. 105 (1991a) 558
Lau, S.K., et al.: Combined use of fine-needle aspiration cytologic examination and tuberculin skin test in the diagnosis of cervical tuberculous lymphadenitis. Arch. Otolaryngol. 117 (1991b) 87
Lee, Y.N., et al.: Lymph node biopsy for diagnosis: A statistical study. J. Surg. Oncol. 14 (1980) 53
Leger, J.: Screening for congenital hypothyroidism in France. Europ. J. Pediat. 149 (1990) 605

Lennert, K.: Pathohistologie der Halslymphknoten. Arch. Oto-Rhino-Laryngol, Suppl. 1 (1986) 1

Litman, R.S., et al.: A retrospective study of peritonsillar abscess. Ear Nose Throat J. 66 (1987) 21

Lo, S.C., et al.: Enhancement of HIV-1: Cytocidal effects in CD4+ lymphocytes by the AIDS-associated mycoplasms. Science 251 (1991) 1074

Malatack, J.J., et al.: Orthotopic liver transplantation, Epstein-Barr virus, cyclosporin, and lymphoproliferative disease: A growing concern. J. Pediat. (St. Louis) 118 (1991) 667

Marcy, M.S.: Cervical adenitis. Pediat. Infect. Dis., Suppl. 3 (1985) 23

Margileth, A.M.: Cat scratch disease: Nonbacterial regional lymphadenitis. The study of 145 patients and a review of the literature. Pediatrics 42 (1968) 803

Margileth, A.M.: Cat scratch disease and nontuberculous mycobacterial disease: Diagnostic usefulness off PPD-Battey, PPD-T and cat scratch skin test antigens. Ann. Allergy 68 (1992) 149

Margileth, A.M., et al.: Chronic lymphadenopathy due to mycobacterial infection. Amer. J. Dis. Child. 138 (1984) 917

de Marie, S., et al.: Clinical infections and nonsurgical treatment of parapharyngeal space infections complicating throat infection. Rev. Infect. Dis. 11 (1989) 975

Mark, R.J., et al.: Fibrosarcoma of the head and neck. Arch. Otolaryngol. 117 (1991) 396

Matsuura, N., et al.: Comparison of atrophic and goitrous autoimmune thyreoiditis in children: Clinical, laboratory and TSH-receptor antibody studies. Europ. J. Pediat. 149 (1990) 529

Morrison, J.E., N.R.T. Pashley: Retropharyngeal abscesses in children: A 10-year review. Pediat. Emerg. Care 4 (1988) 9

Nakamura, Y., et al.: Mortality among children with Kawasaki disease in Japan. New Engl. J. Med. 326 (1992) 1246

Nemir, R.L., D. O'Hare: Tuberculosis in children 10 years of age and younger: Three decades of experience during the chemotherapeutic era. Pediatrics 88 (1991) 236

Newburger, J.W., et al.: A single intravenous infusion of gammaglobulin as compared with four infusions in the treatment of acute Kawasaki syndrome. New Engl. J. Med. 324 (1991) 1633

Okano, M., et al.: Epstein-Barr virus and human diseases: Recent advances in diagnosis. Clin. Microbiol. Rev. 1 (1988) 300

Pediatric Oncology Group: Progress against childhood cancer: The pediatric Oncology Group Experience. Pediatrics 89 (1992) 597

Pfannenstiel, P.: Schilddrüsenkrankheiten – Diagnose und Therapie. Grosse, Berlin 1985

Pizzo, Ph.A., et al.: The child with cancer and infection. II. Nonbacterial infections. J. Pediat. (St. Louis) 119 (1991) 845

Price, E.B., et al.: Nodular fasciitis: A clinicopathologic analysis of 65 cases. Amer. J. Clin. Pathol. 35 (1961) 122

Purtilo, D.T., et al.: Documentation of Epstein-Barr virus infection in immunodeficient patients with life-threatening lymphoproliferative diseases by clinical, virological, and immunopathological studies. Cancer Res. 41 (1981) 4226

Purtilo, D.T., et al.: Epstein-Barr virus as an etiological agent in the pathogenesis of lymphoproliferativ and aproliferative diseases in immune deficient patients. Int. Rev. Exp. Pathol. 27 (1985) 113

Rauch, A.M.: Kawasaki syndrome: Review of new epidemiologic and laboratory developments. Pediat. Infect. Dis. 6 (1987) 1016

Richardson, K.A., H. Birck: Peritonsillar abscesses in the pediatric population. Otolaryngol. Head Neck Surg. 89 (1981) 907

Schaad, U.B., et al.: Management of atypical mycobacterial lymphadenitis in childhood: A review based on 380 cases. J. Pediat. (St. Louis) 95 (1979) 356

Schäublin, C.: AIDS-Kompendium Höchst. Hoffmann, Berlin 1989

Schiefer, H.G., W.R. Willems: Prä- und perinatale Infektionen mit sexuell übertragbaren Erregern. Mschr. Kinderheilk. 139 (1991) 376

Schilddrüsenerkrankungen im Kindesalter. Therapiewoche 50 (1984) 7065

Schoenemann, W.: Bedeutung von Adenovirusinfektionen im Säuglings- und Kleinkindesalter. Mschr. Kinderheilk. 136 (1988) 680

Schuster, V., H.W. Kreth: Epstein-Barr-Virus-induzierte lymphoproliferative Erkrankungen. Mschr. Kinderheilk. 139 (1991) 396

Schuster, V., H.W. Kreth: Epstein-Barr virus infection and associated diseases in children. Europ. J. Pediat. 151 (1992) 718

Scobie, W.: Acute suppurative adenitis in children. Scot. Med. J. 14 (1969) 352

Sculerati, N., M. Arriaga: Otolaryngologic management of posttransplant lymphoproliferative disease in children. Ann. Otol. 99 (1990) 445

Silver, A.J., et al.: Computed tomography of the carotid space and related cervical spaces. Radiology 150 (1984) 729

Small, P.M., et al.: Treatment of tuberculosis in patients with advanced human immunodeficiency virus infection. New Engl. J. Med. 324 (1991) 289

Society of Head and Neck Surgeons Commitee on Research: Head and neck sarcoma: Report of the head and neck sarcoma registry. Head Neck 14 (1992) 1

Starke, J.R., et al.: Medical progress: Resurgence of tuberculosis in children. J. Pediat (St. Louis) 120 (1992) 839

Stehr, K.: Die zervikalen Lymphome aus pädiatrischer Sicht. Laryngol. Rhinol. Otol. 63 (1984) 159

Stoll, W.: Mediane Halsfisteln: Angeboren oder iatrogen? Laryngol. Rhinol. Otol. 59 (1980) 581

Stoll, W.: Laterale Halszysten und laterale Halsfisteln: zwei verschiedene Krankheitsbilder. Laryngol. Rhinol. Otol. 59 (1980) 585

Stout, A.P.: Pseudosarcomatous fasciitis in children. Cancer 14 (1961) 241

Sty, J.R., et al.: Congenital muscular torticollis: Computed tomographic observations. Amer. J. Dis. Child. 141 (1987) 243

Swischuk, L.E., et al.: Abnormalities of the pharynx and larynx in childhood. Semin. Roentgenol. 9 (1974) 283

Thompson, J.W., et al.: Retropharyngeal abscess in children: A retrospective and historical analysis. Laryngoscope 98 (1988) 589

Torsiglieri, A., et al.: Pediatric neck masses: Guidelines for evaluation. Int. J. Pediat. Otorhinolaryngol. 16 (1988) 199

Wallace, R.J., et al.: Diagnosis and treatment of disease caused by non-tuberculous-mycobacteria. Amer. Rev. Resp. Dis. 142 (1990) 940

Warrell, D.A.: Infektionskrankheiten. VCH, Weinheim 1990

Weiblen, B.J., et al.: Early diagnosis of HIV infection in infants by detection of IgA HIV antibodies. Lancet 335 (1990) 988

White, B.: Deep neck infections and respiratory distress in children. Ear Nose Throat J. 64 (1985) 30

Whitley, R., et al.: Predictors of morbidity and mortality in neonates with herpes simplex virus infections. New Engl. J. Med. 324 (1991) 450

Williams, M.A.: Head and neck findings in pediatric acquired immune deficiency syndrome. Laryngoscope 97 (1987) 713

Wright, J.E., I.S. Reid: Acute cervical lymphadenitis in children. Aust. Paediat. J. 23 (1987) 193

Yamuchi, T., et al.: The etiology of acute cervical adenitis in children: Serological and bacteriological studies. J. Med. Microbiol. 13 (1984) 37

Yeoh, L.H., et al.: Retropharyngeal abscesses in a children's hospital. J. Otolaryngol. 99 (1985) 555

Yuh, W.T.C., et al.: Magnetic resonance imaging and computed tomography in pediatric head and neck masses. Ann. Otol. 100 (1991) 54

Zabransky, S.: Diagnostik und Therapie der Jodmangelstruma im Kindesalter. Kinderarzt 22 (1991) 1303

Ziegler, R.: Schilddrüsenkrankheiten: Langzeitbehandlung und Verlaufskontrollen. Internist 29 (1988) 580

Zitelli, B.: Neck masses in children: Adenopathy and malignant disease. Pediat. Clin. N. Amer. 28 (1981) 813

Mund und Rachen

Ahlqvist-Rastad, A., et al.: Children with tonsillar obstruction: Indications for and efficacy of tonsillectomy. Acta Paediat. Scand. 77 (1988) 831

Aurbach, G., D. Ullrich: Indikation zur Adenotomie. Z. Allg.-Med. 67 (1991) 2043

Beck, J.T., R.W. Gayler: Image quality and radiation levels in videofluoroscopy for swallowing studies: A review. Dysphagia 5 (1990) 118

Bernstein, J.M., et al.: The distribution of immunocompetent cells in compartments of the palate tonsils in bacterial and viral infections of the upper respiratory tract. Acta oto-laryngol., Suppl. 454 (1988) 153

Bieluch, V.M., et al.: Recurrent tonsillitis: Histologic and bacteriologic evaluation. Ann. Otol. 98 (1989) 332

Blake, P., et al.: Temporomandibular joint dysfunction in children presenting with otalgia. Clin. Otolaryngol. 7 (1982) 237

Bluestone, Ch.D.: Current indications for tonsillectomy and adenoidectomy. Ann. Otol., Suppl. 155 (1992) 58

Brauneis, J.: Indikation zur Tonsillektomie. Z. Allg.-Med. 67 (1991) 2031

Brodsky, I.: Modern assessment of tonsils and adenoids. Pediat. Clin. N. Amer. 36 (1989) 1551

Brook, I., P.A. Foote: Comparison of the microbiology of recurrent tonsillitis between children and adults. Laryngoscope 96 (1986) 1385

Brook, I., P.A. Foote: Microbiology of „normal" tonsils. Ann. Otol. 99 (1990) 980

Brook, I., P. Yocum: Comparison of the microbiology of group A and non-group A streptococcal tonsillitis. Ann. Otol. 97 (1988) 243

Brook, I., et al.: Surface vs core-tonsillar aerobic and anaerobic flora in recurrent tonsillitis. J. Amer. Med. Ass. 244 (1980) 1696

Brook, I., et al.: Aerobic and anaerobic bacteria in tonsils of children with recurrent tonsillitis. Ann. Otol. 90 (1981) 261

Brouillette, R.T., et al.: Obstructive sleep apnea in infants and children. J. Pediat. (St. Louis) 100 (1982) 31

Capper, J.W.R., C. Randall: Post-operative hemorrhage in tonsillectomy and adenoidectomy in children. J. Laryngol. Otol. 98 (1984) 363

Carithers, J.S., et al.: Postoperative risks of pediatric tonsilloadenoidectomy. Laryngoscope 97 (1987) 422

Carmody, D., et al.: Post tonsillectomy haemorrhage. J. Laryngol. Otol. 96 (1982) 635

Castillo-Morales, R., J. Brondo: Primäre Zungenbewegungen. Kinderarzt 21 (1990) 859

Cremer, H.: Pigmentierte Hautveränderungen im Kindesalter. Kinderarzt 23 (1992) 1318

Diagnose und Therapie bei Streptokokken-A-Infektionen – Mitteilungen der Kommission für Infektionskrankheiten der Deutschen Gesellschaft für Kinderheilkunde (K. Stehr). Kinderarzt 20 (1989) 1839

Dye, D.J., et al.: Toddlers, teapots, and kettles: Beware intraoral scalds. Brit. med. J. 300 (1990) 597

Eibl, M.: Tonsillektomie im Kindesalter aus immunologischer Sicht. Pädiat. Prax. 18 (1977) 377

Ermens, F., et al.: Obstructive sleep apnea syndrome in childhood. Acta Otorhinolaryngol. Belg. 38 (1984) 268

Fernbach, S.K., et al.: Radiologic evaluation of adenoids and tonsils in children with obstructive sleep apnea: Plain films and fluoroscopy. Pediat. Radiol. 13 (1983) 258

Finegold, S.M.: Role of anaerobic bacteria in infections of the tonsils and adenoids. Ann. Otol., Suppl. 154 (1991) 30

Fry, J.: Are all „T's and A's" really necessary? Brit. Med. J. 1957/I, 124

Gaspar, H.: Die Indikation zur Tonsillektomie im Kindesalter aus heutiger Sicht. Laryngol. Rhinol. Otol. 63 (1984) 203

Gates, G.A., T. Folbre: Commentary: Indications for adenotonsillectomy. Arch. Otolaryngol. 112 (1986) 501

Gibb, A.G.: Unusual complications of tonsil and adenoid removal. J. Laryngol. Otol. 83 (1969) 1159

Gray, L.P.: Unilateral tonsillectomy – indications and results. J. Laryngol. Otol. 97 (1983) 1111

Guida, R.A., K.F. Mattucci: Tonsillectomy and adenoidectomy: An inpatient or outpatient procedure? Laryngoscope 100 (1990) 491

Handler, S.D., et al.: Post-tonsillectomy hemorrhage: Incidence, prevention and management. Laryngoscope 96 (1986) 1243

Hertel, G.: Dysphagie aus neurologischer Sicht. Europ. Arch. Otorhinolaryngol., Suppl. 1 (1990) 25

Jahnke, V.: Klinik der pharyngoösophagealen Dysphagien aus Hals-Nasen-Ohren-ärztlicher Sicht. Europ. Arch. Otorhinolaryngol., Suppl. 1 (1990) 33

Kerr, A.I.G., S.W. Brodie: Guillotine tonsillectomy: Anachronism or pragmatism. J. Laryngol. Otol. 92 (1978) 317

Khalifa, M.S., et al.: Effect of enlarged adenoids on arterial blood gases in children. J. Laryngol. Otol. 105 (1991) 436

Klammt, J.: Zysten des Kieferknochens. Barth, Leipzig 1978

Kramer, H.H., u. Mitarb.: Prophylaxe der bakteriellen Endokarditis im Kindes- und Jugendalter. Dtsch. Ärztebl. 88 (1991) 8–798

Lierse, W.: Zur funktionellen Anatomie von Pharynx, Ösophagus und Trachea beim Erwachsenen und Neugeborenen. Europ. Arch. Otorhinolaryngol., Suppl. 1 (1990) 1

Lindemaier, G., E. Wüstinger: Die Aufgaben des Prothetikers bei der Behandlung von Patienten mit Lippen-Kiefer-Gaumen-Spalten. Kinderarzt 21 (1990) 223

Linden, B.E., et al.: Morbidity in pediatric tonsillectomy. Laryngoscope 100 (1990) 120

Lotzmann, U., L.W.R. Kobes: Kleines zahnmedizinisches Vademecum für den HNO-Arzt. (1988)

McMillan, J.A., et al.: Viral and bacterial organisms associated with acute pharyngitis in a school-aged population. J. Pediat. (St. Louis) 109 (1986) 747

Malin, J.P., H. Schliack: Schluckstörungen aus neurologischer Sicht. Dtsch. Ärztebl. 89 (1992) A1 3318

Mann, W., u. Mitarb.: Bakteriologische Befunde bei Kindertonsillektomie. Z. Laryngol. 56 (1977) 460

Massel, B., et al.: Penicillin and the marked decrease in morbidity and mortality from rheumatic fever in the USA. New Engl. J. Med. 318 (1988) 280

Moser III, R.J., R.K. Rajagopal: Obstructive sleep apnea in adults with tonsillar hypertrophy. Arch. Intern. Med. 147 (1977) 1265

Obiako, M.N.: Speech defects as an unusual complication of adenotonsillectomy. Ear Nose Throat J. 67 (1988) 752

Panis, R., L. Eschenbacher, W. Thumfart: HNO-ärztliche und kinderärztliche Verlaufskontrolle von 169 Adenotonsillektomien im Kindesalter. HNO 29 (1981) 401

Paradise, J.L.: Etiology and management of pharyngitis and pharyngotonsillitis in children. Ann. Otol., Suppl. 155 (1992) 51

Paradise, J.L., et al.: Efficacy of tonsillectomy for recurrent throat infection in severly affected children: Results of parallel randomized and nonrandomized clinical trials. New Engl. J. Med. 310 (1984) 674

Paradise, J.L., et al.: Efficacy of adenoidectomy for recurrent otitis media in children previously treated with tympanostomy-tube placement. J. Amer. Med. Ass. 263 (1990) 2066

Pratt, L.W., R.A. Gallagher: Tonsillectomy and adenoidectomy: Incidence, mortality 1968–1972. Otolaryngol. Head Neck Surg. 87 (1979) 159

Rasmussen, N.: Complications of tonsillectomy and adenoidectomy. Otolaryngol. Clin. N. Amer. 20 (1987) 383

Riemann, J.F.: Das Krankheitsbild der Dysphagie aus internistischer Sicht. Europ. Arch. Oto-rhino-laryngol., Suppl. 1 (1990) 9

Rosenfeld, R.M., R.P. Green: Tonsillectomy and adenoidectomy: Changing trends. Ann. Otol. 99 (1990) 187

Schmid, H., M. Wolfensberger, N. Augustiny, W. Brühlmann: Cricopharyngeus-Myotomie bei Dysfunktionen des pharyngo-oesophagealen Übergangs. HNO 35 (1987) 425

Schübel, F.: Zahn-, Mund- und Kieferkrankheiten im Kindesalter. 5. Fehlbildungen und Entwicklungsstörungen der Zähne. Pädiat. Prax. 15 (1975) 405

Scott, J.C., et al.: Caustic ingestion injuries of the upper aerodigestive tract. Laryngoscope 102 (1992) 1

Seidel, H.: Genetik und Prävention der Lippen-Kiefer-Gaumenspalten. Kinderarzt 21 (1990) 201

Sprinkle, P.M.: Diagnosis of adenotonsillitis. Ann. Otol., Suppl. 1925 (1975)

Sprinkle, P.M., R.W. Veltri: Recurrent adenotonsillitis: A new concept. Laryngoscope 86 (1976) 58

Stellungnahme des „Interdisziplinären Arbeitskreis für Lippen-Kiefer-Gaumenspalten". Kinderarzt 21 (1990) 1781

Stjernquist-Desatnik, A., et al.: Colonization by Haemophilus influenzae and group A streptococci in recurrent acute tonsillitis and in tonsillar hypertrophy. Acta Otolaryngol. 109 (1990) 314

Swift, A.C.: Upper airway obstruction, sleep disturbance and adenotonsillectomy in children. J. Laryngol. Otol. 102 (1988) 419

Sydow, A.: Streptokokken-Tonsillitis im Kindesalter. Diss., Göttingen 1989

Telian, St.A., et al.: The effect of antibiotic therapy on recovery after tonsillectomy in children. A controlled study. Arch. Otolaryngol. 112 (1988) 610

Thumfart, W.F.: Funktionelle und elektrophysiologische Diagnostik bei Dysphagie. Europ. Arch. Otorhinolaryngol., Suppl. 1 (1990) 32

Timon, C.I., et al.: Fineneedle aspiration in recurrent tonsillitis. Arch. Otolaryngol. 117 (1991) 653

Tonsillectomy. Editorial. Lancet 1984/I, 1002

Tyldesley, W.R.: A colour atlas of oral medicine. Wolfe, London 1978

Wald, E., et al.: Acute rheumatic fever in Western Pennsylvania and the Tristate area. Pediatrics 80 (1987) 371

Wey, W.: Zur Indikation der Tonsillektomie (TE). Schweiz. Rdsch. Med. Prax. 78 (1989) 1365

Williamson, G.: Severe chronic headache treated by simple dental procedures. S. Afr. ed. J. 67 (1985) 304

Yamanaka, N., A. Kataura: Viral infections associated with recurrent tonsillitis. Acta Otolaryngol., Suppl. 416 (1984) 30

Yoshida, A., K. Okamato: Indication of tonsillectomy for recurrent tonsillitis. Acta Otolaryngol., Suppl. 454 (1988) 305

Kehlkopf und Luftröhre

Abramson, A.L., et al.: Laryngeal papillomatosis: Clinical, histopathologic and molecular studies. Laryngoscope 97 (1987) 678

Anatoniadou, E., I. Podlesch: Komplikationen der prolongierten nasotrachealen Intubation bei Kindern. Anästhesist 20 (1971) 195

Antarasena, S.: Clinical study of juvenile laryngeal papilloma. Acta Otolaryngol., Suppl. 458 (1988) 163

Arnold, G.E.: Vocal nodules and polyps: Laryngeal tissue reaction to habitual hyperkinetic dysphonia. J. Speech Disord. 27 (1962) 205

Barkin, R.M.: Pediatric airway management. Emerg. Med. Clin. N. Amer. 6 (1988) 687

Baugh, R., S.R. Baker: Epiglottitis in children: Review of 24 cases. Otolaryngol. Head Neck Surg. 90 (1982) 157

Belmont, J.R., K. Grundfast: Congenital laryngeal stridor (laryngomalacia): Etiologic factors and associated disorders. Ann. Otol. 93 (1984) 430

Benjamin, B.: Tracheomalacia in infants and children. Ann. Otol. 93 (1984) 438

Benjamin, B., G. Croxson: Vocal nodules in children. Ann. Otol. 96 (1987) 530

Benjamin, B., A. Inglis: Minor congenital laryngeal clefts: Diagnosis and classification. Ann. Otol. 98 (1989) 417

Benjamin, B., et al.: Congenital tracheal stenosis. Ann. Otol. 90 (1981) 364

Bennett, R.S., K.R. Powell: Human papillomaviruses: Associations between laryngeal papillomas and genital warts. Pediat. Infect. Dis. 6 (1987) 229

Berlinger, N.T., et al.: Infantile lobar emphysema. Ann. Otol. 96 (1987) 106

Beste, D.J., R.J. Toohill: Microtrapdoor flap repair of laryngeal and tracheal stenosis. Ann. Otol. 100 (1991) 420

Black, R.J., et al.: Tracheostomy „decannulation panic" in children: Fact or fiction? J. Laryngol. Otol. 98 (1984a) 297

Black, R.E., et al.: Bronchoscopic removal of aspirated foreign bodies in children. Amer. J. Surg. 148 (1984b) 778

Blair, G.K., et al.: Treatment of tracheomalacia: Eight years experience. J. Pediat. Surg. 21 (1986) 781

Blazer, S., et al.: Foreign body in the airway. Amer. J. Dis. Child. 134 (1980) 68

Böckers, M., K. Bork: Kontrazeption und Schwangerschaft bei hereditärem Angioödem. Dtsch. Med. Wschr. 112 (1987) 507

Bomholt, A.: Juvenile laryngeal papillomatosis. Acta Otolaryngol. 105 (1988) 367

Bork, K.: Angioödem durch C1-Esterase-Inhibitor-Mangel. Gelb. H. 30 (1990a) 105

Bork, K.: Angioödem durch C1-Esterase-Inhibitor-Mangel. Gelb. H. 30 (1990b) 118

Boyle, W.F., E.G. McCoy: Treatment of papilloma of the larynx in children. Laryngoscope 80 (1970) 1063

Caldwell, C.C., et al.: Intubation related tracheal stenosis in very-low-birth-weight infants. Amer. J. Dis. Child. 139 (1985) 618

Catlin, F.I., R.J.H. Smith: Acquired subglottic stenosis in children. Ann. Otol. 96 (1987) 488

Chaten, F.C., et al.: Stridor: Intracranial pathology causing postextubation vocal cord paralysis. Pediatrics 87 (1991) 39

Chen, J.M., et al.: Extensive upper aerodigestive tract anomalies in „Vacterl" association. Arch. Otolaryngol. 117 (1991) 1407

Clerf, L.H.: Unilateral vocal cord paralysis. J. Amer. Med. Ass. 151 (1953) 900

Cohen, S.R.: Inusual presentations and problems created by mismanagement of foreign bodies in the aerodigestive tract of the pediatric patient. Ann. Otol. 90 (1981) 316

Cohen, S.R., et al.: Foreign bodies in the airway. Five-year retrospective study with special reference to management. Ann. Otol. 89 (1980a) 437

Cohen, S.R., et al.: Papilloma of the larynx and tracheobronchial tree in children. Ann. Otol. 89 (1980b) 497

Cohen, S.R., et al.: Laryngeal palsy in children. A long-term retrospective study. Ann. Otol. 91 (1982a) 417

Cohen, S.R., et al.: Foregut cysts in infants and children. Diagnosis and management. Ann. Otol. 91 (1982b) 622

Cotton, E., K. Yasuda: Foreign body aspiration. Pediat. Clin. N. Amer. 31 (1984) 937

Cotton, R.: Management of subglottic stenosis in infancy and childhood. Review of a consecutive series of cases managed by surgical reconstruction. Ann. Otol. 87 (1978) 649

Cotton, R.T.: The problem of pediatric laryngotracheal stenosis: A clinical and experimental study on the efficacy of autogenous cartilaginous grafts placed between the vertically divided halves of the posterior lamina of the cricoid cartilage. Laryngoscope, Suppl. 56 (1991)

Cotton, R.T., et al.: Update of the Cincinnati experience in pediatric laryngotracheal reconstruction. Laryngoscope 99 (1989) 111

Couriel, J.M.: Management of croup. Arch. Dis. Childh. 63 (1988) 1305

Crockett, D.M., et al.: Side effects and toxicity of interferon on the treatment of recurrent respiratory papillomatosis. Ann. Otol. 96 (1987a) 601

Crockett, D.M., et al.: Complications of laser surgery for recurrent respiratory papillomatosis. Ann. Otol. 96 (1987b) 639

Crysdale, W.S., et al.: Tracheotomies: A 10-year experience in 319 children. Ann. Otol. 97 (1988) 439

Current concepts: Food asphyxiation – restaurant rescue. New Engl. J. Med. 289 (1973) 81

Dalakas, M.C., et al.: A long-term follow-up study of patients with post-poliomyelitis neuromuscular symptoms. New Engl. J. Med. 314 (1986) 959

Dedo, H.H.: The paralyzed larynx: An electromyographic study in dogs and humans. Laryngoscope 80 (1970) 1455

Dedo, H.H., R.K. Jackler: Laryngeal papilloma: Results of treatment with the CO2 laser and podophyllum. Ann. Otol. 91 (1982) 425

Denneny, J.C.: Bronchomalacia in the neonate. Ann. Otol. 94 (1985) 466

Diaz, E.M., et al.: Tracheal agenesis. A case report and literature review. Arch. Otolaryngol. 115 (1989) 741

Dobbertin, I., R. Dierkesmann: Die Papillomatose zwischen Remission und maligner Transformation – Fallberichte und Übersicht papillomatöser Tumoren des unteren Respirationstraktes. Pneumologie 44 (1990) 1086

Dockery, M., et al.: Rheumatoid arthritis of the larynx: The importance of early diagnosis and corticosteroid therapy. Sth. Med. J. 84 (1991) 95

Draf, W.: Bedrohliche Zwischenfälle bei Trägern von Trachealkanülen. Notfallmedizin 4 (1978) 14

Duncan, S., N. Eid: Tracheomalacia and bronchopulmonary dysplasia. Ann. Otol. 100 (1991) 856

Editorial: Recurrent respiratory papillomatosis. Lancet 1988/II, 1406

Eliachar, I., H.M. Tucker: Reconstruction of pediatric larynx and upper trachea with the sternohyoid rotary door flap. Arch. Otolaryngol. 117 (1991) 316

Evans, J.N.G.: Management of the cleft larynx and tracheoesophageal clefts. Ann. Otol. 94 (1985) 627

Evans, N.G., G.V. Todd: Laryngo-tracheoplasty. J. Laryngol. Otol. 88 (1974) 589

Fearon, B., R.T. Cotton: Subglottic stenosis in infants and children: The clinical problem and surgical correction. Canad. J. Otolaryngol. 1 (1972) 291

Fearon, B., D. Ellis: The management of long term airway problems in infants and children. Ann. Otol. 80 (1971) 669

Fearon, B., et al.: Subglottic stenosis of the larynx in the infant and child. Methods of management. Ann. Otol. 87 (1978) 645

Floyd, J., et al.: Agenesis of the trachea. Amer. Rev. Resp. Dis. 86 (1962) 557

Friedman, E.M., et al.: Pediatric endoscopy: A review of 616 cases. Ann. Otol. 93 (1984) 517

Friedman, E.M., et al.: Chronic pediatric stridor: Etiology and outcome. Laryngoscope 100 (1990) 277

Gerein, V., u. Mitarb.: Ergebnisse einer Langzeit-Leukozyten-Interferon (a-IFN)-Therapie nach einem individuell ermittelten Dosierungsschema bei rezidivierender Larynxpapillomatose. Klin. Pädiat. 199 (1987) 224

Gerle, R.D., et al.: Congenital bronchopulmonary-foregut malformation. New Engl. J. Med. 278 (1968) 1413

Gerson, C.R., G.F. Tucker: Infant tracheotomy. Ann. Otol. 91 (1982) 413

Gianoli, G.J., et al.: Tracheotomy in the first year of life. Ann. Otol. 99 (1990) 896

Gibellino, F., et al.: Increase in tracheal size with age. Amer. Rev. Resp. Dis. 132 (1985) 784

Gillinson, P.: The parents view. J. Laryngol. Otol. Suppl. 17 (1988) 41

Goepfert, H., et al.: Leucocyte interferon in patients with juvenile laryngeal papillomatosis. Ann. Otol. 91 (1982) 431

Goff, W.F.: Vocal cord paralysis. Analysis of 229 cases. J. Amer. Med. Ass. 212 (1970) 1378

Gonzales, C., et al.: Synchronous airway lesions in infancy. Ann. Otol. 96 (1987) 77

Gray, St., et al.: Adjunctive measures for successful laryngotracheal reconstruction. Ann. Otol. 96 (1987) 509

Griscom, N.T., M.E.B. Wohl: Dimension of the growing trachea related to body height. Amer. Rev. Resp. Dis. 131 (1985) 840

Grundfast, K.M., E. Harley: Vocal cord paralysis. Otolaryngol. Clin. N. Amer. 22 (1989) 569

Grundfast, K.M., et al.: Prospective study of subglottic stenosis in intubated neonates. Ann. Otol. 99 (1990) 390

Harrison, D.F.N.: Histologic evaluation of the larynx in sudden infant death syndrome. Ann. Otol. 100 (1991) 173

Hauft, S.M., et al.: Tracheal stenosis in the sick premature infant. Amer. J. Dis. Child. 142 (1988) 206

Hawkins, D.B.: Pathogenesis of subglottic stenosis from endotracheal intubation. Ann. Otol. 96 (1987) 116

Hawkins, D.B., R.W. Clark: Flexible laryngoscopy in neonates, infants, and young children. Ann. Otol. 96 (1987) 81

Healy, G.B.: Correction of segmental tracheal stenosis in children. Ann. Otol. 97 (1988a) 444

Healy, G.B., et al.: Treatment of recurrent respiratory papillomatosis with human leukocyte interferon. Results of a multicenter randomized clinical trial. New Engl. J. Med. 319 (1988b) 401

Healey, G.B.: Management of tracheobronchial foreign bodies in children: An update. Ann. Otol. 99 (1990) 889

Heidemann, D., K. Bork: Lebensbedrohliche Larynxödeme durch geringfügige zahnärztliche Eingriffe beim hereditären angioneurotischen Ödem. Dtsch. Zahnärztl. Z. 34 (1979) 430

Heimlich, J.H.: A life-saving maneuver to prevent food-choking. J. Amer. Med. Ass. 234 (1975) 398

Heininger, U., u. Mitarb.: Akute Epiglottitis: Epidemiologie, Symptome, Komplikationen. Kinderarzt 21 (1990) 355

Hof, E.: Surgical correction of laryngotracheal stenoses in children. Progr. Pediat. Surg. 21 (1987) 29

Hof, E., u. Mitarb.: Ergebnisse der operativen Versorgung laryngotrachealer Stenosen. HNO 26 (1978) 60

Holinger, L.D.: Etiology of stridor in the neonate, infant and child. Ann. Otol. 89 (1980) 397

Holinger, L.D.: Treatment of severe subglottic stenosis without tracheotomy. A preliminary report. Ann. Otol. 91 (1982) 407

Holinger, L.D.: Chronic cough in infants and children. Laryngoscope 96 (1986) 316

Holinger, L.D., et al.: Etiology of bilateral abductor vocal cord paralysis. A review of 389 cases. Ann. Otol. 85 (1976) 428

Holinger, L.D., et al.: Congenital laryngeal anomalies associated with tracheal agenesis. Ann. Otol. 96 (1987) 505

Holinger, P.C., et al.: Respiratory obstruction and apnea in infants with bilateral abductor vocal cord paralysis, meningomyelocele, hydrocephalus, and Arnold-Chiari malformation. J. Pediat. (St. Louis) 92 (1978) 368

Holinger, P.H., W.T. Brown: Congenital webs, cysts, laryngoceles and other anomalies of the larynx. Ann. Otol. 71 (1968) 1

Holinger, P.H., et al.: Laryngeal papilloma: Review of etiology and therapy. Laryngoscope 78 (1968) 1462

Holinger, P.H., et al.: Subglottic stenosis in infants and children. Ann. Otol. 85 (1976) 591

Howland, W.S., J.S. Lewis: Mechanisms in the development of postintubation granulomas of the larynx. Ann. Otol. 65 (1956) 1006

Hruban, R.H., et al.: Congenital bronchopulmonary foregut malformations. Amer. J. Clin. Pathol. 91 (1989) 403

Inglis, A.F., D.V. Wagner: Lower complication rates associated with bronchial foreign bodies over the last 20 years. Ann. Otol. 101 (1992) 61

Irwin, B.C., et al.: Juvenile laryngeal papillomatosis. J. Laryngol. Otol. 100 (1986) 435

Isaacson, G., F. Moya: Hereditary congenital laryngeal abductor paralysis. Ann. Otol. 96 (1987) 701

Isshiki, N., et al.: Surgical treatment of laryngeal web with mucosa graft. Ann. Otol. 100 (1991) 95

Jones, R., A. Bodnar, Y. Roan, D. Johnson: Subglottic stenosis in newborn intensive care unit graduates. Amer. J. Dis. Child. 135 (1981) 367

Jordan, W.S., et al.: New therapy for postintubational laryngeal edema and tracheitis in children. J. Amer. Med. Ass. 212 (1970) 585

Kavanagh, K.T., R.W. Babin: Endoscopic surgical management for laryngomalacia. Ann. Otol. 96 (1987) 650

Kent, S.E., M.G. Watson: Laryngeal foreign bodies. J. Laryngol. Otol. 104 (1990) 131

Koka, B.V., et al.: Postintubation croup in children. Anesth. Analg. 56 (1977) 501

Koltai, P.J., R. Quiney: Tracheal Agenesis. Ann. Otol. 101 (1991) 560

Koltai, P.J., et al.: Endoscopic repair of supraglottic laryngeal clefts. Arch. Otolaryngol. 117 (1991) 273

Labbe, A., et al.: Flexible bronchoscopy in infants and children. Endoscopy 16 (1984) 13

Laing, I.A., et al.: Prevention of subglottic stenosis. J. Laryngol. Otol. Suppl. 11 (1988)

Laing, M.R., et al.: Tracheal stenosis in infants and young children. J. Laryngol. Otol. 104 (1990) 229

Landing, B., L.G. Dixon: Congenital malformations and genetic disorders of the respiratory tract. Amer. Rev. Resp. Dis. 120 (1979) 151

Lass, N.J., et al.: Peer perception of normal and voice-disordered children. Folia Phoniat. 43 (1991) 29

Laurian, N., et al.: Laryngeal carcinoma in childhood. Report of a case and review of the literature. Laryngoscope 94 (1984) 684

Leventhal, B.G., et al.: Long-term response of recurrent respiratory papillomatosis to treatment with lymphoblastoid interferon alfa-n1. New Engl. J. Med. 325 (1991) 613

Lindeberg, H., O. Elbrönd: Laryngeal papillomas: Clinical aspects in a series of 231 patients. Clin. Otolaryngol. 14 (1989) 333

Lindeberg, H., O. Elbrönd: Laryngeal papillomas: The epidemiology in a Danish subpopulation 1965–1984. Clin. Otolaryngol. 15 (1990) 125

Lindeberg, H., et al.: Laryngeal papillomas: Classification and course. Clin. Otolaryngol. 11 (1986) 423

Line, W.S., et al.: Tracheotomy in infant and young children: The changing perspective 1970–1985. Laryngoscope 96 (1986) 510

Luck, S.R., et al.: Congenital bronchopulmonary malformations. Curr. Probl. Surg. 23 (1986) 251

Lusk, R.P., et al.: Three-year experience of treating recurrent respiratory papilloma with interferon. Ann. Otol. 96 (1987) 158

McEniery, M.B., et al.: Review of intubation in severe laryngotracheaobronchitis. Pediatrics 87 (1991) 847

McGuirt, W.F., et al.: Tracheobronchial foreign bodies. Laryngoscope 98 (1988) 615

Maddalozzo, J., L.D. Holinger: Laryngotracheal reconstruction for subglottic stenosis in children. Ann. Otol. 96 (1987) 665

Mair, E.A., D.S. Parsons: Pediatric tracheobronchomalacia and major airway collapse. Ann. Otol. 101 (1992) 300

Malleson, P., et al.: Stridor due to cricoarytenoid arthritis in pauciarticular onset juvenile rheumatoid arthritis. J. Rheumatol. 13 (1986) 952

Mallory, G.B., et al.: Tidal flow measurement in the decision to decannulate the pediatric patient. Ann. Otol. 94 (1985) 454

Malone, P.S., E.M. Kiely: Role of aortopexy in the management of primary tracheomalacia and tracheobronchomalacia. Arch. Dis. Childh. 65 (1990) 438

Mambrino, L.J., et al.: Surgical management of tracheal stenosis in an infant with congenital anomalies: When is a baby inoperable? Ann. Otol. 100 (1991) 198

Montgomery, W.W.: Surgery of the Upper Respiratory System, 2nd ed. Lea & Febiger, Philadelphia 1989

Moskowitz, D., et al.: Foreign-body aspiration: Potential misdiagnosis. Arch. Otolaryngol. 108 (1982) 806

Mu, L., et al.: Radiological diagnosis of aspirated foreign bodies in children: Review of 343 cases. J. Laryngol. Otol. 104 (1990) 778

Mu, L., et al.: The causes and complications of late diagnosis of foreign body aspiration in children. Arch. Otolaryngol. 117 (1991) 876

Mullooly, V.M., et al.: Clinical effects of alpha-interferon dose variation on laryngeal papillomas. Laryngoscope 98 (1988) 1324

Muntz, H.R., et al.: Pediatric transbronchial lung biopsy. Ann. Otol. 101 (1992) 135

Myer III, C.M., et al.: Laryngeal and laryngotracheoesophageal clefts: Role of early surgical repair. Ann. Otol. 99 (1990) 98

Myer, Ch.M., C.M. Fitton: The child with a tracheotomy: Making home care work. Ear Nose Throat J. 68 (1989) 6

Narcy, P., et al.: Surgical treatment of laryngeal paralysis in infants and children. Ann. Otol. 99 (1990) 124

Newlands, W.J., W.S. McKerrow: Pediatric tracheostomy. Fifty-seven operations on fifty-three children. J. Laryngol. Otol. 101 (1987) 929

Nugent, K.M.: Vocal cord paresis and glottic stenosis: A late complication of poliomyelitis. Sth. Med. J. 80 (1987) 1594

Oberwaldner, B., u. Mitarb.: Pädiatrische Tracheostomapflege. Mschr. Kinderheilk. 140 (1992) 206

Ochi, J.W., et al.: Pediatric airway reconstruction at Great Ormond Street: A ten-year review. I. Laryngotracheoplasty and laryngotracheal reconstruction. Ann. Otol. 101 (1992) 465

Ochi, J.W., et al.: Pediatric airway reconstruction at Great Ormond Street: A ten-year review. I. Revisional airway reconstruction. Ann. Otol. 101 (1992) 595

Opsahl, T., E.J. Berman: Bronchogenic mediastinal cysts in infants: Case report and review of the literature. Pediatrics 30 (1962) 372

O'Rahilly, R.F. Müller: Respiratory and alimentary relations in staged human embryos. New embryological data and congenital anomalies. Ann. Otol. 93 (1984) 421

Ossoff, R.H., et al.: Neonatal and pediatric microsubglottiscope set. Ann. Otol. 100 (1991) 325

Papasozomenos, S., U. Roesmann: Respiratory distress and Arnold Chiari malformation. Neurology 31 (1981) 97

Paul, Th., u. Mitarb.: Akute Epiglottitis: Therapeutische Konsequenzen bei Resistenzwandel von Haemophilus influenzae Serotyp B. Mschr. Kinderheilk. 136 (1988) 190

Perotta, R.J.: Pediatric tracheotomy. Arch. Otolaryngol. 104 (1978) 318

Polonovski, J.M., et al.: Aryepiglottic fold excision for the treatment of severe laryngomalacia. Ann. Otol. 99 (1990) 625

Quincy, R.E., S.J. Gould: Subglottic stenosis: A clinicopathological study. Clin. Otolaryngol. 10 (1985) 315

Quiney, R.E., et al.: Management of subglottic stenosis: Experience from two centres. Arch. Dis. Childh. 61 (1986) 686

Rethi, A.: An operation for cicatricial stenosis of the larynx. J. Laryngol. Otol. 70 (1956) 283

Richardson, M.A.: Developments in pediatric neurolaryngology. Ann. Otol. 96 (1987) 118

Richardson, M.A., R.T. Cotton: Anatomic abnormalities of the pediatric airway. Pediat. Clin. N. Amer. 31 (1984) 821

Ross, D.A., P.H. Ward: Central vocal cord paralysis and paresis presenting as laryngeal stridor in children. Laryngoscope 100 (1990) 10

Rothmann, B.F., C.R. Boeckman: Foreign bodies in the larynx and tracheobronchial tree in children. Ann. Otol. 89 (1980) 434

Ruben, R.J., et al.: Home care of the pediatric patient with a tracheotomy. Ann. Otol. 91 (1982) 633

Ruscello, D.M., et al.: Listeners perception of normal and voice-disordered children. Folia Phoniat. 40 (1988) 290

Sasaki, C.T., et al.: Trachestomy decannulation. Amer. J. Dis. Child. 132 (1978) 266

Schiffman, J.H., u. Mitarb.: Trachealagenesie, eine seltene Ursache respiratorischer Insuffizienz bei Neugeborenen. Mschr. Kinderheilk. 139 (1991) 102

Schindera, F.: Hereditäres angioneurotisches Ödem durch funktionell inaktiven C1-Esterase Inhibitor. Gelb. H. 28 (1988) 81

Schindera, F., H.L. Krebber: Langzeitbehandlung eines hereditären angioneurotischen Ödems mit C1-Inaktivator. Gelb. H. 31 (1991) 33

Schindera, F., u. Mitarb.: Klinik, Pathogenese und Therapie des hereditären angioneurotischen Ödems. Mschr. Kinderheilk. 130 (1982) 269

Schultz-Couloun, H.J.: Kanülenkinder und laryngotracheale Stenosen. Arch. Oto-Rhinol-Laryngol., Suppl. 2 (1991) 296

Seid, A.B., et al.: One-stage laryngotracheoplasty. Arch. Otolaryngol. 117 (1991) 410

Seid, A.B., et al.: The prognostic value of endotracheal tube-air leak following tracheal surgery in children. Arch. Otolaryngol. 117 (1991) 880

Shapshay, S.M., et al.: Endoscopic treatment of subglottic and tracheal stenosis by radial laser incision and dilatation. Ann. Otol. 96 (1987) 661

Sherman, J.M., et al.: Factors influencing aquired subglottic stenosis in infants. J. Pediat. (St. Louis) 109 (1986) 322

Smith, M.E., et al.: Phonation and swallowing considerations in pediatric laryngotracheal reconstruction. Ann. Otol. 101 (1992) 731

Smith, R.J.H., F.I. Catlin: Laryngotracheal stenosis: A 5-year review. Head Neck 13 (1991) 140

Somers, T., et al.: Two-stage repair of extensive subglottic tracheal stenosis. Arch. Otorhinolaryngol. 248 (1990) 82

Steiner, W.: Tracheoscopy, bronchoscopy, esophagoscopy. Mediastinoscopy, interdisciplinary panendoscopy. Endoscopy 2 (1979) 151

Steiner, W.: Endoskopische Chirurgie in den oberen Luft- und Speisewegen des Kindes. Laryngol. Rhinol. Otol. 63 (1984) 198

Steroids and croup. Lancet 1989/II, 1134

Stoll, W., u. Mitarb.: Aspekte zur Säuglings- und Kindertracheotomie. Laryngol. Rhinol. Otol. 66 (1987) 63

Stolovitzky, J.P., N.W. Todd: Autoimmune hypothesis of acquired subglottic stenosis in premature infants. Laryngoscope 100 (1990) 227

Swift, A.C., J.H. Rogers: The changing indications for tracheostomy in children. J. Laryngol. Otol. 101 (1987) 1258

Swift, A.C., J.H. Rogers: The outcome of tracheostomy in children. J. Laryngol. Otol. 101 (1987) 936

Tellez, D.W., et al.: Dexamethasone for prevention of postextubation stridor. J. Pediat. (St. Louis) 118 (1991) 289

Templer, J., et al.: Congenital laryngeal stridor secondary to flaccid epiglottis, anomalous accessory cartilages and redundant aryepiglottic folds. Laryngoscope 91 (1981) 394

Tiedemann, R.: Neurogene Geschwülste der Trachea. HNO 40 (1992) 41

Tom, L.W.C., et al.: Hemoptysis in children. Ann. Otol. 89 (1980) 419

Tomas, H.: Beitrag zum Hämangiom des Larynx beim Säugling. Mschr. Kinderheilk. 119 (1981) 520

Töllner, U., u. Mitarb.: Akute Epiglottitis im Kindesalter. Laryngol. Rhinol. Otol. 63 (1984) 206

Tucker, J.A., et al.: Clinical correlation of anomalies of the supraglottic larynx with the staged sequence of normal human laryngeal development. Ann. Otol. 87 (1978) 636

Tucker, H.M.: Vocal cord paralysis in small children: Principles in management. Ann. Otol. 95 (1986) 618

Tucker, H.M: The Larynx. Thieme, New York 1987

Waldo, F.B.: Atypical hypocomplementemic vasculitis syndrome in a child. J. Pediat. (St. Louis) 106 (1985) 745

Ward, R.F., et al.: Flexible minibronchoscopy in children. Ann. Otol. 96 (1987) 645

Wetmore, R.F., et al.: Pediatric tracheostomy – experience during the past decade. Ann. Otol. 91 (1982) 628

Wetmore, St.J., et al.: Complications of laser surgery for laryngeal papillomatosis. Laryngoscope 95 (1985) 798

Wiatrak, B.J., R.T. Cotton: Anastomosis of the cervical trachea in children. Arch. Otolaryngol. 118 (1992) 58

Wichmann, H.E., H.W. Schlipköter: Kindliche Atemwegserkrankungen und Luftschadstoffe, Teil 1. Dtsch. Ärztebl. 87 (1990) 1801

Wichmann, H.E., H.W. Schlipköter: Kindliche Atemwegserkrankungen und Luftschadstoffe, Teil 2. Dtsch. Ärztebl. 87 (1990) 1809

Willis, R., et al.: Tracheotomy decannulation in the pediatric patient. Laryngoscope 97 (1987) 764

Wood, R.E., W.L. Gauderer: Flexible fiberoptic bronchoscopy in the management of tracheobronchial foreign bodies in children: The value of a combined approach with open tube bronchoscopy. J. Pediat. Surg. 19 (1984) 693

Zalzal, G.H., et al.: Pulmonary parameters in children after laryngotracheal reconstruction. Ann. Otol. 99 (1990) 386

Zalzal, G.H., et al.: Vocal quality of decannulated children following laryngeal reconstruction. Laryngoscope 101 (1991) 425

Zaw-Tun, H.I.A.: Development of congenital laryngeal atresisas and clefts. Ann. Otol 97 (1988) 353

Zulliger, J.J., et al.: Assessment of intubation in croup and epiglottitis. Ann. Otol. 91 (1982) 403

Speiseröhre

Anderson, K.D., et al.: A controlled trial of corticosteroids in children with corrosive injury of the esophagus. New Engl. J. Med. 323 (1990) 637

Bacon, C.K., R.A. Hendrix: Open tube versus flexible esophagoscopy in adult head and neck endoscopy. Ann. Otol. 101 (1992) 147

Baer, M., et al.: Esophagitis and findings of long term esophageal pH-recording in children with repeated lower respiratory tract symptoms. J. Pediat. Gastroenterol. 5 (1986) 187

Baucher, H.: Caustic substance injuries. J. Pediat. (St. Louis) 108 (1986) 165

Belmont, J.R., K. Grundfast: Congenital laryngeal stridor (Laryngomalacia): Etiologic factors and associated disorders. Ann. Otol. 93 (1984) 430

Benjamin, B., et al.: Endoscopy and biopsy in gastroesophageal reflux in infants and children. Ann. Otol. 89 (1980) 443

Bianco, J., et al.: Prevalence of clinically relevant bacteremia after upper endoscopy in bone marrow transplant recipients. Amer. J. Med. 89 (1990) 134

Blum, A.L., J.R. Siewert: Refluxtherapie. Springer, Berlin 1981

Buts, J.P., et al.: Prevalence and treatment of silent gastrooesophageal reflux in children with recurrent respiratory disorders. Europ. J. Pediat. 145 (1986) 396

Burton, D.M., et al.: Pediatric airway manifestation of gastroesophageal reflux. Ann. Otol. 101 (1992) 742

Chaikhouni, A., et al.: Foreign bodies of the esophagus. Amer. J. Surg. 51 (1985) 173

Christie, D.L.: Pulmonary complications of esophageal disease. Pediat. Clin. N. Amer. 31 (1984) 835

Couriel, J.M., et al.: Long term pulmonary consequences of oesophageal atresia with tracheo-oesophageal fistula. Acta Paediat. Scand. 71 (1982) 973

Crysdale, W.S., et al.: Esophageal foreign bodies in children. Ann. Otol. 100 (1991) 320

Curci, M., A. Dibbins: Gastroesophageal reflux in children, an underrated disease. Amer. J. Surg. 143 (1982) 413

Dinari, G., et al.: Newer Tests and Procedures in Pediatric Gastroenterology. Karger, Basel 1989

Donahue, P.E., et al.: Achalasia of the esophagus. Treatment controversies and the method of choice. Ann. Surg. 203 (1986) 505

Estrera, A., et al.: Corrosive burns of the esophagus and stomach: A recommendation for an aggressive surgical approach. Ann. Thorac. Surg. 41 (1986) 276

Fearon, B., I. Brama: Esophageal hiatal hernia in infants and children. Ann. Otol 90 (1981) 387

Ferguson, M.K., et al.: Early evaluation and therapy for caustic esophageal injury. Amer. J. Surg. 157 (1989) 116

Flick, J.A., et al.: Esophageal motor abnormalities in children and adolescents with scleroderm and mixed connective tissue disease. Pediatrics 82 (1988) 107

Friedman, E.M.: Caustic ingestions and foreign bodies in the aerodigestive tract of children. Pediat. Clin. N. Amer. 36 (1989) 1403

Gaudreault, P., et al.: Predictability of esophageal injury from signs and symptoms: A study of caustic ingestion in 378 children. Pediatrics 71 (1983) 767

Giuffre, R.M., et al.: Antireflux surgery in infants with bronchopulmonary dysplasia. Amer. J. Dis. Child. 141 (1987) 648

Gossot, D., et al.: Early blunt esophagectomy in severe caustic burns of the upper digestive tract. J. Thorac. Cardiovasc. Surg. 94 (1987) 188

Haller, A.J., et al.: Pathophysiology and management of acute corrosive burns of the esophagus: Results of treatment in 285 children. J. Pediat. Surg. 6 (1971) 578

Harp, D.L., et al.: Brain abscess following dilatation of esophageal stricture. Clin. Imag. 13 (1989) 140

Harper, P.C., et al.: Antireflux treatment for asthma. Improvement in patients with associated gastroesophageal reflux, Arch. Intern. Med. 147 (1987) 56

Hawkins, D.B.: Dilatation of esophageal strictures: Comparative morbidity of antegrade and retrograde methods. Ann. Otol. 97 (1988) 460

Hawkins, D.B.: Removal of blunt foreign bodies from the esophagus. Ann. Otol. 99 (1990) 935

Hawkins, D.B., et al.: Caustic ingestion: Controversies in management. A review of 214 cases. Laryngoscope 90 (1980) 98

Heller, K.: Aspekte der Betreuung von Kindern mit operierter Ösophagusatresie. Kinderarzt 23 (1992) 9

Henderson, C.T., et al.: Review: Foreign body ingestion: Review and suggested guidelines for management. Endoscopy 19 (1987) 68

Herbst, J.J., et al.: Gastroesophageal reflux causing respiratory distress and apnea in newborn infants. J. Pediat. (St. Louis) 95 (1979) 763

Holder, T.M., et al.: Esophageal atresia and tracheoesophageal fistula: A survey of its members by the surgical section of the American Academy of Pediatrics. Pediatrics 34 (1964) 542

Holinger, P.H., et al.: Subglottic stenosis in infants and children. Ann Otol. 85 (1976) 591

Hrabovsky, E.E., M.D. Mullett: Gastroesophageal reflux and the premature infant. J. Pediat. Surg. 21 (1986) 583

Hughes, D.M., et al.: Gastroesophageal reflux during sleep in asthmatic patients. J. Pediat. (St. Louis) 102 (1983) 666

Janik, J.S., et al.: Occult coin perforation of the esophagus. J. Pediat. Surg. 21 (1986) 794

Jolley, S.G., et al.: Esophageal pH-monitoring during sleep identifies children with respiratory symptoms from gastroesophageal reflux. Gastroenterology 80 (1981) 1501

Koufman, J.A.: The otolaryngologic manifestations of gastroesophageal reflux disease (GERD): A clinical investigation of 225 patients using ambulatory 24-hour pH-monitoring and an experimental investigation of the role of acid and pepsin in the development of laryngeal injury. Laryngoscope Suppl. 53 (1991)

Leape, L.L., et al.: Hazard to health – liquid lye. New Engl. J. Med. 284 (1971) 478

Liers, W.: Zur funktionellen Anatomie von Pharynx, Ösophagus und Trachea beim Erwachsenen und beim Neugeborenen. Arch. Oto-Rhino-Laryngol. Suppl. 1 (1990) 1

Lovejoy, F.H.: (Editorial) Corrosive injury of the esophagus in children – failure of corticosteroid treatment reemphasizes prevention. New Engl. J. Med. 323 (1990) 668

Lui, T.N., et al.: Brain abscess after dilatation of esophageal stricture. Pediat. Neurosci. 14 (1988) 250

Malin, J.P., H. Schliack: Schluckstörungen aus neurologischer Sicht. Dtsch. Ärztebl. 89 (1992) A1 3318

Martin, M.E., et al.: The relationship of gastroesophageal reflux to nocturnal wheezing in children with asthma. Ann. Allergy 49 (1982) 318

Meredith, W., et al.: Management of injuries from liquid lye ingestion. J. Trauma 28 (1988) 1173

Middelkamp, J.N., et al.: The management and problems of caustic burns in children. J. Thorac. Cardiovasc. Surg. 57 (1969) 341

Moore, W.R.: Caustic ingestions. Pathophysiology, diagnosis and treatment. Clin. Pediat. 25 (1986) 192

Morrissey, J.F., M. Reichelderfer: Review article: Gastrointestinal endoscopy. New Engl. J. Med. 325 (1991) 1142

Murray, G.F., et al.: Selective application of fundoplication in achalasia. Ann Thorac. Surg. 37 (1984) 185

Myer III, C.M., et al.: Balloon dilatation of esophageal strictures in children. Arch. Otolaryngol. 117 (1991) 529

Nandi, P., G.B. Ong: Foreign body in the oesophagus: A review of 2394 cases. Brit. J. Surg. 65 (1978) 5

O'Neill, J.A., et al.: Management of tracheobronchial and esophageal foreign bodies in childhood. J. Pediat. Surg. 18 (1983) 475

Orenstein, S.T., et al.: Stridor and gastroesophageal reflux: Diagnostic use of inraluminal esophageal acid perfusion (Bernstein test). Pediat. Pulmonol. 3 (1987) 420

Orenstein, S.R.: Prone positioning in infant gastroesophageal reflux: Is elevation of the head worth the trouble? J. Pediat. (St. Louis) 117 (1990) 184

Orenstein, S.R., D.M. Orenstein: Gastroesophageal reflux and respiratory distress in children. J. Pediat. (St. Louis) 112 (1988) 847

Puntis, J.W.L. et al.: Growth and feeding problems after repair of oesophageal atresia. Arch. Dis. Childh. 65 (1990) 84

Ramenofsky, M.L., L.L. Leape: Continuous upper esophageal pH-monitoring in infants and children with gastroesophageal reflux, pneumonia and apneic spells. Dig. Dis. Sci. 22 (1977) 365

Reilly, J.S., M.A. Walter: Consumer product aspiration and ingestion in children: Analysis of emergency room reports to the national electronic injury surveillance system. Ann. Otol. 101 (1992) 739

Riccabona, M., et al.: The role of sonography in the evaluation of gastro-oesophageal reflux – correlation to pH-metry. Europ. J. Pediat. 151 (1992) 655

Rothstein, F.C.: Caustic injuries to the esophagus in children. Pediat. Clin. N. Amer. 33 (1986) 665

Rothstein, F.C., T.C. Halpin: High incidence of pulmonary symptoms in infants evaluated for esophageal disease. Ann. Otol. 89 (1980) 450

Sarfati, E., et al.: Management of caustic ingestion in adults. Brit. J. Surg. 74 (1987) 146

Schober, P.H., u. Mitarb.: Ingestion von ätzenden Substanzen im Kindesalter. Wien. Klin. Wschr. 101 (1989) 318

Sellars, S.L., R.A. Spence: Chemical burns of the oesophagus. J. Laryngol. Otol. 101 (1987) 1211

Sjogren, R.W., L.F. Johnson: Barrett's esophagus: A review. Amer. J. Med. 74 (1983) 313

Smith, I.J., J. Beck: Mechanical feeding difficulties after primary repair of oesophageal atresia. Acta paediat. scand. 74 (1985) 237

Sondheimer, J.M.: Gastroesophageal reflux: Update on pathogenesis and diagnosis. Pediat. Clin. N. Amer. 35 (1988) 653

Spitz, L., et al.: Esophageal atresia: Five year experience with 148 cases. J. Pediat. Surg. 22 (1987) 103

Swallowed coins. Lancet 1989/II, 659

Temple, D.M., M.C. McNees: Hazards of battery ingestion. Pediatrics 71 (1983) 100

Tucker, J.: Tucker retrograde esophageal dilatation, 1924–1974. A historical review. Ann. Otol., Suppl. 16 (1974)

Tucker, J.A., C.T. Yarington: The treatment of caustic ingestion. Otolaryngol. Clin. N. Amer. 12 (1979) 343

Vandenplas, Y., L. Sacre: Continuous 24-hour esophageal pH-monitoring in 285 asymptomatic infants 0–15 month old. J. Pediat. Gastroenterol. Nutr. 6 (1987) 220

Vandenplas, Y., et al.: Gastroesophageal reflux, as measured by 24-hour pH-monitoring, in 509 healthy infants screened for risk of sudden infant death syndrome. Pediatrics 88 (1991) 834

Votteler, T.P., et al.: The hazard of ingested alkaline disk batteries in children. J. Amer. Med. Ass. 249 (1983) 2504

Walsh, T., et al.: Esophageal candidiasis: Diagnosis and treatment of an increasingly recognized fungal infection. Postgrad. Med. J. 84 (1988) 193

Wassermann, R.L., Ch. M. Ginsburg: Caustic substance injuries. Pediatrics 107 (1985) 169

Webb, W.A.: Management of foreign bodies of the upper gastrointestinal tract. Gastroenterology 94 (1988) 204

Webb, W.R., et al.: An evaluation of steroids and antibiotics in caustic burns of the esophagus. Ann. Thorac. Surg. 9 (1970) 95

Webb, W.A., et al.: Foreign bodies of the upper gastrointestinal tract. Sth. Med. J. 77 (1984) 1083

Wegmann, T.: Medizinische Mykologie – ein praktischer Leitfaden. Roche, Basel 1988

Speicheldrüsen

Anders, M., u. Mitarb.: Speicheldrüsentumoren im Kindes- und Jugendalter. HNO-Prax. 15 (1990) 3

Austin, J.R., D.M. Crockett: Pleomorphic adenom of the palate in a child. Head Neck 14 (1992) 58

Batsakis, J.G.: Pathology consultation: Lymphoepithelial lesion and Sjögren's syndrome. Ann. Otol. 96 (1987) 354

Batsakis, J.G., A.K. Raymond: Pathology consultation: Sialocysts of the parotid glands. Ann. Otol. 98 (1989) 487–489

Bianchi, A., R.E. Cudmore: Salivary gland tumors in children. J. Pediat. Surg. 13 (1978) 519

Brook, I., et al.: Aerobic and anaerobic microbiology of acute suppurative parotitis. Laryngoscope 101 (1991) 170

Castro, E.B., et al.: Tumors of the major salivary glands in children. Cancer 29 (1972) 312

Chodosh, P.L., et al.: Diagnostic use of ultrasound in diseases of the head and neck. Laryngoscope 90 (1980) 814

Chong, G.C., et al.: Management of parotid gland tumors in infants and children. Mayo Clin. Proc. 50 (1975) 279

Cleary, K.R., J.G. Batsakis: Pathology consultation: Lymphoepithelial cysts of the parotid region: A „new face" on an old lesion. Ann. Otol. 99 (1990) 162

Deutsches Grünes Kreuz eV: Ratgeber Schutzimpfungen (1988)

Ehrengut, W., R. Friedland: Vergleich der Reaktogenität von zwei Masern-Mumps-Vakzinen bei Kleinkindern. Münch. Med. Wschr. 126 (1984) 747

Ericson, S., et al.: Recurrent parotitis and sialectasis in childhood. Clinical, radiologic, immunologic, bacteriologic, and histologic study. Ann. Otol. 100 (1991) 527

Geterud, A., et al.: Follow-up study of recurrent parotitis in children. Ann. Otol. 97 (1988) 341

Kaban, L., et al.: Sialadenitis in childhood. Amer. J. Surg. 135 (1978) 570

Kaufman, S.L., A.P. Stout: Tumors of the major salivary glands in children. Cancer 16 (1963) 1317

Knothe, J., R. Müller: Speicheldrüsenerkrankungen im Kindesalter – eine klinische Übersicht. HNO-Prax. 14 (1989) 251

Krolls, C.L., et al.: Salivary gland lesions in children. Cancer 30 (1972) 459

Konno, A., E. Ito: A study on the pathogenesis of recurrent parotitis in childhood. Ann. Otol. Suppl. 63 (1979)

Luna, M.A., et al.: Pathology consultation: Salivary gland tumors in children. Ann. Otol. 100 (1991) 869

v. Mühlendahl, K.E.: Nebenwirkungen und Komplikationen der Masern-Mumps-Impfung. Mschr. Kinderheilk. 137 (1989) 440

v. Mühlendahl, K.E.: Side effects of measles-mumps vaccination (letter). Lancet 335 (1990) 540

Nagao, K., et al.: Histopathological studies on parotid gland tumors in Japanese children. Virchows Arch. Abt. A 388 (1980a) 263

Nagao, K., et al.: Histopathologic studies of benign infantile hemangioendothelioma of the parotid gland. Cancer 46 (1980b) 2250

Pinelli, V., et al.: The pathogenesis of chronic recurrent parotitis in infants: A study of 93 cases including an analysis of the vascular and glandular changes before and after parasympathectomy. Clin. Otolaryngol. 13 (1988) 97

Quast, U., et al.: Vaccine induced mumps-like disease. Develop. Biol. Standard. 43 (1978) 269

Rinast, E., u. Mitarb.: Bildgebende Diagnostik bei Parotiserkrankungen – ein Methodenvergleich. Laryngol. Rhinol. Otol. 69 (1990) 460

Schuller, D.E., B.F. McCabe: Salivary gland neoplasms in children. Otolaryngol. Clin. N. Amer. 10 (1977) 3999

Shikhani, A.H., M.E. Johns: Tumors of the major salivary glands in children. Head Neck Surg. 10 (1988) 257

Seifert, G.: Die Speicheldrüsengeschwülste im Kindesalter. Z. Kinderchir. 2 (1965) 285

Seifert, G., A. Miehlke, J. Haubrich, R. Chilla: Speicheldrüsenkrankheiten – Pathologie-Klinik-Therapie-Fazialischirurgie. Thieme, Stuttgart 1984

Seifert, G., R. Wopersnow: Die obstruktive Sialadenitis – Morphologische Analyse und Subklassifikation von 696 Fällen. Pathologe 6 (1985) 177

Smith Frable, M.A., W.J. Frable: Fine-needle aspiration biopsy of salivary glands. Laryngoscope 101 (1991) 245–249

Sperling, N.M., et al.: Cystic parotid masses in HIV infection. Head Neck 12 (1990) 337

Stehr, K.: Die zervikalen Lymphome aus pädiatrischer Sicht. Laryngol. Rhinol. Otol. 63 (1984) 159

Steinbach, E.: Operativ behandelte Erkrankungen der Glandula parotis im Kindes- und Adoleszentenalter. Laryngol. Rhinol. Otol. 66 (1987) 37

Waldron, C.A., et al.: Tumors of the intraoral minor salivary glands: A demographic and histologic study of 426 cases. Oral Surg. 66 (1988) 323

Watkin, G.T., M. Hobsley: Natural history of patients with recurrent parotitis and punctate sialectasis. Brit. J. Surg. 73 (1986) 745

Williams, M.A.: Head and neck findings in pediatric aquired immune deficiency syndrome. Laryngoscope 97 (1987) 713

Wright, G.L., et al.: Benign parotid diseases of childhood. Laryngoscope 95 (1985) 915

Yamasoba, T., et al.: Clinicostatistical study of lower lip mucoceles. Head Neck 12 (1990) 316

Nase

Anand, V.K., et al.: Intracranial complications of mucormycosis: An experimental model and clinical review. Laryngoscope 102 (1992) 656

Albegger, K., E.G. Huber: Review: Die entzündlichen Erkrankungen der Nase und Nasennebenhöhlen im Kindesalter. Pädiat. Pädol. 20 (1985) 315

Aurbach, G., D. Ullrich: Minimale invasive Chirurgie bei sinugener orbitaler Komplikation im Kindesalter. Mschr. Kinderheilk. 140 (1992) 832

Austin, M.B., St.E. Mills: Neoplasms and neoplasm-like lesions involving the skull base. Ear Nose Throat J. 65 (1986) 57

Bachert, C., U. Ganzer: Allergische Rhinitis: Zellen und Mediatoren in der Sofort- und Spätphase, Teil 1. Otorhinolaryngol. Nova 1 (1991a) 46

Bachert, C., U. Ganzer: Allergische Rhinitis: Zellen und Mediatoren in der Sofort- und Spätphase, Teil 2. Otorhinolaryngol. Nova 1 (1991b) 69

Baker, A.S.: Role of anaerobic bacteria in sinusitis and its complications. Ann. Otol., Suppl. 154 (1991) 17

Berkow, R.L., et al.: Invasive aspergillosis of paranasal tissues in children with malignancies. J. Pediat. (St. Louis) 103 (1983) 49

Bingham, B., et al.: The embryonic development of the lateral nasal wall from 8 to 24 weeks. Laryngoscope 101 (1991) 992

Bluestone, Ch.D., R. Steiner: Intracranial complications of acute frontal sinusitis. Sth. Med. J. 58 (1965) 1

Bluestone, Ch.D.: Symposium on sinusitis – preface. Pediat. Infect. Dis. 4 (1985) 49

Boles, R., H. Dedo: Nasopharyngeal angiofibroma. Laryngoscope 86 (1976) 364

Bremer, J.W., et al.: Angiofibroma: Treatment trends in 150 patients during 40 years. Laryngoscope 96 (1986) 1321

Briant, T.D.R., et al.: The radiological treatment of juvenile nasopharyngeal angiofibromas. Ann. Otol. 79 (1970) 1108

Brook, I.: Bacteriological features of chronic sinusitis in children. J. Amer. Med. Ass. 246 (1981) 967

Brunner, F.C., u. Mitarb.: Zur Therapie der Sinusitis im Kindesalter. Laryngol. Rhinol. Otol. 63 (1984) 193

Cantani, A., u. Mitarb.: Zur Therapie der allergischen Rhinitis im Kindesalter. Laryngol. Rhinol. Otol. 66 (1987) 60

Chandler, J.R., et al.: The pathogenesis of orbital complications in acute sinusitis. Laryngoscope 80 (1970) 1414

Chandler, J.R., et al.: Nasopharyngeal angiofibromas: Staging and management. Ann. Otol. 93 (1984) 323

Chen, J.M., et al.: Antro-choanal polyp: A 10-year retrospective study in the pediatric population with a review of the literature. J. Otolaryngol. 18 (1989) 168

Christiansen, T.A., et al.: Juvenile Nasopharyngeal Angiofibroma. Amer. Acad. Ophtalmol. 78 (1974) 140

Clayman, G.L., et al.: Intracranial complications of paranasal sinusitis: A combined institutional review. Laryngoscope 101 (1991) 234

Creely, J.J., et al.: Cancer of the nasopharynx: A review of 114 cases. Sth. Med. J. 66 (1973) 1029

Crockett, D.M., et al.: Nasal and paranasal sinus surgery in children with cystic fibrosis. Ann. Otol. 96 (1987) 367

Dahlin, D.C., C.S. MacCarty: Chordoma: A study of fifty-nine cases. Cancer 5 (1952) 1170

Dohar, J.E., A.J. Duvall: Spontaneous regression of juvenile nasopharyngeal angiofibroma. Ann. Otol. 101 (1992) 469

Drake-Lee, A.B., D.W. Morgan: Nasal polyps and sinusitis in children with cystic fibrosis. J. Laryngol. Otol. 103 (1989) 753

Dulguerov, P., T. Calcaterra: Esthesioneuroblastoma: The UCLA Experience 1970–1990. Laryngoscope 102 (1992) 843

Duplechain, J.K., et al.: Pediatric sinusitis. Arch. Otolaryngol. 117 (1991) 422

Eavey, R.D.: Inverted papilloma of the nose and paranasal sinuses in children and adolescents. Laryngoscope 96 (1985) 17

Enzinger, F.M., B.H. Smith: Hemangiopericytom: An analysis of 106 cases. Hum. Pathol. 7 (1976) 61

Estelle, F., R. Simons: Chronic rhinitis. Pediat. Clin. N. Amer. 31 (1984) 801

Fearon, B., et al.: Malignant nasopharyngeal tumors in children. Laryngoscope 100 (1990) 470

Feinmesser, R., et al.: Diagnosis of nasopharyngeal carcinoma by DNA-amplification. New Engl. J. Med. 326 (1992) 17

Ferguson, J.L., H.B. Neel III: Choanal atresia: Treatment trends in 47 patients over 33 years. Ann. Otol. 98 (1989) 110

Freng, A.: Growth in width of the dental arches after partial exstirpation of the midpalatal suture in man. Scand. J. Plast. Reconstr. Surg. 12 (1978) 267

Gammert, Ch., R. Panis: Behandlung der orbitalen Komplikation bei Entzündungen der Nasennebenhöhlen. Dtsch. Ärztebl. 46 (1977) 2737

Gates, G.A.: Sinusitis im Kindesalter. Arch. Oto-Rhino-Laryngol., Suppl. 1 (1991) 67

Gharib, R., et al.: Paranasal sinuses in cystic fibrosis. Amer. J. Dis. Child. 108 (1964) 499

Goodwin, W.J.: Orbital complications of ethmoiditis. Otolaryngol. Clin. N. Amer. 18 (1985) 139

Goumas, P., u. Mitarb.: Das Nasopharynxkarzinom (NPC) im Kindesalter. HNO 36 (1988) 147

Graß, T., U. Wahn: Das Atopiesyndrom im Kindesalter. Mschr. Kinderheilk. 139 (1991) 316

Gray, L.P.: Deviated nasal septum, incidence and etiology. Ann. Otol., Suppl. 50 (1978)

Gray, L.P.: Development and significance of septal and dental deformity from birth to eight years. Int. J. Pediat. Otorhinolaryngol. 6 (1983) 265

Gross, C.W., et al.: Functional endonasal sinus surgery (FESS) in the pediatric age group. Laryngoscope 99 (1989) 272

Guarisco, J.L., H.D. Graham III: Epistaxis in children: Causes, diagnosis, and treatment. Ear Nose Throat J. 68 (1989) 528

Gullane, P.J., et al.: Juvenile angiofibroma: A review of the literature and case series report. Laryngoscope 102 (1992) 928

Gussack, G.S., et al.: Pediatric maxillofacial trauma: Unique features in diagnosis and treatment. Laryngoscope 97 (1987) 925

Gutjahr, P.: Primäre Tumoren des Zentralnervensystems bei Kindern. 3. Aufl. Dtsch. Ärzte, Köln 1992

Gwyn, P.P., et al.: Facial fractures – associated injuries and complications. Plast. Reconstr. Surg. 47 (1971) 225

Hagan, W.E.: External rhinoplasty for the cleft lip nasal deformity. Laryngoscope 101 (1991) 788

Hall, R.K.: Injuries of the face and jaws in children. Int. J. Oral Surg. 1 (1972) 66

Healy, G.B.: An approach to the nasal septum in children. Laryngoscope 96 (1986) 1239

Hengerer, A.S., M. Strome: Choanal atresia: A new embryologic theory and its influence on surgical management. Laryngoscope 92 (1982) 913

Higinbothan, R.E.: Chordoma: Thirty-five year study at Memorial Hospital. Cancer 20 (1967) 1841

Hughes, G.B., et al.: The management of congenital midline mass – a review. Otolaryngol. Head Neck Surg. 2 (1980) 222

Jacobsson, M., et al.: Juvenile nasopharyngeal angiofibroma. Acta Otolaryngol. 105 (1988) 132

Jaffe, N., et al.: Dental and maxillofacial abnormalities in long-term survivors of childhood cancer: Effects of treatment with chemotherapy and radiation to the head and neck. Pediatrics 73 (1984) 816

Jamal, A., A.G.D. Maran: Atopy and nasal polyposis. J. Laryngol. Otol. 101 (1987) 355

Johnson, D.L., et al.: Treatment of intracranial abscesses associated with sinusitis in children and adolescents. J. Pediat. (St. Louis) 113 (1988) 15

Jorgensen, R.A.: Endoscopic and computed tomographic findings in ostiomeatal sinus disease. Arch. Otolaryngol. 117 (1991) 279

Kaban, L.B., et al.: Facial fractures in children. Plast. Reconstr. Surg. 59 (1977) 15

Katsanis, E., et al.: Prevalence and significance of mild-bleeding disorders in children with recurrent epistaxis. J. Pediat. (St. Louis) 113 (1988) 73

Kavanagh, K.T., et al.: Fungal sinusitis in immunocomprised children with neoplasms. Ann. Otol. 100 (1991) 331

Klammt, J.: Zysten der Kieferknochen. Barth, Leipzig 1976

Kley, W., C. Naumann: Regionale plastische und rekonstruktive Chirurgie im Kindesalter. Springer, Berlin 1983

Koltai, J.P., et al.: The external rhinoplasty approach for rhinologic surgery in children. Arch. Otolaryngol. 118 (1992) 401

Kosenow, W.: Luftwegsinfekte und Lungenentzündungen. Mschr. Kinderheilk. 130 (1982) 363

Lang, J.: Klinische Anatomie der Nase, Nasenhöhle und Nebenhöhlen. Thieme, Stuttgart 1988

Lusk, R.P., H.R. Muntz: Endoscopic sinus surgery in children with chronic sinusitis: A pilot study. Laryngoscope 100 (1990) 654

Lusk, R.P., et al.: The diagnosis and treatment of recurrent and chronic sinusitis in children. Pediat. Clin. N. Amer. 36 (1989) 1411

Lusk, R.P., et al.: Endoscopic ethmoidectomy and maxillary antrostomy in immunodeficient patients. Arch. Otolaryngol. 117 (1991) 60

McCoy, F.J., et al.: Facial fractures in children. Plast. Reconstr. Surg. 37 (1966) 209

McGraw, B.L., R.R. Cole: Pediatric maxillofacial trauma. Arch. Otolaryngol. 116 (1990) 41

Maharaj, D., C.M.C. Fernandes: Surgical experience with juvenile nasopharyngeal angiofibroma. Ann. Otol. 98 (1989) 269

Maniglia, A.J., S.N. Kline: Maxillofacial trauma in the pediatric age group. Otolaryngol. Clin. N. Amer. 16 (1983) 717

Maniglia, A.J.: Fatal and other major complications of endoscopic sinus surgery. Laryngoscope 101 (1991) 349

Marchant, C.D.: Spectrum of disease due to Branhamella Catarrhalis in children with particular reference to acute otitis media. Amer. J. Med., Suppl. 5 a (1990) 5A

Masing, H., W. Steiner: Zur Behandlung von Choanalatresien. Laryngol. Rhinol. Otol. 63 (1984) 181

Masson, J.K., E.H. Soule: Desmoid tumors of the head and neck. Amer. J. Surg. 112 (1966) 615

Melen, I., et al.: Chronic maxillary sinusitis. Acta Otolaryngol. 101 (1986) 320

Morgan, D.W., J.N.G. Evans: Developmental nasal anomalies. J. Laryngol. Otol. 104 (1990) 394

Müller, D.: Spätergebnisse nach rhinoplastisch versorgten Nasentraumen im Kindesalter. Laryngol. Rhinol. Otol. 62 (1983) 116

Munts, H.R.: Pitfalls to laser correction of choanal atresie. Ann. Otol. 96 (1987) 43

Myall, R.W.T., et al.: Are you overlooking fractures of the mandibular condyle? Pediatrics 79 (1987) 639

Myer III, C.M., R.T. Cotton: Nasal obstruction in the pediatric patient. Pediatrics 72 (1983) 766

Myers, E.N., M.J. Cunningham: Modified Caldwell-Luc approach for the treatment of antral choanal polyps. Laryngoscope 96 (1986) 911

Naclerio, R.M.: Review article: Drug therapy: Allergic rhinitis. New Engl. J. Med. 325 (1991) 860

Nager, G.T.: Cephaloceles. Laryngoscope 97 (1987) 77

Naspitz, C.K., D.G. Tinkelman: Childhood Rhinitis and Sinusitis. Dekker, New York 1990

Neel, H.B., W.F. Taylor: Epstein-Barr virus-related antibody. Arch. Otolaryngol. 116 (1990) 1287

Ngo, H., T.L. Tewfik: Inverted papilloma of the nose and paranasal sinuses in children. J. Otolaryngol. 16 (1987) 244

Niggemann, B., U. Wahn: Die allergische Rhinokonjunktivitis – Altes und Neues. Mschr. Kinderheilk. 140 (1992) 156

Oexle, K., et al.: Intracranial chordoma in a neonate. Europ. J. Pediat. 151 (1992) 336

Orobello, P.W., et al.: Microbiology of chronic sinusitis in children. Arch. Otolaryngol. 117 (1991) 980

Paul, D.: Sinus infections and adenotonsillitis in pediatric patients. Laryngoscope 91 (1981) 997

Pearson, G.B., et al.: Application of Epstein-Barr virus (EBV) serology to the diagnosis of North-American nasopharyngeal carcinomas. Cancer 51 (1983) 260

Petito, C.K., et al.: Craniopharyngiomas. A clinical and pathologic review. Cancer 37 (1976) 1944

Piersig, W.: Clinical aspects of the fractured growing nose. Rhinology 21 (1983) 107

Piersig, W.: Zur Chirurgie der Nase im Kindesalter: Wachstum und Spätergebnisse. Laryngol. Rhinol. Otol. 63 (1984) 170

Piersig, W.: Open questions in nasal surgery in children. Rhinology 24 (1986) 37

Pizzo, Ph. A., et al.: Medical progress. The child with cancer and infection. II. Nonbacterial infections. J. Pediat. (St. Louis) 119 (1991) 845

Polgar, G., G.P. Kong: The nasal resistance of newborn infants. J. Pediat. (St. Louis) 67 (1965) 557

Posawetz, W., H. Stammberger: Chirurgische Maßnahmen im Rahmen einer Inhalationsallergie. Allergologie 11 (1991) 440

Probst, C.: Frontobasale Verletzungen. Huber, Bern 1971

Probst, R., u. Mitarb. Frontobasale Frakturen beim Kind. Laryngol. Rhinol. Otol. 69 (1990) 150

Rachelefsky, G.S., et al.: Chronic sinus disease with associated reactive airway disease in children. Pediatrics 73 (1984a) 526

Rachelefsky, G.S.: Sinusitis in children – diagnosis and management. Clin. Rev. Allergy 2 (1984b) 397

Rachelefsky, G.S.: Chronic sinusitis. The disease of all ages. Amer. J. Dis. Child. 143 (1989) 886

Rachelefsky, G.S., et al.: Chronic sinusitis in the allergic child. Pediat. Clin. N. Amer. 36 (1988) 1091

Rasp, G.: Rhinopathia allergica: Die zu geringe diagnostische Wertigkeit anamnestischer Daten im rhinologischen Krankengut. Allergologie 11 (1991) 434

Reilly, J.S., et al.: Nasal surgery in children with cystic fibrosis: Complications and risk management. Laryngoscope 95 (1985) 1491

Reinhard, D.: Asthma bronchiale im Kindesalter. Springer, Berlin 1985

Rettinger, G.: Weichteilverletzungen der Nase. Europ. Arch. Oto-Rhino-Laryngol., Suppl. (1990) A 80

Richardson, M.A., J.D. Osguthorpe: Surgical management of choanal atresia. Laryngoscope 98 (1988) 915

Rinaldi, M.: Zygomycosis. Infect. Dis. Clin. N. Amer. 3 (1989) 19

Rock, W.P., et al.: The effect of nasal trauma during childhood upon growth of the nose and midface. Brit. J. Orthodont. 10 (1983) 38

Rybak, L.P., et al.: Obstructing nasopharyngeal teratoma in the neonate. Arch. Otolaryngol. 117 (1991) 1411

Samuel, J., C.M.C. Fernandes: Surgery for correction of bilateral choanal atresie. Laryngoscope 95 (1988) 326

Sanderson, J., O.J. Warner: Previous ear, nose and throat surgery in children presenting with allergic perennial rhinitis. Clin. Allergy 17 (1987) 113

Scheunemann, H.: Die Versorgung des Schädeltraumas im Kindesalter. Laryngol. Rhinol. Otol. 63 (1984) 109

Schramm, V.L.: Nasal polyps in children. Laryngoscope 90 (1980) 1488

Schwenzer, N., G. Pfeifer: Traumatologie des Mittelgesichts. In: Fortschritt der Kiefer- und Gesichtschirurgie, Bd. 36. Thieme, Stuttgart 1991

Shapiro, G.G.: Role of allergy in sinusitis. Pediat. infect. Dis. 4 (1985) S55

Shapiro, G.G., et al.: Immunologic defects in patients with refractory sinusitis. Pediatrics 87 (1991) 311

Siegel, M.B., et al.: Mandibular fractures in the pediatric patient. Arch. Otolaryngol. 117 (1991) 533

Singh, B.: Bilateral choanal atresia: Key to success with the transnasal approach. J. Laryngol. Otol. 104 (1990) 482

Smith, T.F.: Allergy testing in clinical practice. Ann. Allergy 68 (1992) 293

Snyderman, N.L.: Controversies: Nasal mass in a pediatric patient. Head Neck (1992) 415

Snyderman, N.L., R.J.H. Smith: Controversies: Nasopharyngeal angiofibroma. Head Neck (1992) 67

Spector, J.G.: Management of juvenile angiofibromata. Laryngoscope 98 (1988) 1016

Spires, J.R., R.J.H. Smith: Bacterial infections of the orbital and periorbital soft-tissues in children. Laryngoscope 96 (1986) 763

Staindl, O.: Plastische Operationen im HNO-Gebiet im Kindesalter. Laryngol. Rhinol. Otol. 63 (1984) 105

Stammberger, H.: Zum invertierten Papillom der Nasenschleimhaut. HNO 29 (1981) 128

Steiner, W., et al.: Minimally invasive surgery in otorhinolaryngology and head and neck surgery. Minimal. Invas. Ther. 1 (1991) 57

Stowens, D., T.H. Lin: Melanotic progonoma of the brain. Hum. Pathol. 5 (1974) 105

Swift, A.C., G. Charlton: Sinusitis and the acute orbit in children. J. Laryngol. Otol. 104 (1990) 213

Swift, A.C., S.D. Singh: The presentation and management of the nasal glioma. Int. J. Pediat. Otolaryngol. 10 (1985) 253

Umetsu, D.T.: Sinus disease in children. Amer. J. Asthma Allery Pediat. 1 (1988) 85

Umetsu, D.T., et al.: Sinus disease in patients with severe cystic fibrosis: Relation to pulmonary exacerbation. Lancet 335 (1990) 1077

Vogel, F.: Respiratorische Infektionen. Kohlhammer, Stuttgart 1991

Volpe, R., A. Mazabrand: A clinicopathologic review of 25 cases of chordoma. Amer. J. Surg. Pathol. 7 (1983) 161

Waitz, G., M.E. Wigand: Results of endoscopic sinus surgery for the treatment of inverted papillomas. Laryngoscope 102 (1992) 917

Wald, E.R.: Review article: Current concepts: Sinusitis in children. New Engl. J. Med. 326 (1992a) 319

Wald, E.R.: Sinusitis in infants and children. Ann. Otol., Suppl. 155 (1992b) 37

Wald, E.R., et al.: Sinusitis and its complications in the pediatric patients. Symp. Pediat. Otolaryngol. 28 (1981) 777

Wald, E.R., et al.: Upper respiratory tract infections in young children: Duration of and frequency of complications. Pediatrics 87 (1991) 129

Walsh, T.J. D.M. Dixon: Nosocomial aspergillosis: Environmental microbiology, hospital epidemiology, diagnosis, and treatment. Europ. J. Epidemiol. 5 (1989) 131

Wannemacher, M.: Nasopharynx-Tumoren. Urban & Schwarzenberg, München 1984

Warren, D.W., et al.: Effect of age on nasal cross-sectional area and respiratory mode in children. Laryngoscope 100 (1990) 89

Weber, R., W. Draf: Komplikationen der endonasalen mikroendoskopischen Siebbeinoperation. HNO 40 (1992) 170

Weidenbecher, M.: Das juvenile Nasenrachenfibrom – ein Erfahrungsbericht. Laryngol. Rhinol. Otol. 63 (1984) 184

Weiss, A., et al.: Bacterial periorbital and orbital cellulitis in childhood. Ophthalmology 90 (1983) 195

Wigand, M.E.: Transnasale, endoskopische Chirurgie der Nasennebenhöhlen bei chronischer Sinusitis. HNO 29 (1981) 215

Wigand, M.E.: Endoskopische Chirurgie der Nasennebenhöhlen und der vorderen Schädelbasis. Thieme, Stuttgart 1990

Wigand, M.E.: Endoskopische Chirurgie der Nasennebenhöhlen. Ein Überblick. HNO-Leitlinien 9. HNO Inform. 4 (1991)

Wiley, J., et al.: Invasive fungal infections in children with cancer. J. Clin. Oncol. 8 (1990) 280

Yarington, C.T.: Maxillofacial trauma in children. Otolaryngol. Clin. N. Amer. 10 (1977) 25

Zingg, M., et al.: Treatment of 813 zygoma-lateral orbital complex fractures. New aspects. Arch. Otorhinol. 117 (1991) 611

Ohr

Adamson, P.A., et al.: Otoplasty: Critical review of clinical results. Laryngoscope 101 (1991) 883

Arola, M., et al.: Rhinovirus in acute otitis media. J. Pediat. (St. Louis) 113 (1988) 693

Arola, M., et al.: Respiratory virus infection as a cause of prolonged symptoms in acute otitis media. J. Pediat. (St. Louis) 116 (1990a) 697

Arola, M., et al.: Clinical role of respiratory virus infection in acute otitis media. Pediatrics 86 (1990b) 848

Aust, G., H. Wolf: Die visuelle Suppression des rotatorisch ausgelösten Nystagmus bei Säuglingen und Kleinkindern. Arch. Otorhinolaryngol., Suppl. 2 (1990) 255

Aust, G., et al.: Vestibulospinale Befunde bei hörbehinderten und normalhörenden Kindern. Eine posturographische Studie. Arch. Otorhinolaryngol., Suppl. 2 (1991) 232

Austrian, R.: Epidemiology of pneumococcal capsular types causing pediatric infections. Pediat. Infect. Dis. 8 (1989) S21

Avraham, S., et al.: The influence of ventilation tubes on the surgical treatment of atelectatic ears. Europ. Arch. Otorhinolaryngol. 248 (1991) 259

Axhausen, M., V. Jahnke: Differentialdiagnose eines Gehörgangspolypen. HNO 40 (1992) 148

Bachmann, C., u. Mitarb.: Mittelohrerguß und Allergie im Kindesalter. Laryngol. Rhinol. Otol. 68 (1989) 201

Baldwin, R.L., et al.: Meningitis and sensorineural hearing loss. Laryngoscope 95 (1985) 802

Baron, S.H.: Management of aural cholesteatoma in children. Otolaryngol. Clin. N. Amer. 2 (1969) 71

Beck, C.: Pathologie der Innenohrschwerhörigkeit. In: Verhandlungsberichte 1984 der Dtsch. Ges. für HNO-Heilkunde, Kopf-Hals-Chirurgie. Arch. Otorhinolaryngol., Suppl. 1 (1984) 1

Bellman, S.C.: Hearing disorders in children. Brit. med. Bull. 43 (1987) 966

Berman, S.A., et al.: Otitis media in infants less than 12 weeks of age. J. Pediat. (St. Louis) 93 (1978a) 353

Berman, S.A., et al.: Otitis media in infants less than 12 weeks of age: Differing bacteriology assay in-patient and out-patient. J. Pediat. (St. Louis) 93 (1978b) 453

Bernal-Sprekelsen, M.: Zur frühzeitigen Verbesserung des Ohrmuschelreliefs. Kinderarzt 22 (1991) 1805

Bernal-Sprekeisen, M., Scheil, H.G: Formanomalien und Mißbildungen der Ohrmuschel. Kinderarzt 22 (1991) 1606

Bernstein, J.M.: Recent advances in immunologic reactivity in otitis media with effusion. J. Allergy 81 (1988) 1004

Bess, F.: Special issue: Unilateral hearing loss in children. Ear and Hear. 7 (1986) 2

Bierman, C.W., W.E. Pierson: Diseases of the ear. J. Allergy 81 (1988) 1009

Bierman, C.W., G.G. Shapiro: Otitis media. Clin. Rev. Allergy 6 (1988) 321

Bircke, H.G., J.J. Mravec: Myringotomy for middle ear effusions. Ann. Otol., Suppl. 25 (1976) 263

Black, N.: Causes of glue ear. J. Laryngol. Otol. 99 (1985) 953

Bland, R.D.: Otitis media in the first six month of life: Diagnosis, bacteriology and management. Pediatrics 49 (1972) 187

Bluestone, C.D.: Management of otitis media in infants and children: Current role of old and new antimicrobial agents. Pediat. Infect. Dis. 7 (1988) 129

Bluestone, C.D.: Modern management of otitis media. Pediat. Clin. N. Amer. 36 (1989a) 1371

Bluestone, C.D.: Modern management of otitis media. Pediat. Clin. N. Amer. 36 (1989b) 1371

Bluestone, C.D., M.L. Casselbrant: Workshop on the epidemiology of otitis media. Ann. Otol., Suppl. 149 (1990)

Bozzi, E., et al.: Small ears dysplasias. Riv. Audiol. Pract. 5 (1955) 51

Bredenkamp, J.K., et al.: Otolaryngologic manifestations of the mucopolysaccharidoses. Ann. Otol. 101 (1992) 472

Brookhouser, P.E., et al.: Correlates of vestibular evaluation results during the first year of life. Laryngoscope 101 (1991) 687

Brookhouser, P.E., et al.: Noise-induced hearing loss in children. Laryngoscope 102 (1992) 645

Brummett, R.E.: Drug-induced ototoxicity. Drugs 19 (1980) 412

Bulkly, W.J., et al.: Complications following ventilation of the middle ear using Goode T tubes. Arch. Otolaryngol. 117 (1991) 895

Calhoun, K.H., et al.: Bacteriology of middle ear effusions. Sth. Med. J. 81 (1988) 332

Cantani, A.: Genetic causes of hearing loss in children. Pädiat. Pädol. 24 (1989) 321

Cantekin, E.L., et al.: Lack of efficacy of a decongestant-antihistamine mixture combination for otitis media with effusion („secretory" otitis media) in children. New Engl. J. Med. 208 (1983) 297

Carlin, S., et al.: Early recurrences of otitis media: Reinfection or relapse. J. Pediat. (St. Louis) 110 (1987) 20

Causse, J.R., et al.: Enzymology of otospongiosis and NaF-therapy. Amer. J. Otol. 1 (1980) 206

Causse, J.R., et al.: The enzymatic mechanisms of otospongiotic disease and NaF-action on enzymatic balance. Amer. J. Otol. 3 (1982) 297

Chan, K.H., et al.: Familial sensorineural hearing loss: A correlative study of audiologic, radiographic, and vestibular findings. Ann. Otol. 100 (1991) 620

Cherry, J.R.: Current conservative treatment of childhood chronic secretory otitis media. J. Laryngol. Otol. 100 (1986) 1019

Chonmaitree, T., et al.: Effect of viral respiratory tract infection on outcome of acute otitis media. J. Pediat. (St. Louis) 120 (1992) 856

Christen, H.J., u. Mitarb.: Lyme-Borreliose – häufigste Ursache der akuten peripheren Fazialisparese im Kindesalter. Mschr. Kinderheilk. 137 (1989) 151

Chüden, H.G., H.C. Buch: Häufigkeit, Ausdehnung und operativer Befund otogener, insbesondere endokranieller Komplikationen. HNO 29 (1981) 134

Clark, J.R., et al.: Facial paralysis in Lyme disease. Laryngoscope 95 (1985) 1341

Cleft palate and glue ear. Lancet 1988/I, 1262

Cohen, D.: Locations of primary cholesteatoma. Amer. J. Otol. 8 (1987) 61

Cole, J.M.: Surgery for otosclerosis in children. Laryngoscope 92 (1982) 27

Conrad, M., I. Gal: Prognose der idiopathischen Fazialisparese im Kindesalter. Otorhinolaryngol. Nova 1 (1991) 120

Cross, A.W.: Health screening in schools, part I. J. Pediat. (St. Louis) 107 (1985) 487

Cruz, O.L.M., et al.: Clinical and surgical aspects of cholesteatomas in children. Ear Nose Throat J. 69 (1990) 535

Cyr, D.G., et al.: Vestibular evaluation of infants and preschool children. Otolaryngol. Head Neck Surg. 93 (1985) 463

Daigler, G.E., et al.: The effect of indoor pollutants on otitis media and asthma in children. Laryngoscope 101 (1991) 293

Davidson, J., et al.: Epidemiological patterns in childhood hearing loss. Int. J. Pediat. Otorhinolaryngol. 17 (1989) 239

Del Beccaro, M., et al.: Bacteriology of acute otitis media: A new perspective. J. Pediat. (St. Louis) 120 (1992) 81

Donaldson, J.A.: Surgical management of otitis media (recurrent and nonsuppurativ). J. Allergy 81 (1988) 1020

Drucker, T.: Drugs that can cause tinnitus. ATA Newsletter 4 (1979) 3

Drug Evaluations Monographs, Vol. 63. Micromedex, 1990

Dutton, J.E.M., et al.: Acoustic neuroma (schwannoma) surgery 1978–1990. J. Laryngol. Otol. 105 (1991) 165

Eavey, R.D.: Management strategies for congenital ear malformations. Pediat. Clin. N. Amer. 36 (1989) 1521

Eavey, R.D., et al.: Otologic features of bacterial meningitis of childhood. J. Pediat. (St. Louis) 106 (1985) 402

Editorial: Tympanostomy tubes. Lancet 1982/I, 1107

Edelstein, D.R., et al.: Cholesteatoma in the pediatric age group. Ann. Otol. 97 (1988) 23

Enbom, H., et al.: Postural compensation in children with congenital or early aquired bilateral vestibular loss. Ann. Otol. 100 (1991) 472

Epstein, St., J.S. Reilly: Sensorineural hearing loss. Pediat. Clin. N. Amer. 36 (1989) 1501

Farrell, M.L., et al.: Bilateral acoustic schwannoma: Postoperative hearing in the contralateral ear. J. Laryngol. Otol. 105 (1991) 769

Federspil, P.: Ototoxische Risiken durch Arzneimittel. Dtsch. Ärztebl. 87 (1990) B-228

Feldmann, H.: Tinnitus. Thieme, Stuttgart 1992

Fireman, P.: Newer concepts of the pathogenesis of otitis media with effusion. Immunol. Allergy Clin. N. Amer. 7 (1987) 133

Fireman, P.: Otitis media and nasal disease: A role for allergy. J. Allergy 82 (1988) 917

Flexon, P.B., et al.: Bilateral acoustic neurofibromatosis (neurofibromatosis 2): A disorder distinct from von Recklinghausen's neurofibromatosis (neurofibromatosis 1). Ann. Otol. 100 (1991) 830

Fraser, G.R.: The causes of profound deafness in childhood. A study of 3535 individuals with severe auditory handicaps present at birth or of childhood onset. John Hopkins University, Baltimore 1976

Friel-Patti, S., et al.: Language delay in infants associated with middle ear disease and mild, fluctuating hearing impairment. Pediat. Infect. Dis. 1 (1982) 104

Ganz, H., W. Schätzle: HNO Praxis heute, Bd. XI. Springer, Berlin 1991

Garretsen, T.J.T.M., C.W.R.J. Cremers: Stapes surgery in osteogenesis imperfecta: Analysis of postoperative hearing loss. Ann. Otol. 100 (1991) 120

Gates, G., et al.: Treatment of chronic otitis media with effusion: Results of tympanostomy tubes. Amer. J. Otolaryngol. 6 (1985) 249

Gates, G.A., et al.: Effectiveness of adenoidectomy and tympanostomy tubes in the treatment of chronic otitis media with effusion. New Engl. J. Med. 317 (1987) 1444

Gates, G.A.: Current issues in ENT infectious disease. Ann. Otol., Suppl. 155 (1992) 101

Giebink, G.S., D.M. Canafax: Controversies in the management of acute otitis media. Advanc. Pediat. Infect. Dis. 3 (1988) 47

Giebink, G.S.: Symposium on the pathophysiology of otitis media. Ann. Otol., Suppl. 148 (1990)

Gill, N.W.: Congenital atresia of the ear. J. Laryngol. Otol. 85 (1977) 1251

Godbersen, G.S.: Ohrbefunde bei Patienten mit Lippen-Kiefer-Gaumen-Spalten. Laryngol. Rhinol. Otol. 63 (1984) 127

Goertzen, W., u. Mitarb. Die Mastoiditis – ein kritischer Rückblick. Arch. Otolaryngol. Suppl. 2 (1990) 18

Gross, M., u. Mitarb.: Die Diagnose des Pendred-Syndroms bei Kindern mit Hilfe des Depletions-Testes mit ^{123}Jod. HNO 29 (1981) 95

Harsten, G.: Acute respiratory tract infections with special reference to otitis media. Universität Lund 1989

Hawkins, D., et al.: Acute mastoiditis in children: A review of 54 cases. Laryngoscope 93 (1983) 568

Hawkins, D., et al.: Mastoid subperiostal abscess. Arch. Otol. 109 (1983) 369

Helms, J.: Ergebnisse der Mikrochirurgie bei Ohrmißbildungen. Laryngol. Rhinol. Otol. 66 (1987) 16

Henderson, F.W., et al.: A longitudinal study of respiratory viruses and bacteria in the etiology of acute otitis media with effusion. New Engl. J. Med. 306 (1982) 1377

Heumann, H.: Die chronische Schleimhauteiterung beim Kind. Laryngol. Rhinol. Otol. 66 (1987a) 19

Heumann, H.: Das Cholesteatom im Kindesalter. Laryngol. Rhinol. Otol. 66 (1987b) 21

Hinchcliffe, R., S. Prasansuk: Epidemiology and SOM. A review. Scand. Audiol. 26 (Suppl.) (1986) 53

Holt, G.R., G.A. Gates: Masked mastoiditis. Laryngoscope 93 (1983) 1034

Horak, F.B., et al.: Vestibular function and motor proficiency of children with impaired hearing or with learning disability and motor impairment. Develop. Med. Child. Neurol. 30 (1988) 64

House, J.W., J.L. Sheehy: Cholesteatoma with intact tympanic membrane: A report of 41 cases. Laryngoscope 90 (1980) 70

Jackler, R.K., et al.: Endolymphatic sac surgery in congenital malformation of the inner ear. Laryngoscope 98 (1988) 698

Jaffe, B.: Are water and tympanostomy tubes compatible. Laryngoscope 91 (1981) 563

Jahrsdoerfer, R.: Congenital malformations of the ear. Analysis of 94 operations. Ann. Otol. 89 (1980) 348

Jahrsdoerfer, R.A.: The facial nerve in congenital middle ear malformations. Laryngoscope 91 (1981) 1217

Jahrsdoerfer, R.A., J.W. Hall: Congenital malformations of the ear. Amer. J. Otol. 7 (1986) 267

Jörbeck, H.J.A., et al.: Tick-borne Borrelia-meningitis in children. Acta Paediat. Scand. 76 (1987) 228

Jones, N.S., et al.: Imbalance and chronic secretory otitis media in children: Effect of myringotomy and insertion of ventilation tubes on body sway. Ann. Otol. 99 (1990) 477

Kamani, N., et al.: Pediatric acquired immunodeficiency syndrome-related complex: Clinical and immunologic features. Pediat. Infect. Dis. 7 (1988) 383

Karma, P., et al.: Long-term results of tympanostomy treatment on chronic secretory otitis media. Acta Otolaryngol., Suppl. 386 (1982) 163

Kavanaugh, J.F.: Otitis media and child development. York, Parkton 1986

Kemp, D.T.: Stimulated acoustic emissions from within the human auditory system. J. Acoust. Soc. Amer. 64 (1978) 1386

Klein, B.S., et al.: The role of respiratory syncytial virus and other viral pathogens in acute otitis media. J. Pediat. (St. Louis) 101 (1982) 16

Koch, U.: Der Adhäsivprozeß, Teil I: Klinische Ergebnisse. Laryngol. Rhinol. 59 (1980a) 495

Koch, U.: Der Adhäsivprozeß, Teil II: Untersuchungen zur Pathogenese. Laryngol. Rhinol. 59 (1980b) 655

Kohan, D., et al.: Otologic disease in patients with acquired immunodeficiency syndrome. Ann. Otol. 97 (1989) 636

Kohan, D., et al.: Otologic disease in AIDS-patients: CT correlations. Laryngoscope 100 (1990) 1326

Kuemmerle, H.P., N. Goossens: Klinik und Therapie der Nebenwirkungen. Thieme, Stuttgart 1984

Lafreniere, D., et al.: Distortion-product and click-evoked otoacoustic emissions in healthy newborns. Arch. Otolaryngol. 117 (1991) 1382

Lau, T., M. Tos: Tympanoplasty in children. Amer. J. Otol. 7 (1986) 55

Lebel, M.H., et al.: Dexamethasone therapy for bacterial meningitis: Results of two double-blind, placebo-controlled trials. New Engl. J. Med. 319 (1988) 964

Lehnhardt, E.: Klinik der Innenohrschwerhörigkeit. In: Verhandlungsberichte 1984 der Dtsch. Ges. für HNO-Heilkunde, Kopf-Hals-Chirurgie. Arch. Oto-Rhino-Laryngol., Suppl. 1 (1984) 58

Lesser, T.H.J., et al.: Ear, nose and throat manifestations of lyme disease. J. Laryngol. Otol. 104 (1990) 301

Levenson, M.J., et al.: A review of twenty congenital cholestatomas of the middle ear in children. Otolaryngol. Head Neck Surg. 94 (1986) 560

Lim, D.J.: Recent advances in otitis media. Ann. Otol. Suppl. 139 (1989)

Lim, D.J.: et al. Recent advances in otitis media with effusion. Decker, Philadelphia 1984

Lim, D.J., et al.: Current concepts of pathogenesis of otitis media. A review. Acta Otolaryngol., Suppl. 458 (1988) 174

Löser, H.: Alkoholeffekte und Schwachformen der Alkoholembryopathie. Dtsch. Ärztebl. 88 (1991) B 2278

Luntz, M., et al.: The surgical treatment of atelectatic ears and retraction pokkets in children and adults. Europ. Arch. Otorhinolaryngol. 248 (1991) 400

Mafee, M.F., et al.: Chronic otomastoiditis: A conceptual understanding of CT findings. Radiology 160 (1986) 193

McLelland, C.: Incidence of complications from use of tympanostomy tubes. Arch. Otolaryngol. 106 (1980) 97

Magnusson, B.: The atelectatic ear. Int. J. Pediat. Otolaryngol. 3 (1981) 24

Mandel, E.M., et al.: Efficacy of amoxicillin with and without decongestant-antihistamine for otitis media with effusion. New Engl. J. Med. 316 (1987) 432

Manning, J.J., K.K. Adour: Facial paralysis in children. Pediatrics 49 (1972) 102

Martin-Hirsch, D.P., et al.: Latent mastoiditis: No room for complacency. J. Laryngol. Otol. 105 (1991) 767

Martuza, R.L., R. Eldridge: Neurofibromatose 2 (bilateral acoustic neuroma). New Engl. J. Med. 318 (1988) 684

Matsune, S., et al.: Abnormalities of lateral cartilaginous lamina and lumen of Eustachian tube in cases of cleft palate. Ann. Otol. 100 (1991) 909

Matsuo, K., et al.: Nonsurgical correction of congenital auricular deformities in the early neonate: A preliminary report. Plast. Reconstr. Surg. 73 (1984) 38

de Meester, C.: Postoperative Ergebnisse nach Korrektur von Mittelohrmißbildungen. Arch. Oto-Rhino-Laryngol., Suppl. 2 (1991) 234

Millay, D.J., et al.: Nonsurgical reconstruction of auricular deformities. Laryngoscope 100 (1990) 910

Mills, R.P., N.D. Padgham: Management of childhood cholesteatoma. J. Laryngol. Otol. 105 (1991) 343

Mitchell, D.P., A.M. Rubin: Mondini dysplasia – late complications. J. Otolaryngol. 14 (1985) 265

Nadal, D., et al.: Acute mastoiditis: Clinical, microbiological, and therapeutic aspects. Europ. J. Pediat. 149 (1990) 560

Newton, V.: Hearing loss and Waardenburg's syndrome: Implications for genetic counselling. J. Laryngol. Otol. 104 (1990) 97

Newton, V.A.: Aetiology of bilateral sensori-neural hearing loss in young children. J. Laryngol. Otol., Suppl. 10 (1985)

Nielsen, K.O., K. Bak-Pedersen: Otosurgery of incipient adhesive otitis media in children. J. Laryngol. Otol. 98 (1984) 341

Nir, O., et al.: Clinical records: Malignant external otitis in an infant. J. Laryngol. Otol. 104 (1990) 502

Noval, V.J., W. Müller: Einfluß der Adenotomie auf die Frequenz von Otitis media und rhinogenem Infekt. Otorhinolaryngol. Nova 1 (1991) 194

Nunez, D.A., G.G. Browning: Risks of developing an otogenic intracranial abscess. J. Laryngol. Otol. 104 (1990) 468

O'Keeffe, L. J.: Clinical records: Sudden total deafness in sickle cell disease. J. Laryngol. Otol. 105 (1991) 653

Palva, T., et al.: Acute and latent mastoiditis in children. J. Laryngol. Otol. 99 (1985) 127

Pappas, D.G., et al.: Perilymphatic fistula in children with preexisting sensorineural hearing loss. Laryngoscope 98 (1988) 507

Paradise, J.L., et al.: Efficacy of adenoidectomy for recurrent otitis media results from parallel random and nonrandom trials (abstract). Pediat. Res. 21 (1987) 286A

Paradise, J.L., et al.: Efficacy of adenoidectomy for recurrent otitis media in children previously treated with tympanostomy tube placement. J. Amer. Med. Ass. 263 (1990) 2066

Pedersen, C.B., J. Olsen: Danish approach to the treatment of secretory otitis media. Ann. Otol. Suppl. 146 (1990)

Peitersen, I.: Natural history of 1011 cases of Bell's palsy. San Francisco Otorhinolaryngolocicum, Academy of Science, 1980

Plath, P.: Frühdiagnostik und Therapie von Hörschäden bei Kindern in den ersten Lebensmonaten. Laryngol. Rhinol. Otol. 63 (1984) 133

Plester, D., H. Hildmann, E. Steinbach: Atlas der Ohrchirurgie. Kohlhammer, Stuttgart 1989

Plester, D.: Operationen am kindlichen Ohr. HNO-Leitlinien 2 (1992)

Pomeroy, S.L., et al.: Seizures and other neurologic sequelae of bacterial meningitis in children. New Engl. J. Med. 323 (1990) 1651

Prescott, C.A.J.: Idiopathic facial nerve palsy in children and the effect of treatment with steroids. Int. J. Pediat. Otorhinolaryngol. 13 (1987) 257

Prescott, C.A.J., et al.: Mastoid surgery at the Red Cross War Memorial Children's Hospital. J. Laryngol. Otol. 105 (1991) 409

Principi, J., et al.: Acute otitis media in human immunodeficiency virus-infected children. Pediatrics 88 (1991) 566

Probst, R.: Otoacoustic emissions: An overview. In: New aspects of cochlear mechanics and inner ear pathophysiology. Advanc. Otorhinolaryngol. 44 (1990) 1

Raine, C.H., S.D. Singh: Tympanoplasty in children. A review of 114 cases. J. Laryngol. Otol. 97 (1983) 217

Rasmussen, N., et al.: Otologic sequelae after pneumococcal meningitis: A survey of 164 consecutive cases with a follow-up of 94 survivors. Laryngoscope 101 (1991) 876

Rettinger, G.: Weichteilverletzungen der Nase. Arch. Otorhinolaryngol., Suppl. 2 (1990) 100

van Rijn, P.M., C.W.R.J. Cremers: Causes of childhood deafness at a dutch school for the hearing impaired. Ann. Otol. 100 (1991) 903

Robinson, P.M.: Prognostic factors in otitis media with effusion. J. Laryngol. Otol. 102 (1988) 989

Rosen, A., et al.: Acute mastoiditis: A review of 69 cases. Ann. Otol. 95 (1986) 222

Rosenfeld, R.M., et al.: Predictors of residual-recurrent cholesteatoma in children. Arch. Otolaryngol. 118 (1992) 384

Ruben, R.J.: The ontogeny of human hearing. Acta oto-laryngol. 112 (1992) 192

Rubin, J.S., W.I. Wei: Acute mastoiditis: A review of 34 patients. Laryngoscope 95 (1985) 963

Rubin, J., et al.: Malignant external otitis in children. J. Pediat. 113 (1988) 965

Sade, J.: Secretory otitis media and its sequelae. Churchill Livingstone, New York 1979

Sade, J., E. Berco: Atelectasis and secretory otitis media. Ann. Otol. 25 (1976) 66

Sade, J., M. Luntz: Adenoidectomy in otitis media. A review. Ann. Otol. 100 (1991a) 226

Sade, J., M. Luntz: Die sekretorische Otitis media. Arch. Oto-Rhino-Laryngol., Suppl. 1 (1991b) 57

Sade, J., A. Shatz: Cholesteatoma in children. J. Laryngol. Otol. 102 (1988) 1003

Samuel, J., C.M.C. Fernandes: Otogenic complications with an intact tympanic membrane. Laryngoscope 95 (1985) 1387

Samuel, J., et al.: Intracranial otogenic complications – a persisting problem. Laryngoscope 96 (1986) 272

Sandstedt, P., et al.: Peripherial facial palsy in children. Acta Pediat. Scand. 74 (1985) 281

Sarkkinen, H., et al.: Identification of respiratory virus antigens in middle ear fluids of children with acute otitis media. J. Infect. Dis. 151 (1985) 444

Schaaf, R.C.: The frequency of vestibular disorders in developmentally delayed preschoolders with otitis media. Amer. J. Occup. Ther. 39 (1985) 247

Schuhknecht, H.F.: Mondini dysplasia: A clinical and pathological study. Ann. Otol., Suppl. 65 (1980) 1

Schuhknecht, H.F.: Congenital aural atresia. Laryngoscope 99 (1989) 909

Schutzman, S.A., et al.: Bacteremia with otitis media. Pediatrics 87 (1991) 48

Schwart, R.H., et al.: Cholesteatoma medial to an intact tympanic membrane in 34 young children. Pediatrics 74 (1984) 236

Sedlacek, K.: Speech in children with hearing disorders. Diagnostic, treatment and rehabilitation. Folia Phoniat. 41 (1989) 145

Shapiro, R.S.: Temporal bone fractures in children. Otolaryngol. Head Neck Surg. 87 (1979) 323

Sheehy, J.L.: Cholesteatoma surgery in children. Amer. J. Otol. 6 (1985) 170

Sherman, P., et al.: Malignant external otitis due to Pseudomonas aeruginosa in childhood. Pediatrics 66 (1980) 782

Shibahara, Y., I. Sando: Congenital anomalies of the eustachian tube in Down syndrome. Ann. Otol. 98 (1989) 543

Shurin, A.G., et al.: Staging for cholesteatoma in the child, adolescent, and adult. Ann. Otol. 99 (1990) 256

Snashall, S.E.: Vestibular function tests in children. J. Roy. Soc. Med. 76 (1983) 555

Sobie, S., et al.: Necrotizing external otitis in children: Report of two cases and review of the literature. Laryngoscope 12 (1987) 129

Spektor, Z., et al.: Otoacoustic emissions in normal and hearing-impaired children and normal adults. Laryngoscope 101 (1991) 965

Staindl, O.: Plastische Operationen im HNO-Gebiet im Kindesalter. Laryngol. Rhinol. Otol. 63 (1984) 105

Stechenberg, B.: Lyme disease. Pediat. Infect. Dis. 7 (1988) 402

Stenfors, L.E., S. Räisänen: Quantitative analysis of the bacterial findings in otitis media. J. Laryngol. Otol. 104 (1990) 749

Stoll, W., u. Mitarb.: Schwindel und Gleichgewichtsstörungen. Thieme, Stuttgart 1986

Strauss, M.: A clinical pathologic study of hearing loss in congenital cytomegalovirus infection. Laryngoscope 95 (1985) 951

Ströder, J.: Die Lyme-Krankheit. Kinderarzt 20 (1989) 799

Strutz, J.: Die nichttumorbedingten zentralen Hörstörungen – eine Übersicht. HNO 39 (1991) 332

Sundel, R.P., et al.: Sensorineural hearing loss associated with Kawasaki disease. J. Pediat. (St. Louis) 117 (1990) 371

Takeuchi, K., et al.: Prognosis for secretory otitis media in relation to viscoelasticity of effusions in children. Ann. Otol. Laryngol. 98 (1989) 443

Tanzer, R.C.: Total reconstruction of the external ear. Plast. Reconstr. Surg. 23 (1959) 1

Taylor, I.G., et al.: A study of the causes of hearing loss in a population of deaf children with special reference to genetic factors. J. Laryngol. Otol. 89 (1975) 899

Taylor, I.G., et al.: The sequelae of haemophilus influezae meningitis in school-age children. New Engl. J. Med. 323 (1990) 1657

Teele, D.W., et al.: Epidemiology of otitis media in children. Ann. Otol. 89 (1980) 5

Teele, D.W., et al.: Middle ear disease and the practice of pediatrics. J. Amer. Med. Ass. 249 (1983) 1026

Teele, DW., et al.: Otitis media with effusion during the first three years of life and development of speech and language. Pediatrics 74 (1984) 282

Teunissen, B., et al.: Isolated congenital stapes ankylosis: Surgical results in 32 ears and review of the literature. Laryngoscope 100 (1990) 1331

Tieri, L., et al.: Sudden deafness in children. Int. J. Pediat. Otorhinolaryngol. 7 (1984) 257

Tilles, J.G., et al.: Acute otitis media in children: Serologic studies and attempts to isolate viruses and mycoplasms from aspirated middle-ear fluids. New Engl. J. Med. 277 (1967) 613

Tos, M.: Relationship between secretory otitis in childhood and chronic otitis and its sequelae in adults. J. Laryngol. Otol. 95 (1981) 1011

Tos, M.: Treatment of cholesteatoma in children: A longterm study of results. Amer. J. Otol. 4 (1983) 189

Tos, M.: Tympanosclerosis of the drum in secretory otitis after insertion of grommets: A prospective comparative study. J. Laryngol. Otol. 97 (1983) 489

Tos, M., et al.: Incidence etiology and pathogenesis of cholestatoma in children. Advanc. Oto-Rhino-Laryngol. 40 (1988) 110

Ullrich, D., G. Aurbach: Der „Hörsturz" im Kindes- und Jugendalter. Laryngol. Otol. 69 (1990) 401

Urban, G.: Reversible sensorineural hearing loss associated with sickle cell crisis. Laryngoscope 5 (1973) 633

Vartiainen, E., et al.: Surgery of chronic otitis media in young patients. J. Laryngol. Otol. 100 (1986) 515

Volling, P., u. Mitarb.: Möbius-Syndrom. Phänomenologie, Diagnostik und Therapie. Otorhinolaryngol. Nova 2 (1992) 5

Wallace, I.F., et al.: Otitis media and language development at 1 year of age. J. Speech Disord. 53 (1988) 245

Weatherly, R.A., et al.: Cis-platinum ototoxicity in children. Laryngoscope 101 (1991) 917

Weber, P.C., P.J. Koltai: Chlamydia trachomatis in the etiology of acute otitis media. Ann. Otol. 100 (1991) 616

Weerda, H.: Die Chirurgie der kindlichen Ohrmuschelmißbildung. Laryngol. Rhinol. Otol. 63 (1984) 120

Weerda, H.: Weichteilverletzungen im Ohrbereich und ihre Versorgung. Arch. Otorhinolaryngol., Suppl. 2 (1990) 101

Wertelecki, W., et al.: Neurofibromatosis 2: Clinical and DNA linkage studies of a large kindred. New Engl. J. Med. 319 (1987) 278

Wetmore, R.F., et al.: Cholesteatoma in the pediatric patient. Int. J. Pediat. Otorhinolaryngol. 14 (1987) 101

Wiet, R.J., et al.: Otosclerosis 1981 to 1985. Amer. J. Otol. 7 (1986) 221

Williams, W.T., et al.: Pediatric temporal bone fractures. Laryngoscope 102 (1992) 600

Zechner, G.: Adhesive otitis media. J. Laryngol. Otol., Suppl. 8 (1983) 59

Zorowka, P., M. Heinemann: Akute Hörstörungen im Kindesalter. Otorhinolaryngol. Nova 1 (1991) 197

Aspekte zur Medikamententherapie

Benitz, W.E., D.S. Tatro: The Pediatric Drug Handbook. Year Book, Chicago 1981

Berde, C.B., et al.: A comparison of methadone and morphine for postoperative analgesia in children and adolescents. Anesthesiology 69 (1988) A 768

Berde, C.B., et al.: Patient-controlled analgesia in children and adolescents: A randomized prospective comparison with intramuscular administration of morphine for postoperative analgesia. J. Pediat. (St. Louis) 118 (1991a) 460

Berde, C.B., et al.: Comparison of morphine and methadone for prevention of postoperative pain in 3- to 7-year-old children. J. Pediat. (St. Louis) 119 (1991b) 136

Beyer, J.E., et al.: Discordance between selfreport and behavioural pain measures in children aged 3–7 years after surgery. J. Pain Sympt. Manag. 5 (1990) 350

Bircher, J., E. Lotterer: Klinisch-pharmakologische Datensammlung. G. Fischer, Stuttgart 1988

Daschner, F.: Antibiotika am Krankenbett, 4. Aufl. Springer, Berlin 1988

Fields, H.L., et al.: Advances in pain research and therapy. Raven, New York 1985

Forth, W., u. Mitarb.: Allgemeine und spezielle Pharmakologie und Toxikologie, 2. Aufl. BI. Wissenschaftsverlag, Mannheim 1977

v. Harnack, G.A., F. Janssen: Pädiatrische Dosistabellen, 9. Aufl. Dtsch. Apotheker, Stuttgart 1989

Lang, E.: Antibiotika-Tabellen, 9. Aufl. Bayer, Leverkusen 1987

Mather, L., J. Mackie: The incidence of postoperative pain in children. Pain 15 (1983) 271

Meier, H.: Analgesie bei Kindern. perimed, Erlangen 1987

Schechter, N.L., et al.: The status of pediatric pain control: A comparison of hospital analgesic usage in children and adults. Pediatrics 77 (1986) 11

Schmitt, H.J., u. Mitarb.: Infektionen in der Pädiatrie. G. Fischer, Stuttgart 1987

Rechtliche Aspekte

Aufklärungspflicht des Arztes. Arzt u. Recht (1989) 12

Baur, U.: Bei risikoreichen Operationen beide Elternteile fragen. Arzt u. Kr.-Haus 12 (1988) 408

BGH: Zur Aufklärungspflicht des Arztes bei Verschreibung nicht ungefährlicher Arzneimittel. Neue Jur. Wschr. (1970) 511

BGH: Einwilligung beider Eltern in Operationen. Neue Jur. Wschr. (1988) 2946

Deutsche Krankenhaus Gesellschaft: Richtlinien zur Aufklärung der Krankenhauspatienten über vorgesehene ärztliche Maßnahmen (1988)

Grömig, L.: Die Verordnung der Anti-Baby-Pille durch den Arzt, insbesondere an Minderjährige. Neue Jur. Wschr. 6 (1971) 233

Lesch, H.H: Die strafrechtliche Einwilligung beim HIV-Antikörpertest an Minderjährigen. Neue Jur. Wschr. (1989) 2309

LG München: Widerspruch der Eltern gegen Schwangerschaftsabbruch bei minderjähriger Tochter. Neue Jur. Wschr. (1980) 646

Nedopil, N.: Aufklärung bei begrenzter Verständnisfähigkeit. Münch. Med. Wschr. 132 (1990) 493

OLG Hamm: Zustimmung zum Blutaustausch als notwendige und zumutbare Hilfeleistung. Neue Jur. Wschr. (1968) 212

Ratzel, R.: Der minderjährige Patient – Rechtliche Aspekte. Frauenarzt 32 (1991) 271

Trocker, H.: Die Einwilligung Minderjähriger in den ärztlichen Heileingriff. Neue Jur. Wschr. (1972) 1493

Weißauer, W.: Patientenaufklärung – neue Entwicklungen. Chirurg BDC 1 (1991) 11

Sachverzeichnis

A

Achalasie 126 f.
- Krikopharyngeus 126 f.
Adenoide 50 ff.
- hyperplastische 66
Adenoiditis 65 ff.
- akute 65 ff.
Adenokarzinom 192
Adenom, pleomorphes 143 ff.
Adenotomie 37, 59, 66, 74 f.
- Indikation 70, 75
- - Cor pulmonale 70, 75
- - Schlafapnoen 70, 75
- - Zahnfehlstellung 70, 75
- Komplikation 75, 104
- Kontraindikation 75
Adeno-Virus-Infektion 26, 68
Adhäsivprozeß 231
AIDS s. HIV-Infektion
Aktinomykose 43
- Manifestation 43
- Diagnostik 43
- Therapie 44
Akustikus-Neurinom s. Neurofibromatose Typ 2
Alkoholembryopathie 95, 247
Allergie 72, 163 ff.
- Nase 163 ff.
- Mund 72
- Sofortreaktion 72, 105
Ameloblastom s. Pigmenttumor
Analgetika 270 ff.
- Dosierung 271
Anamnese 1 ff.
- Familienanamnese 3
- Hals 13
- Krankengeschichte 1 ff.
- Kehlkopf 81 ff.
- Luftröhre 81 ff.
- Mund 54
- Nase 152
- Nasennebenhöhlen 152
- Ohr 203 f.
- persönliche 1 ff.
- - Entwicklung 3
- - Krankheiten 3
- - Neonatalperiode 1 ff.
- - Umfeld 3
- Rachen 54
- Speiseröhre 120 f.
- Speicheldrüse 135 f.
Anfallsleiden, zerebral
s. Vestibularapparat
Angina agranulocytotica 69
- Ludovici s. Halsabszeß, submandibulär-submental
- Plaut-Vincenti 69
- tonsillaris s. Tonsillitis
Angiofibrom, juveniles 186 ff.
- - Hormontherapie 188
Angioneurotisches Ödem, hereditäres 104 f.
Ankyloglossie 55
Antibiotika 266 ff.
- Dosierung 268 f.
Antritis s. Mastoiditis
Aortopexie 109
Aphthosis s. Gingivostomatitis
Arthritis, rheumatoide 101
Aryknorpel s. Stellknorpel
Aspiration 5, 38 ff., 57, 81, 107 ff., 112 ff., 122 ff., 128 f.
Aspirationszytologie s. Punktionszytologie
Atemstillstand 98
Atresia auris, kongenitale 210 ff.
- - Cholesteatom 211
- - Hörgeräte 214
- - Mastoiditis 211

– – Mittelohrentzündung 211
– – Syndrome 214
Audiometrie 203, 252
– Emissionen, otoakustisch 206
– Hörstörung kombiniert 203
– Knochenleitungshören 203
– Reaktionsaudiometrie, elektrisch 205 f.
– Schallempfindungshören 203
– Schalleitungshören 203
– Tympanographie s. Impedanzmessung
– Verhaltensaudiometrie 205
Augenmotilitätsstörung 175, 183
Azinuszelltumor 148 f.

B

Basedow s. Schilddrüse, Funktionsstörung
BERA s. Audiometrie, Reaktionsaudiometrie, elektrisch
β_2-Transferrin 177 f.
Bezold-Mastoiditis s. Mastoiditis, Form
Bolustod 71

C

Candidamykose, Speiseröhre 127
Carhart-Senke 233
Cat scratch disease s. Katzenkratzkrankheit
CHARGE-Syndrom 156
Cheiloschisis s. Lippenspalte
Choanalatresie 156
– hintere 157
– Seromukotympanon 156
Choanalstenose, hintere 157
Choanen 50, 150
Cholesteatom 225 ff.
– Formen 226
– Komplikation 227, 255
– Operation 227 f.
Chordom 191
Common cold s. Pharyngotonsillitis
Concha nasalis s. Nasenmuschel

D

„Danger space" 11 f.
Dentition 176, 193
Dermoid 15 ff., 73, 157 f.
Dermoidzyste s. Dermoid
Desmoid 159, 192
Diathese, hämorrhagische 172 f.
Diphtherie 62, 64 ff., 69, 172
– Antitoxin 101
Doppelbilder 175, 183
Down-Syndrom s. Trisomie 21
Dysfunktion, kraniomandibuläre s. Myoarthropathie
Dysphagie s. Schluckstörung
Dysplasie, fibröse 241
– neurokutan s. Neurofibrom
Dyspnoe s. Luftnot

E

Eczema herpeticatum s. Gingivostomatitis
Endokarditis 65, 78 f.
– Risiko 78 f.
– Operation 78 f.
– Prophylaxe 65, 78 f.
Epiglottis s. Kehldeckel
Epiglottitis, phlegmonöse 98 f.
Epignathi s. Dermoid
Epipharynx s. Rachen
Epistaxis s. Nasenbluten
Epithese, Ohrmuschel 208, 235
Epstein-Barr-Virus s. Mononukleose; lymphoproliferative Erkrankung; Karzinom, anaplastisches
Epstein-Perle 73
Epuli s. Zahnzyste
C_1-Esterase-Inhibitor 104 f.
Esthesioneuroblastom s. Olfaktorius-Neuroblastom
Eustachi-Röhre s. Tuba auditiva

F

Fasziitis, noduläre 44
Fazialisnerv, Mißbildung 210

Fazialisparese 257 ff.
– peripher 257 ff.
– – Bell-Parese 257 ff.
– – konnatal 258 ff.
– – Lyme-Borreliose 257 ff.
– – Ohrerkrankung 217, 227 ff.
– – Trauma 215, 237 ff., 258 ff.
– – viral 258 ff.
– zentral 260
Febris uveoparotidea
   s. Heerfordt-Syndrom
Feinnadelaspiration s. Punktionszytologie
Fibrose, zystische 86, 108, 142, 180 ff., 185 f.
Fistel 18
– Hals s. Halsfistel
– präaurikuläre 18
– tracheoösophageal 60, 93, 107 f., 114, 122 ff., 128
Fremdkörper 71, 112 f., 128 f., 169, 236
– Aspiration 84, 87, 112 ff.
– Batterie 132
– Bolustod 71
– Bronchialsystem 112
– laryngotracheal 112 f.
– Rachen 71
– Speiseröhre 128 f.
– – Komplikation 128 f.

G

Gaumen 50
Gaumenspalte 57 ff.
– Adhäsivprozeß 57
– Cholesteatom 57
– Seromukotympanon 57, 59
– submuköse 55, 57
Gehörgang, Blutung 239
– Entzündung 216
– – nekrotisierende 216 f.
– Fremdkörper 236
Geschmacksschwitzen 137
Gingivostomatitis 61 ff.
– Coxsackie-Virus 61 ff.
– Herpes-Virus 61 ff.
Gliom 158
Glomustumor 44, 192

Glottisödem 104 f.
– allergisches 105
Gradenigo-Syndrom 230

H

Hals 7 ff.
– Anatomie 7 ff.
– – Halsfaszie 10 ff.
– – Spaltraum 10 ff.
– Entwicklung 7 ff.
– – Kiemendarm 7 ff.
– – Kiementasche 7 ff.
– – Schlundtasche 7 ff.
– – Viszeralbogen 7 ff.
– Lymphknoten 12 ff.
– Mißbildungen 15 ff.
– Palpation 13
– Schwellung s. Hals, Tumor
– Topographie 7 ff.
– – Halsdreieck 9 ff.
– Tumor 14 f., 44 f.
– – Differentialdiagnose 16 f.
Halsabszeß 39 ff.
– oberflächlich 40 ff.
– submandibulär-submental 41
Halsfistel 15 ff.
– lateral 15 ff.
– medial 15 ff.
Halsspalte, medial 18
Halszyste 15 ff.
– branchiogen s. lateral
– lateral 15 ff.
– medial 15 ff.
Hämangiom 21 f., 56, 73, 92, 110, 143 f., 183 ff., 189, 240
– kapillär 21 f.
– kavernös 21 f.
– Leitsymptom 21
– Syndrome s. Hämangiom, Leitsymptom
– Therapie 22
Hämangioperizytom 189, 191
Hamartom s. Hämangiom
   s. Lymphangiom
Hämatemesis 125
Hämoptysen 112
Hand-Fuß-Mund-Erkrankung
   s. Gingivostomatitis

HANE s. angioneurotisches Ödem, hereditäres
Hasenscharte s. Lippenspalte
Hashimoto-Thyreoiditits s. Thyreoiditis, lymphozytäre
Heerfordt-Syndrom 145 f.
Herpes-Infektion 26, 127
H-Fistel s. Fistel, tracheoösophageale
Hirnabszeß 133, 184, 220, 227
Hirnnerven 187
– Ausfälle 191
Histiozytom, fibröses 44
HIV-Infektion 29 ff., 138
– CDC-Kriterien 30 f.
– Diagnostik 30 f.
– – Antikörper 29
– Transmission, vertikale 29
Hörbahnreifung 202, 250
Hörbahnstimulation 202
Hörstörung 203, 242 ff.
– Hörgerät 242, 252 f.
– Schalleitung 208 ff., 217 ff., 227, 233, 239, 242 ff.
– sensorineural 215, 217, 222 f., 227, 233, 239, 242 ff.
– – angeboren 243 ff.
– – Hörsturz 251
– – Jervell-Lange-Nielsen-Syndrom 243, 245
– – hereditär 244
– – Medikamente 247, 251, 263 f.
– – Menière-Erkrankung 251, 256 f.
– – Meningitis 248
– – Neurofibromatose 250 f.
– – Pendred-Syndrom 243, 245
– – Risikofaktoren 243, 247
– – Röteln 243, 245
– – Stoffwechselerkrankung 249
– – Syndrome 246
– – Syphilis 244
– – Toxoplasmose, konnatale 244 f.
– – Transplantation 249
– – Trauma 251
– – Usher-Syndrom 243, 245
– – Waardenburg-Syndrom 243, 245
– – Zytomegalie 243, 245

– Sprachentwicklungsverzögerung 203 f.
Husten, chronischer, Differentialdiagnosen 84 ff.
Hypopharynx 51 f.
Hyposensibilisierung s. Immuntherapie

I

Immunsuppression 25, 27 ff., 36 f., 139 f., 180, 182
Immuntherapie 166
Impfung, HIB 99, 221
– Mumps 138, 264
– Pneumokokken 221
– Rabies 171
– Röteln 243, 245
– Tetanus 171, 264
Infekt, grippal s. Luftwegsinfekt
Innenohr 195, 200 f.
– Schnecke 195, 200 f.
– – Haarzellen 202
– – Physiologie 202
– Vorhofbogengangssystem 195, 200
– – Physiologie 202
Intubation 90 f., 97, 101 f.
– Komplikation 101 ff., 114, 169

K

Karzinom, adenoid-zystisches 148
– anaplastisches 190 f.
– Schilddrüse 45, 47
Katzenkratzkrankheit 32 f.
– Hauttest 32
– Intrakutanprobe 32
Kawasaki-Syndrom 33 ff.
– Aneurysmabildung 34 f.
– Diagnostik 34
– Fazialisparese s. Fazialisparese, peripher
– Hörminderung s. Hörminderung, sensorineurale
– Leitsymptome 33 f.
Kehldeckel 80
– Anomalien 94

Kehlkopf 80 ff.
- Anatomie 80 ff.
- Atresie 94
- Diaphragma 92 f.
- Entwicklung 80
- Erkrankung 84 ff.
- - stenosierend 96 ff.
- Membran 92 f.
- Mißbildungen 84
- Stenose, subglottisch
- - - connatal 91 f.
- - - erworben 102 f.
- Physiologie 81
- Tumoren
- - Karzinom 106
- - Phonationsverdickung 106
- - Sarkome 106
- - „Schreierknötchen" 106
- Zyste 93
Keilbeinhöhle s. Nasennebenhöhlen
Kettenluxation 237 f.
Kettenunterbrechung 210, 237 f.
Kieferhöhle s. Nasennebenhöhlen
Kieferspalte 57
Kiefersperre 40, 42 f., 175
Kieferzysten s. Zahnzysten
Kindstod, plötzlicher 84, 125
Kochlea s. Innenohr, Schnecke

L

Labyrintharrosion s. Labyrinthitis
Labyrinthitis 220, 230, 255 f.
- Arrosion 256
- eitrig 255 f.
- toxisch-serös 255 f.
Lamina epithelialis s. Kehlkopf, Entwicklung
Laryngitis 95 ff.
- nichtstenosierend 95 f.
- spastisch 96 ff.
- Stadieneinteilung 97
- subglottisch 96 ff.
- viral 96 ff.
Laryngomalazie 84 ff.
Laryngospasmus 84, 98
Laryngotrachealplastik 103
Laryngotrachealrinne s. Kehlkopf, Entwicklung
Laryngotracheobronchitis 99
Laryngozele 94
Larynx s. Kehlkopf
Larynxpapillomatose, juvenil 99 f.
- - Interferon 100
- - Lymphokinin 100
- - Steroide 100
- - Strahlentherapie 101
- - Tracheotomie 100
Läsion, lymphoepitheliale 145
Lemierre-Erkrankung s. Sepsis, postanginös
Leukämie 46 f., 62
Lidödem 183
Lippen-Kiefer-Gaumen-Spalte 55 ff., 217 ff., 223 ff., 261
Lippenspalte 56
- Operation 58
Liquorrhö 176 f., 239
- Fluorescein 177
- Glukosetest 177
- Indium-DTPA 177
Luftnot 19, 22 f., 41 ff., 70, 72, 84, 90, 92 ff., 107 ff., 156, 162
Luftröhre 108 ff.
- Entwicklung 80
- Mißbildungen 84, 91
- Stenose 109 f.
- Verengung 107 ff.
Luftwegsinfekt 161 f.
Lungensequester 114
Lyme-Borreliose 257 ff.
- „Herxheimer-Jarisch"-Reaktion 259
- Liquoruntersuchung 259
Lymphangiom 23, 56, 73, 144
- kapilläres 23
- zystisch-kavernöses 23
Lymphknoten 12 ff., 24 ff.
- Erkrankung 24 ff., 37, 44 f.
- - bakteriell 24 ff.
- - viral 24 ff.
- Hyperplasie 14 ff., 24 ff.
- - Diagnostik 14 f.
- - Exstirpation 15, 37
- Lokalisation 12 f.
Lymphoepitheliale Organe s. Tonsillen, s. Adenoide

Lymphom 36f., 45f.
- Leukämie 45f.
- lymphoproliferative Erkrankung 37f.
- maligne 46f., 183, 189, 240
- Morbus Hodgkin 46f.
- Non-Hodgkin-Lymphome 46f.
Lymphoproliferative Erkrankung 36f.
- Transplantation 37f., 69
- X-gebundene 36
Lymphoreticulosis benigna 137
  s. auch Katzenkratzkrankheit

M

Makroglossie 56
Mastoiditis 228ff.
- akut 228f.
- chronisch 229f.
- Form 229
- Komplikation 220
Mediastinitis 128ff.
Medikamente 263ff.
- Arzneimittelkonzentration 265
- Dosierung 266
- Dosiswirkung 265
- Elimination 266
- ototoxische 263f.
- - kochleär 263
- - vestibulär 263
- Pharmakokinetik 265
- Plasma-Halbwertzeit 266
- Proteinbindung 265f.
- Verteilungsvolumen 265
Melanoameloblastom s. Pigmenttumor
Menière-Erkrankung 251, 256f.
Meningiom 192
Meningitis 159, 184, 220, 227, 239, 248
Mesopharynx s. Rachen
Mißbildungen, kardiovaskuläre 60, 79, 82, 85f., 88, 107, 214, 242
Mißhandlung 88, 174
Mittelgesicht 174ff.
- Trauma 174ff.
- - Dentition 174ff.
- - Gehörgang 196
- - Grünholzfraktur 174ff.
- - Kiefergelenk 174
- - Le-Fort-Fraktur 174
- - Orbita 174ff.
- - Rhinobasis 175f.
- - Unterkiefer 174ff.
- Wachstumsstörung 180, 193
Mittellinien-Mißbildung, zystisch 160
Mittelohr 194ff.
- Antrum 197
- Belüftung 214, 231
- Entzündung s. Mittelohrentzündung
- Gehörknöchelchen 196ff.
- - Amboß 196ff.
- - Hammer 196ff.
- - Steigbügel 196
- Mastoid 197
- Mißbildungen 208ff.
- - Amboß 210
- - Hammer 208ff.
- - N. facialis s. Fazialisnerv, Mißbildung
- - Steigbügel 210
- - Syndrome 209
- Paukenhöhle 196ff.
- Promontorium 197
- Trommelfell 196ff.
- Tuba auditiva 196ff.
- Tumor 240
- Verletzungen 237ff.
- - Trommelfell 237f.
- - Gehörknöchelchen 237f.
Mittelohrentzündung 217ff.
- akut 218ff.
- - neonatal 221
- chronisch 218
- - Knocheneiterung 218, 225ff. (s. Cholesteatom)
- - Schleimhauteiterung 218, 224ff. (s. Schleimhauteiterung, chronische)
- chronisch-serös 222ff.
- Komplikation 220, 228ff., 255ff.
- Myringitis 218
- Paukenerguß 217ff.
- - rezidivierend 220f.
- Tubenkatarrh 217ff.

Möbius-Syndrom s. Fazialis-
  parese, zentrale
Mononukleose 27, 36, 68, 139
Mukoepidermoidtumor 146 ff.
Mukokutanes Lymphknotensyn-
  drom s. Kawasaki-Syndrom
Mukopolysaccharidose 56, 209,
  222, 246, 249
Mukosaneurom, Snydrom des
  multiplen 74
Mumps 137 f.
– Hirnnerven 138
Mund 50 ff.
– Anatomie 50 ff.
– Entwicklung 8, 50
– Physiologie 51, 54
– Schleimhautveränderungen 61 ff.
– – Differentialdiagnose 62
Mundbodenabszeß 41
Mundbodenphlegmone 41
Mykobakterienerkrankung 25 ff.
– Diagnostik 28
– – BCG-Impfung 28
– HIV-Infektion 28
– MOTT 25 ff.
– Tuberkulose 25 ff.
Myoarthropathie 59 f.
Myringitis s. Trommelfell, Ent-
  zündung

N

Nahrungsmittelallergene 164 f.
Nase 150 ff.
– Anatomie 150 ff.
– Aplasien 160
– Entwicklung 150, 158
– Erysipel 162
– Fistel 157 ff.
– Follikulitis 162 f.
– Fremdkörper 169
– Furunkel 162 f.
– Mißbildungen 156 ff.
– Septum 150, 167
– – Abszeß 170 f.
– – Deviation 167 ff.
– – Hämatom 170 f.
– – Operation 168, 192 f.
– – Perforation 169
– Spalte 157
– Trauma 170 f.
– – Grünholzfraktur 170
– – Tierbißverletzung 171
– Tumor 157 ff., 184 ff.
– Wachstum 150, 167
– Zyste 157 ff.
Nasenatmung 51, 81
Nasenbluten 171 ff.
– Diathese, hämorrhagische 172
– Differentialdiagnosen 172
Nasenmuschel 150
Nasennebenhöhlen 150, 153 ff.
– Anatomie 150 ff., 177
– Entwicklung 177
– Operation 180 ff.
– Tumor 184 ff.
Nasennebenhöhlenentzün-
  dung 178 ff.
– akut 178 f.
– – Komplikation 179
– – Ursachen 180
– chronisch 181 f., 185 f.
– – Mykose 182
– Komplikation 182 ff.
– – intrakranielle 184
– – orbitale 182 f.
– – Stirnbeinosteomyelitis 184
– Operation 180
Nasenrachen s. Rachen
Nasenrachenfibrom, juveniles s.
  Angiofibrom, juveniles
Nasenscheidewand s. Nase, Sep-
  tum
Nasopharynx s. Rachen
Neuroblastom 46 f., 183, 189, 240
Neurofibrom 21, 56, 107, 111, 144,
  146
Neurofibromatose Typ 2 250
Neurologische Erkrankungen
  59 f., 88 f., 159, 224, 242, 261
Neuropathia vestibularis 255
Notfall, allergischer 105
Nystagmus 251, 253 ff.

O

Odynophagie s. Schluckschmerz
Ohr 194 ff.

- Anatomie 196 ff.
- – Gehörgangswand 196 ff.
- Entwicklung 8 f., 194 f.
- – Felsenbein 194
- – „Hören" 194
- – Innenohr 194 f.
- – Mittelohr 8 f., 194 f.
- Fistel 18 ff., 206
- Mißbildungen 195, 206 ff.
- – Agenesie 195
- – Entwicklungshemmung 195
- Physiologie 202 f.

Ohrfistel, zervikale 18
Ohrgeräusche 251, 253 ff., 263 f.
Ohrmuschel 194, 196, 206 ff., 235
- abstehende 206 f.
- Aurikularanhängsel 206
- Entzündung 215
- Kryptotie 207
- Mikrotie 208
- Mißbildung 206 ff.
- Stahlohr 207
- Tassenohr 207
- Verletzung 235

Ohrmuschelrekonstruktion 207 f., 235 f.
Ohrspeicheldrüse s. Parotisdrüse
Olfaktorius-Neuroblastom 192
Operation, Caldwell-Luc 180 f.
Oropharynx s. Rachen
Ösophagus s. Speiseröhre
Ösophagusatresie 107, 122 ff., 129
Ösophagusengen s. Speiseröhre, Anatomie
Ösophagoskopie 5, 121
Osteogenesis imperfecta 234
Osteomeatale Einheit s. Nasennebenhöhlen, Anatomie
Othämatom s. Ohrmuschel, Verletzung
Otitis externa s. Gehörgang, Entzündung
Otitis media s. Mittelohrentzündung
Otoakustische Emissionen 206
Otobasisfraktur s. Pyramidenfraktur
Otoliquorrhö s. Rhinoliquorrhö und Liquorrhö
Otosklerose 233

P

Palatoschisis s. Gaumenspalte
Paragangliom 44, 192
Parapharyngealabszeß 42
Parapharyngealraum 11 f.
Parazentese 260 ff.
Parotisdrüse 134 ff.
Parotitis epidemica s. Mumps
Paukenröhrchen 260 ff.
- Indikation 221, 223, 231, 261 f.
- Komplikation 262
- Verhaltenshinweise 263
Paukensklerose 231 ff.
Perilymphfistel 234, 254 f.
Peritonsillarabszeß 39 f., 66
- Komplikation 40, 93
Peritonsillarraum 11
Petrositis s. Mastoiditis, Form
Pfeiffer-Drüsenfieber s. Mononukleose
Phakomatose s. Neurofibrom
Pharyngitis s. Pharyngotonsillitis
Pharyngotonsillitis 63 ff.
- Streptokokken 63 ff.
- – Nachsorge 65
- – Prophylaxe 67
Pharynx s. Rachen
Phlegmone, peritonsilläre 66
Pigmenttumor 188
Pneumatisation, Mastoid 194
Pneumonie, rezidivierend 107 f., 112 f., 114, 122 ff., 179 f.
Pollenbelastung, jahreszeitlich 164 f.
Polyp 185 f.
- Choanal- 185
Polyposis
- familiär-adenomatös 20
- nasi et sinuum 181, 185 f.
Post-Streptokokken-Erkrankung 65
Prävertebralraum 11
Progonoma s. Pigmenttumor
Pseudokrupp s. Laryngitis, subglottisch
Punktionszytologie 13 f., 19 f., 28, 38, 42, 136, 143 ff., 155
Pyramidenfraktur 238 ff.
- Längsfraktur 238 ff.
- Querfraktur 238 ff.

R

Rachen 50ff.
- Anatomie 50ff.
- Entwicklung 8, 50
- Physiologie 51, 54
- Schleimhautveränderungen 61ff.
- - Differentialdiagnose 62
Ranula 73, 137, 141
Recht 273ff.
- Aufklärungspflicht 273f.
- Behandlungsentscheidung, ärztliche 275
- Einwilligung 273ff.
- Offenbarungspflicht 276
- Offenbarungsrecht 276
- Personensorgeberechtigte 274f.
- Schweigepflicht 275f.
- Selbstbestimmungsrecht 273f.
- Sorgerecht 273f.
- Volljährigkeit 274
Reflux, gastroösophagealer 84f., 89, 103, 109, 118, 124ff.
Rekonstruktion, laryngotracheale s. Laryngotrachealplastik
Retropharyngealabszeß 42
Retropharyngealraum 11f.
Rhabdomyosarkom 45f., 56, 74, 172, 181ff., 189ff.
Rheumatisches Fieber s. Post-Streptokokken-Erkrankung
Riechstörungen 160
- Kallmann-Syndrom 160
- Phytansäure-Thesaurismose 160
Rhinitis 161ff.
- akute 161f.
- allergische 163ff.
- chronische 163ff.
- Neugeborenes 161f.
- nichtallergische 167f.
- Staphylokokken 161f.
- Streptokokkenpharyngitis 64
Rhinoliquorrhö 176f.
Ringknorpel 80ff., 91, 93, 118
Röteln 26, 243, 245

S

Sandifer-Syndrom s. Reflux, gastroösophagealer
Sarkom 74, 189
Saugakt 50f., 120f.
Schädel-Hirn-Trauma 38f., 72, 170ff., 237ff., 253f.
- Labyrinthkontusion 256
Schallempfindungsstörung s. Hörstörung, sensorineurale
Schiefhals 38f., 41f., 67
- akut 39
- - HWS-Trauma 39
- - infektiös 38
- Differentialdiagnosen 38ff.
- konnataler 38ff.
Schilddrüse 46ff.
- Diagnostik 14f., 48f.
- Entwicklung 7
- Funktionsstörung 46ff.
- - Hyperthyreose 47ff.
- - Hypothyreose 46ff.
- Karzinom 45, 47
- Knoten 46f.
- Palpation 13
- Struma 47ff.
Schläfenbein, Osteomyelitis s. Gehörgang, Entzündung, nekrotisierende
Schläfenbeinfraktur s. Pyramidenfraktur
Schleimhauteiterung, chronische 224ff. s. Mittelohrentzündung, chronisch
- - Operation 225f.
- - Signalpolyp 227
Schluckakt 51ff., 119f.
Schluckschmerz 127, 130
Schluckstörung 19ff., 59f., 67, 70, 95, 125ff., 130
- Differentialdiagnosen 60
Schmerz 267ff.
- Physiologie 267ff.
- Therapie 267ff.
Schmincke-Regaud-Tumor s. Karzinom, anaplastisches
Schwindel s. Vestibularapparat
- paroxysmaler benigner 257
Sepsis, postanginöse 67

Septum s. Nase, Septum
Septorhinoplastik 193
Seromukotympanon s. Mittelohrentzündung, chronisch-seröse
Sialadenitits s. Speicheldrüsenerkrankung
Sialadenose 142 f.
Sialektasien 140
SIDS s. Kindstod, plötzlicher
Siebbein s. Nasennebenhöhlen
Signalpolyp 224 ff., 241
Sinubronchiales Syndrom 166, 179, 185 f.
Sinusitis s. Nasennebenhöhlenentzündung
Speichel 134
- Viren 134
Speicheldrüse 134 ff.
- Anatomie 134
- Anomalie 137
- Entwicklung 134
- Fehlbildungen 137
- Fistel 137
- Operation 137
- Palpation 135
- Speichelstein 142
- Tumoren 140, 143 ff.
- Zyste 137, 141 f.
Speicheldrüsenerkrankung 136 ff.
- chronisch-rezidivierend 140 f.
- eitrig 139
- N. facialis 136 f., 140, 143, 148 f.
Speiseröhre 51 ff., 118 ff.
- Anatomie 118
- Entwicklung 7 ff., 118
- Striktur 122 ff., 129 ff.
- Mykose 127
Stapesfixation 210, 233 f.
Stellknorpel 80
Stenon-Gang s. Speicheldrüse, Anatomie
Stenose, subglottische 84 f.
- - erworbene 102 f.
- - konnatale 91 f.
- - - Risikofaktor 102
- Speiseröhre 132, s. Ösophagusatresie, s. Speiseröhre, Striktur
Stimmlippenfixation 93
Stimmlippen-Granulation 104, 125

Stimmlippenlähmung 88 ff., 104
- Differentialdiagnose 88 ff.
Stimmstörungen 94 f.
- Mutationsstörung 95
Stirnhöhle s. Nasennebenhöhlen
Stomatitis ulceromembranacea 63
Streptokokkenangina 65 ff.
- Prophylaxe 67
Streptokokken-Schnelltest 64
Strahlentherapie, Angiofibrom juveniles 187 f.
- Hämangiom 22
- Larynxpapillomatose 101
- Parotitis 140
Stridor 19, 41, 84, 90, 92 ff., 107 ff., 156
- laryngealer, kongenitaler s. Laryngomalazie

T

Teratokarzinom 159
Teratom s. Dermoid
Thymuszyste 15 ff.
Thyreoiditis 47 ff.
- akute 47 ff.
- lymphozytäre 47 ff.
Tinnitus s. Ohrgeräusche
Tonsillen 8 f., 50 ff.
- hyperplastische 66
Tonsillektomie 37, 40, 59, 75 ff.
- Abszeß 40
- „à froid" 40
- „à tiede" 40
- Immunologie 77
- Indikation 70, 75
- - Cor pulmonale 70, 75
- - Obstruction pulmonale 70, 75
- - Schlafapnoen 70, 75
- - Schluckstörung 70, 75
- - Sinusitis 179
- Komplikation 77, 104
- Kontraindikation 77
Tonsillitis 65 ff.
- akute 65 ff.
- chronische 65 ff.
Tonsillopharyngitis s. Pharyngotonsillitis

Toxoplasmose 35 f.
– Diagnostik 36
– erworbene 35 f.
– konnatale 35 f.
– Piringer-Lymphadenopathie 35
– Therapie 36
Tortikollis s. Schiefhals
Trachea s. Luftröhre
Trachealagenesie 111
Trachealkollaps 108 f.
Trachealschienung 109
Trachelstenose s. Luftröhre, Verengung
Tracheitis, bakterielle 96 ff.
Tracheobronchialtoilette 99, 123
Tracheobronchomalazie 108 f.
(s. Tracheomalazie)
Tracheomalazie 91
Tracheotomie 72, 91 f., 99 f., 103, 109 f., 114 ff.
– Dekanülierung 103, 117
– Indikation 115
– – Tracheobronchialtoilette 115
– Probleme 116
Trisomie 21, 56, 95, 122, 180, 209, 217, 219, 222 f., 226, 261
Trommelfell
– Anatomie 196 f.
– Befund otoskopischer 198 f.
– Defekt 237, 240
– Entwicklung 195
– Entzündung 218 ff.
– Nekrose 217
– Perforation 219, 224 ff., 227, 231
Trommelfellatelektase s. Adhäsivprozeß
Trommelfellschnitt s. Parazentese
Tuba auditiva 50
Tuberkulose 16 f., 25 ff., 62, 225
s. Mykobakterienerkrankung
Tumor, lymphoepithelialer s. Karzinom, anaplastisches
Tumorembolisation 22
Tympanoplastik 225, 227 f.
Tympanosklerose s. Paukensklerose

U

Untersuchung 3 ff.
– audiologische 3 ff., 204 ff.
– endoskopische 3 ff., 55, 81 ff., 85 ff., 89, 113, 121
– – Bakteriämie 127
– – Indikationen 5
– – Liquorrhö 177
– – Optik 5 f.
– – Ösophagoskopie 121, 129
– – Verätzung 130 f.
– Hals 13 ff.
– Kehlkopf 81 ff.
– Luftröhre 81 ff.
– Mund 54 f.
– Nase 152 ff.
– Nasennebenhöhlen 152 ff.
– Ohr 203 f.
– Rachen 54
– Speicheldrüse 134 f.
– Speiseröhre 120 f.
Uranoschisis s. Gaumenspalte
Uvula 52
– bifida s. Gaumenspalte, submuköse

V

VACTERL-Syndrom 108, 122
VATERL-Syndrom s. VACTERL-Syndrom
Verätzung 62, 70, 102, 129 ff.
– Alkali 130 f.
– Ätzmittel 129 ff.
– Haushaltsbleichmittel 130 f.
– Rachen 62, 70
– Speiseröhre 129 ff.
– – Glukokortikoide 132 f.
– – Speiseröhrenkarzinom 132
– – Striktur 125, 132 f.
Verbrühung 62, 70, 102
– Rachen 62, 70
Vestibularapparat 253 ff.
– Fensterruptur 254 f.
Visusstörungen 183
Vorderdarmzyste, bronchopulmonale 114

W

Waldeyer-Rachenring s. Tonsillen und s. Adenoide
Wharton-Gang s. Speicheldrüse, Anatomie
Windpocken 26
Woakes-Syndrom 186
Wolfsrachen s. Gaumenspalte

Z

Zahnstatus 72
Zahnzyste 59, 73
– odontogene 59
– fissurale 59
Zellulitis-Adenitis-Syndrom 24 f.
Zephalozele 158
Zoster oticus s. Ohrmuschel, Entzündung
Zunge 50 ff.
– Ankyloglossie 55
– Makroglossie 55 f.
– Tumor 55 f.
– Zungenbändchen 55
Zyanose-Apnoe-Anfälle 75 ff., 81, 89, 108 ff., 112 ff., 122 ff. 125, 152 f., 156, 162
Zygomatizitis s. Mastoiditis, Form
Zytomegalie 27, 127, 139
Zytostatikatherapie 36 f., 63, 182, 264